Mary Nolan

Professionelle Geburtsvorbereitung

Verlag Hans Huber
Programmbereich Gesundheit

Bücher aus verwandten Sachgebieten

Geburtshilfe – Hebammenliteratur

Aguilera
Krisenintervention
2000. ISBN 3-456-83255-9

Böckmann
Fortpflanzung, Geburtshilfe und Gynäkologie
1996. ISBN 3-456-83063-7

Dittrich
Freie Hebamme – Wegweiser in die Selbständigkeit
2001. ISBN 3-456-83301-6

Domenig
Professionelle Transkulturelle Pflege
2001. ISBN 3-456-83525-6

Enkin/Keirse/Renfrew/Neilson
Effektive Betreuung während Schwangerschaft und Geburt
Handbuch für Hebammen und Geburtshelfer
1998. ISBN 3-456-83273-7

Friedemann
Familien- und umweltbezogene Pflege
1996. ISBN 3-456-82716-4

Friedrich/Hantsche/Henze/Piechotta (Hrsg.)
Betreuung von Eltern mit belastenden Geburtserfahrungen
Band 1: Lehrbuch
1997. ISBN 3-456-82834-9

Friedrich/Hantschke/Henze/Piechotta (Hrsg.)
Betreuung von Eltern mit belastenden Geburtserfahrungen
Band 2: Unterrichseinheiten
1997. ISBN 3-456-82849-7

Georg/Frowein (Hrsg.)
PflegeLexikon
2001. ISBN 3-456-83559-0

Holoch/Gehrke/Knigge-Demal/Zoller (Hrsg.)
Lehrbuch Kinderkrankenpflege
1999. ISBN 3-456-83179-X

Kasper/Kraut
Atmung und Atemtherapie
2000. ISBN 3-456-83426-8

Regouin
Berichten, Rapportieren, Dokumentieren
2000. ISBN 3-456-83327-X

Schiemann
Postnatales Rooming-in
Eine empirische Untersuchung – Konsequenzen für die Praxis
1994. ISBN 3-456-82464-5

Simkin/Anchetta
Schwierige Geburten – leicht gemacht
2001. ISBN 3-456-83529-9

Sonn/Bühring
Heilpflanzen in der Pflege
2001. ISBN 3-456-83455-1

Sparshott
Früh- und Neugeborene pflegen
Stress- und schmerzreduzierende, entwicklungsfördernde Pflege
2000. ISBN 3-456-83372-5

Tucker (Hrsg.)
Pflegestandards in der Gynäkologie und Geburthilfe
2000. ISBN 3-456-83330-X

van Kaathoven et al.
Die Ernährung Gesunder und Kranker
1995. ISBN 3-456-83062-9

Weitere Informationen über unsere Neuerscheinungen finden Sie im Internet unter:
http://verlag.hanshuber.com oder per e-mail an: **verlag@hanshuber.com**.

Mary Nolan

Professionelle Geburtsvorbereitung

Geburtsvorbereitungskurse erfolgreich planen, durchführen und bewerten

Aus dem Englischen von Katja Stahl

Verlag Hans Huber
Bern · Göttingen · Toronto · Seattle

Mary Nolan, Hebamme, Leiterin für
Geburtsvorbereitungskurse, National Childbirth
Trust, London

Die Deutsche Bibliothek –
CIP Einheitsaufnahme

Nolan, Mary:
Professionelle Geburtsvorbereitung :
Geburtsvorbereitungskurse erfolgreich planen,
durchführen und bewerten / Mary Nolan.
Aus dem Engl. von Katja Stahl. –
1. Aufl.. – Bern ; Göttingen ; Toronto ;
Seattle : Huber, 2001
(Verlag Hans Huber, Programmbereich
Gesundheit)
Einheitssacht.: Antenatal Education <dt.>
ISBN 3-456-83401-2

Das vorliegende Buch ist eine Übersetzung
aus dem Englischen. Der Originaltitel lautet
«Antenatal Education» von Mary Nolan.
© 1998. Harcourt Brace and Company Limited

1. Auflage 2001
© 2001 by Verlag Hans Huber, Bern

Anregungen und Zuschriften an:
Verlag Hans Huber
Lektorat: Pflege
Länggass-Strasse 76
CH-3000 Bern 9
Tel: 0041 (0)31 300 45 00
Fax: 0041 (0)31 300 45 93
E-Mail: georg@hanshuber.com

Lektorat: Jürgen Georg, Detlef Kraut,
Gaby Burgermeister
Herstellung: Peter E. Wüthrich
Titelillustration: Harald Schröder, Wiesbaden
Satz: Sbicca & Raach sagl, Lugano
Druck und buchbinderische Verarbeitung:
AZ Druck und Datentechnik, Kempten
Printed in Germany

Die Verfasser haben größte Mühe darauf
verwandt, dass die therapeutischen Angaben
insbesondere von Medikamenten, ihre
Dosierungen und Applikationen dem jeweiligen
Wissensstand bei der Fertigstellung des Werkes
entsprechen.
Da jedoch die Pflege und Medizin als Wissen-
schaft ständig im Fluss sind, da menschliche
Irrtümer und Druckfehler nie völlig
auszuschließen sind, übernimmt der Verlag
für derartige Angaben keine Gewähr. Jeder
Anwender ist daher dringend aufgefordert,
alle Angaben in eigener Verantwortung
auf ihre Richtigkeit zu überprüfen.

Die Wiedergabe von Gebrauchsnamen,
Handelsnamen oder Warenbezeichnungen
in diesem Werk berechtigt auch ohne besondere
Kennzeichnung nicht zu der Annahme,
dass solche Namen im Sinne der Warenzeichen-
Markenschutz-Gesetzgebung als frei zu
betrachten wären und daher von jedermann
benutzt werden dürfen.

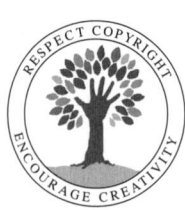

Inhaltsverzeichnis

Anmerkung der Übersetzerin

Die Autorin verwendet für die Person, die Geburtsvorbereitungskurse anbietet, den Begriff *Childbirth Educator.* Sie will sich gegen die in Großbritannien üblicheren Bezeichnungen *Antenatal Teacher/Parentcraft Teacher* abgrenzen und den Aspekt der Erwachsenenbildung in der Geburtsvorbereitung betonen (s. Vorwort). Im Deutschen käme der Begriff *Geburtsvorbereiterin* dem englischen *Childbirth Educator* am nächsten. Da dieser, zumindest in Deutschland, aber ausschließlich die Personen bezeichnet, die eine entsprechende Ausbildung bei der Gesellschaft für Geburtsvorbereitung (GfG) durchlaufen haben, sich dieses Buch aber an Hebammen, Geburtsvorbereiterinnen und alle, die Geburtsvorbereitungskurse anbieten, richtet, habe ich mich für den allgemeineren Begriff der Kursleiterin entschieden.

Aufgrund einer im Vergleich zu Deutschland anderen Struktur des Gesundheitssystems in Großbritannien gibt es dort nur sehr wenige freiberuflich tätige Hebammen. So ist eine häusliche Betreuung der Wöchnerinnen, wie in Deutschland üblich, kaum gegeben. Auf diesen Mangel weist die Autorin in diesem Buch mehrfach hin.

Danksagung

An der Entstehung dieses Buches hatten viele Menschen Anteil und ich bin Ihnen zu tiefem Dank verpflichtet. Insbesondere möchte ich Elisabeth Buggins, Helen Davies, Chris Carson, Lorna Brown, Lorna Hartwell, Mary Smale und alle Studentinnen, die ich zu Kursleiterinnen ausgebildet habe, erwähnen. Den Lehrern, Tutoren, Beratern und Mitgliedern des National Childbirth Trusts schulde ich mehr als ich jemals zurückgeben kann. Meine Dankbarkeit gegenüber allen Eltern, die ich während meiner Zeit als Kursleiterin unterrichtet habe, ist unermeßlich.

Mary Nolan

Vorwort

Ich hoffe, daß ich mit diesem Buch meinen Enthusiasmus und meine Hingebung an die Geburtsvorbereitung zum Ausdruck bringen kann. Noch vor 40 Jahren war die Idee von Kursen, die Frauen auf ihr Kind und ihr Leben als Mutter vorbereiten sollten, völlig neuartig. Inzwischen gehören diese Kurse zum Alltag. Nahezu die Hälfte der Frauen, die ihr erstes Kind bekommen, sowie viele der Partner, Freunde und Familienmitglieder nehmen heute an irgendeiner Form von Geburtsvorbereitungskursen teil. Die Anbieterinnen von Geburtsvorbereitungskursen sehen sich heute vor dem Problem, daß der anfängliche Elan inzwischen verflogen ist – ein Problem, das die meisten kennen, deren Ideen einst revolutionär waren und heute zum Alltag gehören. Diesen Menschen wieder neuen Schwung zu vermitteln ist das Ziel dieses Buches. Denn wenn werdende Eltern nach einem Geburtsvorbereitungskurs mit dem Gefühl nach Hause gehen, daß er ihnen nicht viel gebracht hat, daß der Kurs langweilig oder gar umsonst war, dann ist eine wertvolle Option verspielt worden.

Es wird immer wieder deutlich, daß eine Vorbereitung auf die Geburt und das Elternsein heutzutage in den industrialisierten Ländern äußerst wichtig ist, weil wir uns sowohl physisch als auch emotional sehr weit von dem Ereignis der Geburt entfernt haben. Unser Verständnis davon, wie Frauen sich fühlen, wenn sie ein Kind zur Welt bringen, wie sie sich fühlen, wenn sie es zur Welt gebracht haben und von den unglaublich kraftvollen Ressourcen, über die Frauen verfügen, um mit den Schmerzen während der Geburt umzugehen, ist bedauerlicherweise nur noch sehr begrenzt. Im Rahmen von Geburtsvorbereitungskursen bietet sich die Chance, Frauen ihren Instinkten wieder näher zu bringen und das Vertrauen der werdenden Eltern zu stärken, so daß sie in der Lage sind, ein Kind großzuziehen ohne sich dabei auf «Expertenmeinungen» verlassen zu müssen.

In diesem Buch beschreibe ich die Person, die in Geburtsvorbereitungskursen schwangeren Frauen und ihren Partnern Wissen und Kompetenzen vermittelt. In Großbritannien hört man gewöhnlich die Bezeichnung *Antenatal Teacher* (‹Lehrer für die Zeit vor der Geburt›, A. d. Ü.) oder *Parentcraft Teacher* (‹Lehrer für das Elternsein›, A. d. Ü.). Jedoch wird «Lehrer» häufig mit Schule assoziiert. Demgegenüber soll dieses Buch verdeutlichen, daß wir es in der Geburtsvorbereitung mit *Erwachsenen* zu tun haben und daß sich Erwachsene mit etwas geschulter Hilfe selbständig weiterbilden können.

Derzeit sind die meisten Kurse so aufgebaut, daß die Kursleiterin tatsächlich als *Antenatal Teacher* bezeichnet werden kann. Ich denke aber, daß wir das Konzept der Geburtsvorbereitung erweitern müssen, beginnend mit der Zeit der Schwangerschaft bis hin zu den ersten Wochen und Monaten nach der Geburt. Die Zeit der Wehen und die Geburt des Kindes selbst sind Höhepunkte im Leben einer Frau und ihrer Familie, sind aber nur von kurzer Dauer (wenngleich sie lange erinnert werden). Elternsein hingegen dauert, wie wir alle wissen, ein ganzes Leben. Die Unterstützung, die eine Frau durch ihren Geburtsvorbereitungskurs erfährt, sollte idealerweise nicht mit der Geburt des Kindes enden – dann, wenn sie sie am meisten benötigt.

In diesem Buch geht es um die Arbeit mit *Gruppen* von werdenden Eltern und Personen, die sie unterstützen, wobei das zugrundeliegende Weiterbildungskonzept auf jede Situation angewandt werden kann, in der Hebammen, Geburtsvorbereiterinnen oder anderes medizinisches Personal die Möglichkeit haben, in der Erwachsenenbildung tätig zu sein. Diese Situationen sind vielfältig und umfassen all jene, in denen eine Frau alleine oder mit ihrem Partner auf einen Angehörigen einer Berufsgruppe des Gesundheitswesens trifft, die/der in der Lage ist, ihr/ihnen Handlungskompetenzen für den Lernprozess des Elternwerdens zu vermitteln.

1. Evidenzbasierte Praxis in der Geburtsvorbereitung

Themenübersicht

- Geschichte der Geburtsvorbereitung
- Wer nimmt an Geburtsvorbereitungskursen teil?
- Forschung zur Effektivität von Geburtsvorbereitungskursen
- Was erwarten Eltern von Geburtsvorbereitungskursen?
- Menschen auf neue Erfahrungen vorbereiten

1.1 Kurze Geschichte der Geburtsvorbereitung

Geburtsvorbereitung hat eine lange Geschichte. Sie hat nur wenig mit Geburts-vorbereitungs*kursen* zu tun. Es ist eher eine Geschichte darüber, wie Frauen über die Jahrhunderte füreinander gesorgt und miteinander kommuniziert haben. Genauso wie heute bekamen Kinder die ersten Informationen über Babys und wie sie auf die Welt kommen von ihren Müttern. Das Wissen um Schwangerschaft und Geburt und das Großziehen von Kindern wurde traditionell mündlich von einer Frauengeneration zur nächsten weitergegeben.

Fast nirgendwo auf der Welt wird die Anwesenheit von Männern bei der Geburt erwähnt. Frauen haben die Intimität, das Wunder des Gebärens ge-schützt, indem sie unter sich geblieben sind. In traditionellen Kulturen lernt ein junges Mädchen Schwangerschaft und Geburt durch die tägliche Nähe zu schwangeren Frauen ihres Stammes oder Dorfes kennen und dadurch, daß sie bei Geburten zusieht oder die Gebärende unterstützt. In solchen Gemeinschaften werden Frauen während der Geburtsarbeit von anderen Frauen unterstützt – ihrer Mutter, ihrer Schwester, ihren Freundinnen oder von der ‹weisen Frau› des Dorfes (Priya, 1992). Frauen lernen gebären, indem sie anderen Frauen dabei zusehen; sie lernen außerdem, daß die Geburt ein freudiges oder aber auch ein tragisches Ereignis sein kann. Sie lernen, daß manche Kinder leben und manche sterben.

Die Anthropologin Margaret Mead (1943) beschrieb, wie selbst ganz kleine Kinder

> «... *bei Fehlgeburten zusahen und unter den Armen der alten Frauen hindurchlugten, wenn diese den Fötus wuschen und über ihn sprachen.* (S. 110)»

Über Tausende von Jahren hinweg war es ein «Frauennetzwerk», das in allen Teilen der Erde Frauen über Wehen und Geburt informierte. Jede Gemeinschaft hatte ein bestimmtes Verständnis davon, was es bedeutete, schwanger zu sein und ein Kind zu bekommen. Frauen unterstützten sich gegenseitig bei der Geburtsarbeit, und so war das Wissen um die Geburt, was den Frauen dabei half und was sie behinderte, wie sie sich während der Wehen verhalten und wie Neugeborene aussehen und reagieren, ein Teil des Selbst- und Rollenverständnisses jeder Frau. Die Aneignung dieses Wissens war Teil der Sozialisation junger Mädchen.

Diese Situation begann sich Mitte des 18. Jahrhunderts langsam zu verändern, als mit der Industriellen Revolution eine Mittelschicht entstand, die es sich leisten konnte, große Häuser zu bauen, Bedienstete einzustellen und ihr Leben getrennt von dem der Nachbarn zu leben. Fabriken wurden gebaut und die meisten Arbeitsplätze waren jetzt in den Städten zu finden, die kleinen traditionellen Gemeinschaften lösten sich langsam auf. Die Ehefrauen der Fabrikbesitzer und Industriellen arbeiteten nicht mehr in der Weise wie ihre Mütter und Großmütter es getan hatten:

> «*Im vorindustriellen Großbritannien war die Rolle der erwachsenen Frau immer die einer produktiven Arbeitskraft... Die Industrialisierung brachte nicht nur enorme wirtschaftliche Veränderungen mit sich, sie veränderte auch grundlegend die Rolle der Frau in der Familie... Während im siebzehnten Jahrhundert Werte wie Heim und Familie gerade erst im Entstehen begriffen waren, hatten sie jetzt eine zentrale Stellung im sozialen Wertesystem inne.* (Oakley, 1976, S. 30–31)»

Ein so auf das eigene Heim konzentriertes Familienleben bedeutete nicht notwendigerweise, daß die Frau sich selbst um ihre Kinder kümmerte. Die Säuglinge der Frauen aus der Mittelschicht wurden häufig von einer Amme versorgt und die größeren Kinder von Gouvernanten und Hauslehrern erzogen. Frauen standen sich nicht länger gegenseitig während der Geburt bei. Es kam immer mehr in Mode, einen Accoucheur für die Geburt einzustellen; meist ein männlicher Arzt, der über geburtshilfliche Instrumente wie den Forzeps verfügte, die die Geburt leichter, sicherer und ‹zivilisierter› machen sollten. Frauen aus der Mittelschicht wurden auf diese Weise aus dem traditionellen Netzwerk herausgelöst und ihr Wissen um ihren Körper und ihr Vertrauen in die Geburt wurden in dem Maße untergraben, in dem sie nicht mehr selbstverständlich an den Schwangerschaften und Geburten anderer Frauen teil hatten.

Frauen aus der Arbeiterklasse lebten in den neuen Städten auf engerem Raum zusammen, als in der vorindustriellen Zeit, als sie mit ihren Familien noch auf dem Land wohnten und arbeiteten. Durch die Arbeit in den Fabriken war ein vergleichbares Familienleben allerdings nicht mehr möglich. Zuhause zu gebären, unterstützt von Familienangehörigen und Nachbarn, wurde wesentlich unattraktiver als es einmal war. Die Menschen, die die Frauen während der Geburt früher unterstützt hätten, konnten jetzt nicht so einfach die Webrahmen und Spinnmaschinen verlassen, um ihnen beizustehen, wie es bei der Feldarbeit oder dem Spinnrad möglich gewesen war. Außerdem war ein Arbeiterviertel der viktorianischen Zeit keine sehr einladende Umgebung, um ein Kind zur Welt zu bringen. Im späten neunzehnten und frühen zwanzigsten Jahrhundert gingen zunehmend mehr Arbeiterfrauen zur Geburt in die öffentlichen Krankenanstalten, trotz des dort grassierenden Kindbettfiebers. Im Krankenhaus hatten sie Zugang zu den Ärzten, von denen sie wußten, daß sie auch bei den Geburten der wohlhabenderen Frauen zugegen waren. Die Mediziner versprachen eine schmerzärmere und sicherere Geburt. Queen Victoria hatte ihre letzten zwei Kinder unter Chloroform geboren, und die Inhalationsnarkose wurde trotz ihrer Risiken immer beliebter. Arbeiterfrauen, die aufgrund ihres schlechteren Gesundheitszustandes ein größeres Risiko für Komplikationen im Kindbett hatten, wurden mit dem Versprechen in die Krankenhäuser gelockt, daß sie dort schmerzlindernde Medikamente erhalten würden, die ihnen bei möglicherweise langen, protrahierten oder anderweitig komplizierten Geburten helfen würden. Der Krankenhausaufenthalt bedeutete für die Frauen eine Pause von den Anforderungen ihres Arbeitsalltages und der Sorge um die weiteren Kinder, die nicht mehr als Teil einer Gemeinschaft betrachtet wurden, sondern für die die Verantwortung nunmehr allein bei den Eltern lag. Viele Frauen waren aufgrund von Unwissenheit, Angst, ständigen Schwangerschaften und mangelnder Unterstützung verzweifelt:

> *«Kann es verwundern, daß so viele Frauen Medikamente nehmen, in der Hoffnung, das unerwünschte Kind loszuwerden, wenn sie sowenig über ihren eigenen Körper wissen und so hart zu arbeiten haben, um die Kinder, die sie bereits haben, am Leben zu erhalten?* (Llewelyn Davies 1915; aus: Dallas, 1989)»

Die Frauen der viktorianischen Zeit waren sich bewußt, daß ihnen während der Schwangerschaft und Geburt nicht mehr das gleiche Wissen und die gleiche Unterstützung zur Verfügung stand wie ihren Vorfahren. Es gab daher einen großen Bedarf für das Wissen, das ihnen früher ganz selbstverständlich zuteil wurde. Zeitschriften wie *Enquire Within About Everything*, die alle Fragen von Frauen zu Themen wie Sexualität und Fortpflanzung beantworteten, erfreuten sich großer Beliebtheit. *Enquire Within About Everything* wurde von Männern geschrieben, hauptsächlich von Ärzten und Kirchenmännern. Es überrascht daher nicht, daß der Tonfall oft herablassend und die Formulierungen prüde waren, aber die Zeitschrift versorgte ängstliche und unwissende Frauen im gebärfähigen Alter mit Informationen, die ihnen sonst nicht zugänglich waren.

Der Einfluß der Eugenischen Bewegung, deren Ziel es war die «Bevölkerungsqualität» durch Maßnahmen zur Kontrolle und Überwachung der Fortpflanzung zu verbessern, veranlaßte die Regierungen des späten neunzehnten und frühen zwanzigsten Jahrhunderts, sich die Männer des Landes näher anzusehen, mit dem Ergebnis, daß ihr «Zustand» als inakzeptabel eingestuft wurde. In der Absicht dieser Situation zu begegnen, wurden Frauen – insbesondere arme Frauen – mit gesundheitlichen Informationen überhäuft. Sie sollten so in die Lage versetzt werden, während der Schwangerschaft und nach der Geburt besser auf die eigene Gesundheit und die ihrer Kinder achten zu können. Der zunehmende Einfluß der Mediziner auf die Betreuung und Kontrolle der schwangeren Frauen spiegelt sich in der damaligen von Ärzten verfaßten Literatur wider:

> *«Die Autoren schlagen einen … autoritären Ton an, legen «Vorschriften für die Gesundheit» fest, geben «Anordnungen» und verfassen «Regeln» anstatt «Tips» und «Ratschläge» zu geben. Das andersartige Vokabular spiegelt eine grundsätzlich andere Haltung wider: von Selbstverantwortung hin zu medizinischer Kontrolle … eine wissenschaftliche Moral, bei der statt Gott und Natur nun der Arzt omnipotent ist. (Graham, 1977, S. 21)»*

Während nur wenig getan wurde, um die tieferen sozialen Ursachen der Säuglingsmortalität und kindlichen Morbidität zu bekämpfen, für die die Frauen keine Verantwortung trugen – Armut, unzureichende Wohnverhältnisse und schlechte sanitäre Anlagen – sorgten die Gesundheitsbehörden in ganz Großbritannien dafür, daß Milchsammelstellen eingerichtet wurden, um Frauen gratis mit hygienisch einwandfreier Milch für ihre Säuglinge und Kleinkinder zu versorgen. Die Wohnung eines Kindes, das mit Milch von der Sammelstelle versorgt werden sollte, wurde von einer weiblichen Hygieninspektorin aufgesucht, die der Mutter Anweisungen für Hygienemaßnahmen und für den Umgang mit ihren Kindern gab:

> *«Als 1906 die erste Nationale Konferenz zur Kindersterblichkeit in London abgehalten wurde, herrschte Einigkeit unter den Medizinern, Gesundheitsbeamten und Politikern, daß die korrekte Aufklärung der Mütter einen integralen Bestandteil der Bekämpfung der Kindersterblichkeit darstellte. (Oakley, 1984, S. 42)»*

Eine zentrale Aufgabe der ersten Gesundheitsberaterinnen waren Hausbesuche, um die Mütter in die richtige Pflege und Versorgung ihrer Familie einzuweisen. In den ersten Jahren des zwanzigsten Jahrhunderts arbeiteten der Großteil dieser Gesundheitsberaterinnen ehrenamtlich. Sie berieten auch schwangere Frauen und blieben bis in die fünfziger Jahre die offiziellen Anbieterinnen von Geburtsvorbereitung. Später, mit der zunehmenden Anzahl von Krankenhauseinweisungen, wurde die Geburtsvorbereitung ein Teil der Hebammenaufgaben.

Die steigende Nachfrage nach Beratung und Kursen in der Schwangerschaft sowie im Wochenbett von Seiten der Regierung und von Seiten der Frauen selbst und der immer größer werdende Einfluß der Mediziner auf die Geburtsleitung führten zu neuen Überlegungen, wie der Geburtsschmerz am besten zu kontrollieren sei und wie eine effektive Zusammenarbeit zwischen den Frauen und dem medizinischen Personal am besten zu erreichen sei. Die Medizin konzentrierte sich auf die Überlegung, ob der Wehenschmerz eine physiologische, durch die Kontraktion des Uterus hervorgerufene Erscheinung ist oder ein kulturelles Konstrukt, entstanden durch das Unwissen der Frauen über und die Angst vor der Geburt. Der Russe Velvovski nahm an, daß die Kontraktion der Uterusmuskulatur an sich schmerzlos sei und daß die Frauen, wenn ihnen gezeigt würde, wie sie sich während der Wehen entspannen können, keinen Schmerz spüren würden. Seine Ideen wurden in England von Dick-Read und in Frankreich von Lamaze aufgenommen.

Ferdinand Lamaze ging nicht davon aus, daß Wehen an sich schmerzlos seien, aber er glaubte, daß Frauen lernen könnten, sich vom Schmerz abzulenken, indem sie sich auf andere (als vom Uterus ausgehende) Stimuli konzentrierten. Viele seiner Ideen stützten sich auf die Arbeiten Pavlovs zu konditionierten Reflexen.

Grantly Dick-Read war in seinen Überlegungen stark von seinen eigenen Erfahrungen mit der Betreuung von Frauen während der Geburt beeinflußt. Als er einmal einer jungen Frau im East End London's beistand, war er sehr erstaunt, daß sie ihr Kind ohne Anzeichen oder Ausdruck von Schmerz zur Welt brachte. Als er sie nach der Geburt dazu befragte, antwortete die Frau, daß sie nicht gewußt hätte, daß Wehen schmerzhaft sein sollten. Dick-Read schloß daraus, daß die Geburt für Frauen schmerzfrei sein konnte und daß es die Anspannung der Frauen war, die zu den Schmerzen führte. Von ihm stammt das Modell «Angst-Spannung-Schmerz», das besagt, daß die Angst der Mutter vor der Geburt zu Anspannung führt und diese wiederum zu Schmerzen (**Abb. 1-1** auf S. 20).

Trotz unterschiedlicher zugrundeliegender Theorien verfolgten Dick-Read und Lamaze in der Praxis gleiche Strategien, um Frauen auf die Geburt vorzubereiten. Beide glaubten, daß die Unterrichtung schwangerer Frauen nicht nur sinnvoll sei, weil eine Wissenserweiterung ganz allgemein sinnvoll ist, sondern auch, weil den Frauen die Angst genommen würde, wenn man ihnen erklärte, was sie erwartete. Sie waren der Meinung, daß ein besseres Wissen das Selbstvertrauen stärke und ein besseres Verständnis des Geburtsverlaufes die Kommunikation mit dem Betreuungspersonal erleichtere.

Dick-Read war der Meinung, daß die Frauen lernen sollten, alle Muskeln, die nicht mit der Geburt in Zusammenhang standen, zu entspannen. Wenn sie dies in ausreichendem Maße beherrschten, wären sie in der Lage, die Geburt als das schmerzlose Ereignis zu erleben, das es natürlicherweise ist.

Lamaze meinte, daß Geburtsvorbereitung das Einüben von Atemtechniken zur Entspannung und Ablenkung beinhalten sollte. Diese Atemtechniken erfordern eine enorme mentale Konzentration, wenn sie effektiv sein sollen und manche Kursleiterinnen sagen, daß sie erst angewandt werden sollen, wenn die Geburt wirklich begonnen hat oder wenn die Frau den Punkt erreicht, an dem sie glaubt, nicht mehr weiter zu können.

Die Ideen Dick-Reads und Lamazes entsprachen den Wünschen vieler Frauen, mehr über den Geburtsverlauf zu erfahren und so mehr Kontrolle über die eigene Geburtsarbeit zu haben. In Frankreich wurde die Lamaze-Methode sehr populär. Sie wurde sogar vom Papst begrüßt, der meinte, daß sie die Bewahrung des normalen reproduktiven Prozesses unterstützen und das Selbstvertrauen der Frauen stärken würde. In England wurden die Ideen Dick-Reads von einer Gruppe von Frauen, angeführt von Prunella Briance, begeistert aufgenommen. Sie gründeten 1956 die *National Childbirth Association* aus der später der *National Childbirth Trust* (NCT) hervorging. Der NCT bot Geburtsvorbereitungskurse an, die von Frauen geleitet wurden, deren Qualifikation im wesentlichen darin bestand, daß sie bereits selbst geboren hatten. Der Grundgedanke dieser Organisation war, werdenden Müttern Unterstützung durch Frauen anzubieten, die selbst erfahrene Mütter waren.

Die manchmal konstruktive, manchmal feindliche Beziehung zwischen den von Hebammen und den vom NCT angebotenen Geburtsvorbereitungskursen trug zur Weiterentwicklung der Geburtsvorbereitung allgemein bei. Die Frauen, die zu den Kursen kamen, die entweder in einem Krankenhaus oder im Haus

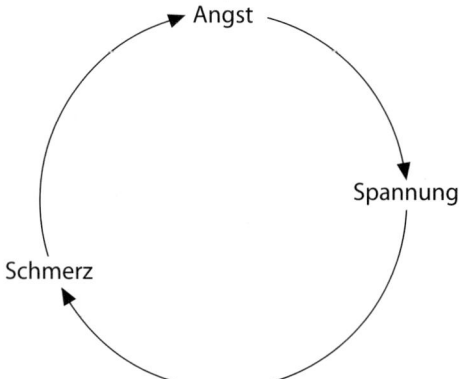

Abbildung 1-1: Das Dick-Read-Modell geht davon aus, daß die Angst vor den Wehen zur Anspannung der Mutter führt, was wiederum Schmerzen verursacht.

einer Kursleiterin des NCT stattfanden, waren die Nachfahren der Mittelschichtfrauen des späten 18. Jahrhunderts, die erstmals nicht mehr über die traditionellen Quellen des Wissens über Geburt und frühe Elternschaft verfügten. Seit den fünfziger Jahren des 20. Jahrhunderts wurde die Geburtsvorbereitung dem Informationsbedarf jener Frauen angepaßt, die ausreichend Zeit hatten, an Geburtsvorbereitungskursen teilzunehmen und die selbstbewußt genug waren, ihre Bedürfnisse und Wünsche zu formulieren und sie dem Krankenhauspersonal gegenüber zu vertreten. Diese Frauen konnten mit einer Situation, wie sie ein Geburtsvorbereitungskurs darstellt, umgehen: Sie waren bereit, neue Informationen aufzunehmen, sich auf Diskussionen mit Frauen einzulassen, denen sie vorher noch nie begegnet waren, und waren offen für neue soziale Kontakte. Diejenigen Frauen, die weiterhin Zugang zu dem traditionellen Netzwerk von Frauen hatten – Frauen, die in kleinen, oft ländlichen Gemeinden oder in Großfamilien lebten – nahmen nicht an Geburtsvorbereitungskursen teil, genauso wenig wie Frauen mit niedrigem Bildungsstand oder aus armen Verhältnissen. Die Anzahl der Frauen, die keinen Kurs besuchten, stieg in den sechziger Jahren noch an, als viele Immigrantinnen von den West Indies und vom indischen Subkontinent nach Großbritannien kamen. Diese Menschen sahen sich einem Gesundheitssystem gegenüber, das ihren Bedürfnissen oft abweisend gegenüberstand, selbst wenn sie ausreichend englisch sprachen, um sich zu verständigen.

Die vom NCT und dem 1980 gegründeten *Active Birth Centre* angebotenen Geburtsvorbereitungskurse wollten die Schwangeren durch ein frauenzentriertes Angebot in ihrem Selbstbewußtsein stärken, damit sie ihre Wünsche gegenüber dem Betreuungspersonal besser vertreten konnten. Dabei war es besonders für den NCT schwierig, die Balance zu halten zwischen dem Ziel, die Frauen zu einem selbstbewußten Umgang mit dem Betreuungspersonal zu ermutigen und dem Versuch, mit dem medizinischen Personal Verhandlungen auf nationaler Ebene zu führen (Kitzinger, 1990). Die im Rahmen des NHS (National Health Service) angebotenen Kurse basierten weitestgehend auf einem medizinischen Modell. Die Frauen wurden über den Ablauf einer Geburt im Krankenhaus informiert. Noch 1978 publizierte die *British Medical Association* Merkblätter für Schwangere, die in einem sehr patriarchalischen Ton geschrieben waren:

> «*Sie werden viele Fragen beantworten müssen und es wird eine Vielzahl von Untersuchungen durchgeführt werden; zerbrechen Sie sich darüber nicht den Kopf. Sie sind notwendig und im Interesse Ihres Babys und keine dieser Untersuchungen wird Ihnen weh tun.* (zitiert in Katona, 1981, S. 26)»

Heutzutage erkennen viele Kursleiterinnen die Notwendigkeit an, sich bei Geburtsvorbereitungskursen an Modellen der Erwachsenenbildung zu orientieren, obwohl die didaktische Ausbildung in den Gesundheitsberufen sehr unterschiedlich und manchmal unzureichend ist.

1.2 Wer nimmt an Geburtsvorbereitungskursen teil?

Aus der Geschichte der Geburtsvorbereitung läßt sich das Profil der derzeitigen KursteilnehmerInnen erklären und warum sie nicht, wie man denken könnte, diejenigen sind, die der Vorbereitung auf die Geburt am meisten bedürfen. Forschungsergebnisse haben deutlich gezeigt, wer an Geburtsvorbereitungskursen teilnimmt: die Frauen sind fast ausschließlich weiß, stammen aus der Ober- und Mittelschicht und verfügen über einen guten Bildungsstand (Nolan, 1995). In Australien stellt sich die Situation genauso dar (Redman, 1991; Lumley und Brown, 1993; O'Meara, 1993), ebenso in den USA (Sturrock and Johnson, 1990; Nichols, 1995). Frauen unter 25 Jahren nehmen mit geringerer Wahrscheinlichkeit an Geburtsvorbereitungskursen teil als ältere Frauen. Obwohl 32 % der Frauen, die 1991 in England und Wales geboren haben, jünger als 25 Jahre waren (*Office of Population Censuses and Surveys,* 1991), zeigte Nolans Untersuchung (1995), daß nur 16 % der Frauen, die an Geburtsvorbereitungskursen in Krankenhäusern und 8 % der Frauen, die an vom NCT angebotenen Kursen teilnahmen, dieser Altersgruppe angehörten. Insgesamt nehmen weniger als die Hälfte aller Frauen, die in Großbritannien an der Schwangerenvorsorge teilnehmen, Geburtsvorbereitungskurse in Anspruch (Hancock, 1994).

1.3 Effektivität von Geburtsvorbereitungskursen: Vorliegende Evidenzen

Es gibt viele Studien über die Zufriedenheit von TeilnehmerInnen mit dem Inhalt der Geburtsvorbereitungskurse und darüber, ob diese Kurse den Geburtsverlauf, das Geburtsergebnis oder das psychische Wohlbefinden der Frau nach der Geburt beeinflussen. Einige Autoren konnten positive Auswirkungen von Geburtsvorbereitungskursen nachweisen. Hetherington (1990) untersuchte eine Gruppe von «untypischen» Kursteilnehmerinnen, die sich hauptsächlich aus schwarzen Frauen aus Innenstadtgebieten zusammensetzte und verglich diese mit einer entsprechenden Vergleichsgruppe, die nicht an Geburtsvorbereitungskursen teilnahmen. Sie stellte einen signifikant geringeren Einsatz von Schmerzmitteln und einen signifikanten Anstieg der Spontangeburten in der Versuchsgruppe fest. Redman (1991) fand heraus, daß die Zufriedenheit mit Geburtsvorbereitungskursen hoch war und daß die Teilnehmerinnen besser über Geburt und Elternsein informiert waren, ebenso wie über eine Reihe von Organisationen, an die sie sich nach der Geburt des Kindes wenden konnten, wenn sie Unterstützung brauchten. Man könnte dem allerdings entgegenhalten, daß Frauen mit einem höheren Bildungsstand auch ohne die Kurse in der Lage gewesen wären, sich über diese Organisationen zu informieren. Rautauva's *Family Competence Study* (1991), ein nationales, in Finnland durchgeführtes Projekt, kommt zu dem Schluß, daß Frauen, die gut informiert waren, während der Geburt besser zurechtkamen und gesündere Kinder hatten als die, deren Wissen nicht so umfassend war. Raukauva meint, daß eine verbesserte Gesundheitserziehung für Frauen, die ein Risiko haben, ein Kind mit geringem Geburtsgewicht zu bekommen, möglicherweise vorteilhaft sein könnte. Allerdings untersucht die Studie nicht, ob eine verbesserte Gesundheitserziehung allein dazu führen kann, die Risiken schwieriger sozialer Umstände zu minimieren.

Lumley und Brown (1993) verglichen in ihrer Studie eine Gruppe von Frauen, die an Geburtsvorbereitungskursen teilnahmen, mit einer Gruppe von Frauen, die dies nicht taten und fanden keine Unterschiede zwischen den beiden Gruppen hinsichtlich Ereignissen während der Geburt, Zufriedenheit mit der erfahrenen Betreuung und emotionalem Wohlbefinden nach der Geburt. Sturrock und Johnson (1990) kommen zu dem Ergebnis, daß Frauen, die an Geburtsvorbereitungskursen teilnahmen, eher einen Kaiserschnitt oder eine vaginal-operative Geburt hatten, mehr Analgetika benötigten und eine lange Austreibungsphase hatten. Die Autoren werfen die Frage auf, ob das Erlernen von Strategien zum Umgang mit dem Wehenschmerz die natürliche Fähigkeit der Frauen, ein Kind zu gebären, behindert. Michel Odent ist ganz eindeutig der Meinung, daß in der Geburtsvorbereitung erlernte Techniken wenig hilfreich sind, weil sie die Frau veranlassen, den Wehenschmerz über die kognitiven Zentren des Gehirns zu kontrollieren. Die Aktivität dieser Zentren sei aber einer optimalen Freisetzung wehenstimulierender Hormone nicht dienlich (Odent, persönliche Mitteilung, 1994).

Die einflußreiche amerikanische Geburtsvorbereiterin Elizabeth Shearer stellt die Validität der meisten Studien zu Geburtsvorbereitungskursen in Frage, da sie zwischen den unterschiedlichen Herangehensweisen und Philosophien der einzelnen Kursleiterinnen nicht unterscheiden. Sie behauptet, daß die ForscherInnen die Vielzahl der Variablen, die unweigerlich die Ergebnisse von Geburtsvorbereitungskursen beeinflussen, nicht kontrolliert haben:

«Fast alle Studien haben den Fehler gemacht, die Teilnahme an Geburtsvorbereitungskursen als einzige, uniforme Intervention zu betrachten. In der Realität gibt es allerdings große Unterschiede hinsichtlich der Anzahl der Stunden pro Kurs, der Ausbildung der Kursleiterin und der Finanzierung (z. B. Geburtsvorbereitungskurse im Krankenhaus versus unabhängige Geburtsvorbereitungskurse) sowie hinsichtlich Zielen, Schwerpunkten und Inhalten. (Shearer, 1996, S. 206)»

1.4 Was erwarten Eltern von Geburtsvorbereitungskursen?

Die Einwände Shearers haben ihre Berechtigung. Dennoch zeigen die Forschungsergebnisse, daß es wichtig ist, sich genau zu überlegen, was die Frauen und ihre Begleitpersonen im Rahmen eines Kurses als hilfreich empfinden und den Kurs entsprechend zu gestalten. Des weiteren sollten Kursleiterinnen versuchen, auch diejenigen Frauen, die nicht an den üblichen Geburtsvorbereitungskursen interessiert sind, zu erreichen und ihnen eine Alternative anzubieten. Hinsichtlich einer frauenorientierten Gestaltung von Geburtsvorbereitungskursen sind die Forscher nahezu einer Meinung:

> *«Frauen ... berichteten oft, daß es einen großen Unterschied gab zwischen dem, was sie über die Austreibungsphase wußten und dem, was tatsächlich passierte. Sie wurden von dem, was sie empfanden, überrascht, von der unterschiedlichen Intensität oder sogar dem Ausbleiben des Preßdrangs und der Dauer der Austreibungsphase. Wir schließen daraus, daß die Frauen realitätsnäher vorbereitet werden müssen. (McKay et al., 1990, S. 197)»*

> *«Eine der größten Herausforderungen für Kursleiterinnen ist es, Wege zu finden, Frauen realistisch auf die Geburt vorzubereiten. (Beaton und Gupton, 1990, S. 138)»*

> *«Eine der schwierigsten Aufgaben in der Geburtsvorbereitung ist die Vermittlung eines realistischen Bildes eines bisher unbekannten Phänomens – der Wehen und der Geburt. (Field, 1990, S. 220)»*

> *«Es hat sich gezeigt, daß Frauen mit unrealistischen Erwartungen an die Geburt den Wehenschmerz stärker empfinden als Frauen, deren Erwartungen wirklichkeitsnäher sind. (Fridh und Gaston-Johansson, 1990, S. 103)»*

> *«Der geringste Nutzen wurde den Geburtsvorbereitungskursen hinsichtlich der Vorbereitung auf das Elternsein zugeschrieben. (Gould, 1986, S. 59)»*

> *«Die Frauen hatten das Gefühl, daß sie durch die Kurse nur unzureichend auf die Geburt und die Zeit danach vorbereitet waren. (Hillan, 1992, S. 276)»*

> *«Die erlernten Fähigkeiten und das geschaffene Selbstvertrauen entsprachen nicht den Erwartungen der TeilnehmerInnen. Mängel zeigten sich hinsichtlich des Wissens über die Leistungen des Gesundheitssystems, der Fähigkeit, das Kind zu versorgen, der Informationen über individuelles Gesundheitsverhalten, des weiteren hinsichtlich aktueller Informationen, der Vermittlung von Vertrauen in ein gesundes Kind und in die Fähigkeit, eine Familie zu versorgen. (O'Meara, 1993, S. 218)»*

> *«Männer und Frauen gaben eine große Zahl postnataler Themen an, die sie im Geburtsvorbereitungskurs gerne behandelt hätten. (Nolan, 1996, S. 24)»*

Diese Aussagen machen den Bedarf nach Realitätsnähe deutlich. Kursleiterinnen sollten den Frauen nicht bewußt Informationen vorenthalten und die Frauen selbst entscheiden lassen, wieviel sie über ein spezielles Thema wissen wollen. Des weiteren scheint die Vorbereitung auf Wehen und Geburt besser zu sein als auf das Elternsein.

1.4.1 Wirklichkeitsnähe

Die Literatur zeigt deutlich, daß Eltern über Komplikationen während der Schwangerschaft und Geburt informiert werden wollen, genauso wie darüber, was sie in den ersten Wochen nach der Geburt erwartet. In der psychologischen Literatur sind die Vorteile der Antizipation potentiell problematischer Lebensereignisse schon lange bekannt. Janis (1958) weist darauf hin, daß es sehr wertvoll sein kann, bereits vor Eintreten einer schwierigen Situation Bewältigungsstrategien zu entwickeln. Eine solche Vorbereitung ist für die Erhaltung des seelischen Gleichgewichts sowohl kurz- wie auch langfristig von Bedeutung.

Die meisten werdenden Eltern sind erwachsen. Dies mag wie eine überflüssige Bemerkung klingen, aber Kursleiterinnen sollten sich immer wieder vor Augen halten, daß sie mit Erwachsenen arbeiten, die nicht nur das Recht haben, die Verantwortung für ihr Leben zu übernehmen und eigene Entscheidungen zu treffen, sondern die dies auch erwarten und tun müssen. Diesen Menschen Informationen vorzuenthalten oder eine geschönte Version der Realität anzubieten, würde bedeuten, ihre Entscheidungen für sie zu treffen.

1.5 Vorbereitung auf das Elternsein

Es wird häufig angenommen, daß in Geburtsvorbereitungskursen nur über Wehen und Geburt gesprochen werden soll. Es wird davon ausgegangen, daß schwangere Frauen und ihre Partner, insbesondere wenn sie ihr erstes Kind bekommen, zunächst einmal nur bis zur Zeit der Geburt denken und nicht an die ersten Wochen und Monate danach. Die oben zitierten Studien zeigen jedoch, daß dies nicht stimmt. Insbesondere Männer

> «... wollen viel über die Zeit direkt nach der Geburt erfahren und Fähigkeiten erlernen, die sie möglicherweise brauchen werden ... Sie sorgen sich um das Bedürfnis ihrer Partnerinnen nach physischer und emotionaler Unterstützung, um die Auswirkungen, die das Leben mit einem Neugeborenen auf ihre Partnerschaft haben wird und darum, wie sie mit ihrer Vaterrolle zurecht kommen werden. (Nolan, 1994, S. 28)»

Die Vorbereitung auf das Elternsein sollte nicht nur das Gespräch über die Veränderungen in Beziehungen zu anderen Menschen und der eigenen Lebensweise umfassen, die die Geburt eines Kindes mit sich bringt. Es sollten im Rahmen von praktischen Übungen auch die Fertigkeiten vermittelt werden, die Eltern im täglichen Umgang mit ihrem Kind brauchen. Es kann nicht mehr länger davon ausgegangen werden, daß den Eltern die Säuglingspflege auf der Wochenstation umfassend vermittelt wird; der Personalmangel führt häufig dazu, daß Hebammen nicht mehr ausreichend Zeit haben, den Müttern das Handling, Wickeln, Baden und Beruhigen der Kinder zu zeigen und ihr Vertrauen in die eigenen Fähigkeiten zu stärken. Wenn Eltern zu ihren Geburtvorbereitungskursen befragt werden, werden die Mängel sehr schnell deutlich:

«Ich habe nur sehr wenig über den Umgang und die Versorgung meines Kindes nach der Geburt gelernt, nachdem es einmal geboren war. Das Personal auf der Station hatte nur sehr wenig Zeit, um einem diese Dinge zu zeigen. (Mutter, die an einem Geburtsvorbereitungskurs teilgenommen hat)»

«Über die normalen Veränderungen bei einem Kind, wie z. B. Milchschorf, Blähungen, Koliken müßte mehr gesprochen werden. Auch darüber, wie und wie oft man ein Baby badet etc. (Vater, der an einem Geburtsvorbereitungskurs teilgenommen hat)»

«Ich wäre froh gewesen, wenn ich besser auf die Versorgung und Pflege des Babys vorbereitet worden wäre und darauf, wie wenig Zeit zu zweit ich anfangs mit meiner Partnerin haben würde. (Vater, der an einem NCT-Geburtsvorbereitungskurs teilgenommen hat)»

«Bitte sprecht die Gefühle einer Mutter nach der Geburt an – die Sorgen um das Baby, wie verantwortlich man sich fühlt und wieviele Sorgen man sich um die Gesundheit des Babys macht – NORMALE Gefühle! (Ich habe gedacht, ich würde verrückt!). (Mutter, die an einem NCT-Geburtsvorbereitungskurs teilgenommen hat)»

1.6 Vorbereitung auf eine bisher unbekannte Erfahrung

Die Mehrzahl der Frauen, die einen Geburtsvorbereitungskurs besucht, bekommt das erste Kind. Viele werden noch nie ein Neugeborenes gehalten, eine stillende Mutter gesehen oder mit der Betreuung eines Säuglings zu tun gehabt haben. Die meisten werden noch nie bei einer Geburt dabei gewesen sein. Möglicherweise werden sie etwas über Geburten gelesen oder sie im Fernsehen gesehen haben, aber, anders als ihre Urgroßmütter, werden sie mit großer Wahrscheinlichkeit noch nie einer anderen Frau bei deren Geburt Beistand geleistet haben. In der Geburtsvorbereitung sollen Menschen also auf eine Erfahrung vorbereitet werden, über die sie, selbst aus zweiter Hand, nur sehr wenig wissen. Wie kann dies geschehen? Es gibt viele Möglichkeiten für eine effektive Vorbereitung der werdenden Eltern auf den Übergang von der Schwangerschaft zum Leben mit einem Kind s. Kasten S. 27.

> ## Erwachsene auf einschneidende Lebensveränderungen vorbereiten
>
> 1. Erwachsene, auch junge Erwachsene, verfügen bereits über Lebenserfahrung, die für die Auseinandersetzung mit einer neuen Situation von Bedeutung ist. Die Aufgabe der Kursleiterin ist es, diese Erfahrung zu verdeutlichen, ihren Wert zu betonen und die TeilnehmerInnen in ihrem Vertrauen zu stärken, daß diese Erfahrung ihnen helfen wird, den neuen Situationen Geburt und Elternschaft zu begegnen.
>
> 2. Als Erwachsene sind die TeilnehmerInnen nicht zum ersten Mal mit einer neuen Situation konfrontiert und sie sind in der Lage, gemeinsam mit den anderen TeilnehmerInnen, Strategien zum Umgang mit der neuen Situation zu entwickeln.
>
> 3. Das Verhalten und die Aussagen der Kursleiterin zeigen ihr Vertrauen in die Fähigkeiten der TeilnehmerInnen und machen deutlich, daß die Antworten auf die Herausforderungen von Geburt und Elternschaft nur von den TeilnehmerInnen selbst und nicht von ihr kommen können.
>
> 4. Alle werdenden Eltern haben eine eigene Vorstellung von Geburt, Mutter- oder Vatersein. Diese Vorstellungen sind das Material, mit dem die Kursleiterin arbeiten und auf dessen Grundlage sie die einzelnen TeilnehmerInnen in ihren Plänen unterstützen kann.
>
> 5. In der Geburtsvorbereitung sollte es nicht nur um Gefühle und die Physiologie der Geburt gehen. Die Geburt und Betreuung eines Kindes sind sehr stark physisch orientierte Erfahrungen und die Geburtsvorbereitung sollte dem Rechnung tragen, indem sie entsprechende praktische Fähigkeiten vermittelt.

1.7 Philosophie dieses Buches

Dieses Buch beruht auf der Überzeugung der Autorin, daß Geburtsvorbereitung die Art und Weise, in der Geburt und frühe Elternschaft erlebt werden, entscheidend beeinflussen kann. Die verfügbare Forschung konnte bisher weder aufzeigen, worin dieser Einfluß besteht, noch hat sie ihn statistisch erfassen können; aber Kursleiterinnen, die sich für ihre Arbeit engagieren, die kurz- und langfristige Beziehungen zu den Eltern aufbauen und die mit dem Feedback, das sie von den Eltern bekommen, konstruktiv umgehen, sind davon überzeugt, daß die Geburtsvorbereitung Kraft für Veränderungen birgt. In der Geburtsvorbereitung geht es um Veränderungen – hinsichtlich Einstellungen, Gefühlen, Fähigkeiten mit Situationen umzugehen und bezüglich neuer Fertigkeiten. Diese Veränderungen werden den Eltern von den Kursleiterinnen nicht aufgedrängt, sondern entstehen durch das wachsende Verständnis vom Wesen der Geburt und der frühen Elternschaft, das die Eltern durch die Kurse gewinnen. Hinter diesem Buch steht die Philosophie, daß Geburtsvorbereitung im Sinne der Erwachsenenbildung einen Prozess des «Weiterkommens» (aus dem lateinischen: ‹e-duco›) darstellt. Was Geburtsvorbereiterinnen den Eltern *verbal* vermitteln können, ist möglicherweise nur sehr wenig; aber die Möglichkeiten, Vertrauen zu schaffen, Selbstbewußtsein zu stärken, Menschen zu unterstützen, eigene Wege im Umgang mit der Geburt und dem Elternsein zu finden, sind immens.

Zusammenfassung

1. Geburtsvorbereitung will schwangeren Frauen (sowie ihren Partnern und Begleitpersonen) Wissen über Schwangerschaft, Geburt und Elternsein vermitteln; Wissen, das die Frauen früher dadurch erwarben, daß sie bei Geburten dabei waren und sich um die Neugeborenen in ihrer unmittelbaren Umgebung kümmerten.

2. Die Frauen (und ihre BegleiterInnen), die Geburtsvorbereitungskurse besuchen, sind im allgemeinen weiß, kommen aus der Mittelschicht und sind gebildet. Arme Frauen, Frauen, die ethnischen Minderheiten angehören, sowie sozial benachteiligte und weniger gebildete Frauen nehmen selten an Geburtsvorbereitungskursen teil.

3. Aus der Literatur geht hervor, daß TeilnehmerInnen von Geburtsvorbereitungskursen sich eine wirklichkeitsnahe Vorbereitung auf die Geburt und das Elternsein wünschen.

4. Die Lebenserfahrung, Einblicke und Strategien im Umgang mit neuen Situationen, die die werdenden Eltern mitbringen, sind das Material auf dessen Grundlage die Kursleiterinnen ihnen helfen, sich auf die neue Erfahrung der Geburt und des Elternseins vorzubereiten.

Literaturverzeichnis

Beaton J; Gupton A: (1990) Childbirth expectations: a qualitative analysis. *Midwifery* 6: 133–139.

Dallas (1989): Introduction to: Llewelyn Davies (1915) *Maternity: Letters from Working Women.* London: G. Bell and Sons.

Field PA: (1990) Effectiveness and efficacy of antenatal care. *Midwifery* 6: 215–223.

Fridh G; Gaston-Johansson F: (1990) Do primiparas and multiparas have realistic expectations of labor? *Acta Obstetrica et Gynecologica Scandinavica* 69: 103–109.

Gould D: (1986) Locally organised antenatal classes and their effectiveness. *Nursing Times* 82 (45): 59–61.

Graham H: (1977) Images of pregnancy in antenatal literature. In: Dingwall R; Heath C; Reid M; Stacey M (Hrsg.): *Health Care and Health Knowledge,* 15–37. London: Croom Helm.

Hancock A: (1994) How effective is antenatal education? *Modern Midwife* 4 (5): 13.

Hetherington SE: (1990) A Controlled Study of the Effect of Prepared Childbirth Classes on Obstetric Outcomes. *Birth* 17 (2): 86–90.

Hillan E: (1992) Issues in the delivery of midwifery care. *Journal of Advanced Nursing* 17: 274–278.

Janis IL: (1958) *Psychoanalytic and Behavioral Studies of Surgical Patients.* New York: John Wiley.

Katona CLE: (1981) Approaches to antenatal education. *Social Sciences and Medicine* 15 A: 25–33

Kitzinger J: (1990) Strategies of the early childbirth movement: a case study of the National Childbirth Trust. In: Garcia J; Kilpatrick R; Richards M (Hrsg.): *The Politics of Maternity Care,* 92–115. Oxford: Clarendon Press.

Llewelyn Davies M: (1915) *Maternity: Letters from Working Women.* London: G. Bell and Sons.

Lumley J; Brown S: (1993) Attenders and Nonattenders at Childbirth Education Classes in Australia: How do They and Their Births Differ? *Birth* 20 (3): 123–130.

McKay S; Barrows T; Roberts J: (1990) Women's views of second stage labor as assessed by interviews and videotapes. *Birth* 17 (4): 192–198.

Mead M: (1943) *Coming of Age in Samoa: A Study of Adolescence and Sex in Primitive Society.* Harmondsworth: Penguin.

Nichols M: (1995) Adjustment to new parenthood: attenders versus non-attenders at prenatal education classes. *Birth* 2 (1): 21–26.

Nolan M: (1994) Caring for fathers in antenatal classes. *Modern Midwife* 4 (2): 25–28.

Nolan M: (1995) A comparison of attenders at antenatal classes in the voluntary and statutory sectors: education and organizational implications. *Midwifery* 11: 138–145.

Nolan M: (1996) Antenatal education: failing to educate for parenthood. *British Journal of Midwifery* 5 (1): 21–26.

Oakley A: (1976) *Housewife.* Harmondsworth: Pelican.

Oakley A: (1984) *The Captured Womb.* Harmondsworth: Pelican.

Office of Population Censuses and Surveys: (1991) *Birth Statistics.* London: HMSO.

O'Meara C: (1993) An evaluation of consumer perspectives of childbirth and parenting education. *Midwifery* 9 (4): 210–219.

Priya JV: (1992) *Birth Traditions and Modern Pregnancy Care.* Shaftesbury: Element.

Rautauva P; Erkkola R; Sillanpaa M: (1991) The outcome and experiences of first pregnancy in relation to the mother's childbirth knowledge: The Finnish Family Competence Study. *Journal of Advanced Nursing* 16: 1226–1232.

Redman S; Oak S; Booth P; Jensen J; Saxton A: (1991) Evaluation of an Antenatal Education Programme: Characteristics of Attenders, Changes in Knowledge and Satisfaction of Participants. *Australia and New Zealand Journal of Obstetrics and Gynaecology* 31 (4): 310–316.

Shearer E: (1996) Randomized trials needed to settle question of impact of childbirth classes. *Birth* 23 (4): 206–208.

Sturrock WA; Johnson J: (1990) The Relationship Between Childbirth Education Classes and Obstetric Outcome. *Birth* 17 (2): 82–85.

Weiterführende Literatur

Chertok L: (1969) *Motherhood and Personality.* London: Tavistock Publications.

Dick-Read G: (1942) *Childbirth Without Fear.* London: William Heinemann Medical Books.

Lamaze F: (1958) *Painless Childbirth: Psychoprophylactic Method.* London: Burke.

2. Geburtsvorbereitung: Erwachsenenbildung

Themenübersicht

- Charakteristika und pädagogische Anforderungen der Erwachsenenbildung
- Persönliche Vorurteile verstehen
- Erwachsene auf die Verantwortung des Elternseins vorbereiten
- Kleingruppen
- Schwangerschaft als Möglichkeit zur Weiterbildung
- Zielsetzungen und Lernziele definieren

2.1 Weiterbildung statt Indoktrination

Erwachsene verfügen über komplexe soziale Netzwerke, sie stehen zu anderen Menschen in vielfältigen Beziehungen und ihr Leben berührt das vieler anderer. Sie haben bereits wichtige Erfahrungen gesammelt und sind mit den unvermeidbaren Veränderungen und Krisensituationen, die das Erwachsenwerden und das Erwachsensein mit sich bringen, konfrontiert gewesen. Erwachsene Lernende sind demnach kein unbeschriebenes Blatt, das die Kursleiterin füllen kann, und sie brauchen auch niemanden, der die Kontrolle über ihr Leben übernimmt:

> «Der erwachsene Lerner ist eigenverantwortlich; tatsächlich ist die psychologische Definition eines Erwachsenen ‹Jemand, der die Verantwortung für sein Leben übernommen hat, der eigenverantwortlich ist.› Wenn wir an diesem Punkt angekommen sind, entwickeln wir ein ausgeprägtes Bedürfnis, von anderen als jemand anerkannt und behandelt zu werden, der in der Lage ist, die Verantwortung für sich selbst zu übernehmen. (Knowles, 1984, S. 9)»

Erwachsene werden das Wissen, die Fähigkeiten und Erkenntnisse, die sie durch die Geburtsvorbereitung erhalten, in ihren jeweiligen Lebenszusammenhang integrieren. Die Vorstellung, die sie von Schwangerschaft, Geburt und Elternsein haben, wird durch den Kurs beeinflußt werden. Eine Kursleiterin sollte sich jedoch immer wieder klar machen, daß ihre eigene Biographie – ob sie bereits selbst geboren hat, ob sie Hebamme, Gesundheitsberaterin oder Physiotherapeutin ist – und die Art und Weise, wie sie mit den Herausforderungen der Schwangerschaft, der Geburt und des Elternseins umgehen würde, umgegangen ist oder umgeht, für die TeilnehmerInnen ihrer Kurse keine Rolle spielt. Eine Kursleiterin sollte ihren Klienten niemals ihre eigenen Vorstellungen aufdrängen, denn dann gerät die Weiterbildung schnell zur Indoktrination:

> *«Es ist etwas ganz anderes, jemandem neue Regeln, Strategien und Kriterien zur Beurteilung und Einschätzung einer Situation, in der er sich zurechtfinden muß, an die Hand zu geben, als zu versuchen, den allgemeinen Konsens der Lernenden so zu steuern, daß letztendlich der von dem Lehrenden favorisierte Weg eingeschlagen wird. (Mezirow, 1983, S. 135)»*

Um eine solche Indoktrination zu vermeiden, muß sich die Kursleiterin über ihre eigenen Vorurteile über Schwangerschaft, Geburt und Elternsein im klaren sein und in der Lage sein, sich nicht von ihnen beeinflussen zu lassen, damit sie sich die Ansichten ihrer TeilnehmerInnen unvoreingenommen anhören kann.

2.2 Vorurteile

Der Begriff «Vorurteil» ist sehr weitgefaßt zu verstehen: Genau genommen handelt es sich hier um eine oder mehrere Ansichten, die beeinflußt sind durch die Kultur, in der die Kursleiterin aufgewachsen ist, durch die Erfahrungen, die sie im Laufe ihres Lebens gemacht hat und durch die Zwänge, denen sie aufgrund der Anstellung bei einer bestimmten Institution, von der sie für die Geburtsvorbereitungskurse bezahlt wird, unterliegt. Die Kursleiterin sollte sich über ihre eigenen Vorurteile klar werden, sie überprüfen und sich nach ihren Ursachen fragen. Andernfalls ist sie möglicherweise nicht in der Lage, ihre Kurse so zu gestalten, daß sie den Bedürfnissen aller TeilnehmerInnen gleichermaßen gerecht wird und sie im Treffen eigener Entscheidungen hinsichtlich der Geburt und der ersten Zeit danach zu unterstützen.

Jede Kursleiterin sollte immer wieder die Möglichkeit haben, ihre eigene Geburtserfahrung (so sie bereits geboren hat) und ihre Erfahrungen mit der Betreuung von Frauen während der Geburt zu reflektieren. Genauso sollte sie ihre Erfahrungen mit den eigenen Eltern, mit der eigenen Elternrolle und mit der Beobachtung anderer Eltern reflektieren. Nur wenn sie sich weitgehend bewußt ist, welche Faktoren ihren Umgang mit den Erfahrungen der TeilnehmerInnen beeinflussen, kann sie sie unterstützen, ihren eigenen Weg im Umgang mit den auf sie zukommenden Herausforderungen zu finden.

Aufdecken der eigenen Vorurteile

Vervollständigen Sie die folgenden Sätze ohne lange darüber nachzudenken. Die Antworten sollen nicht «politically correct» sein, sondern spontan und unzensiert. Wenn Sie fertig sind, sehen Sie sich Ihre Antworten an, am besten gemeinsam mit einer Kollegin oder einem Freund oder einer Freundin, die Ihnen helfen können, zu verstehen, wo ihre Vorurteile bzw. Klischeevorstellungen liegen, die bewußt oder unbewußt, ihre Arbeit beeinflussen.

Paare, die unverheiratet zusammenleben, sind . . . .

Schwangerschaft ist . . . .

Wehen sind . . . .

Eine Frau, die nach der Geburt in ihren Beruf zurückkehrt, ist . . . .

Ein lesbisches Paar, das sich für ein Kind entscheidet, ist . . . .

Ein behindertes Paar, das sich für ein Kind entscheidet, ist . . . .

Abtreibung ist . . . .

Ein Paar, das sechs Kinder hat, ist . . . .

Ein Paar, das sich für eine Hausgeburt entscheidet, ist . . . .

Eine Frau, die Angst vor einer Hausgeburt hat, ist . . . .

Eine Frau, die während der Geburt eine PDA haben möchte, ist . . . .

Geburtshelfer sind . . . .

Hebammen sind . . . .

Geburtsvorbereiterinnen sind . . . .

Ein Kind zu haben ist . . . .

Kinder großzuziehen ist . . . .

Eine Frau, die dem medizinischen Personal völlig vertraut, ist . . . .

Ein Mann, der bei der Geburt seines Kindes nicht dabei sein will, ist . . . .

Mütter sind . . . .

Väter sind . . . .

Eltern eines behinderten Kindes sind . . . .

In der Erwachsenenbildung geht es gleichermaßen um Zuhören wie um Reden. Ein wirkliches Zuhören ist nur möglich, wenn das Gesagte nicht fortwährend bewertet wird, sei es laut ausgesprochen oder auch nur gedanklich («Das stimmt nicht!», «Wenn ich sie wäre, würde ich …», «Wie kommt er auf die Idee, daß …»). Die Kursleiterin wird eigene Gedanken, Ideen und Überlegungen der TeilnehmerInnen nur fördern, wenn sie von deren Situation ausgeht und nicht ihre eigene Situation auf sie projiziert (s. Kasten auf S. 33).

Möglicherweise sehen manche Kursleiterinnen es als ihre Aufgabe an, die TeilnehmerInnen auf die Realität des Krankenhausalltages vorzubereiten, statt ihnen wertfreie Informationen zu vermitteln und ihnen zu ermöglichen, sich eine eigene Meinung über die Vor- und Nachteile verschiedener Methoden im Umgang mit dem Geburtsgeschehen zu bilden. Andere machen sich vielleicht in ihren Kursen für die zu einem bestimmten Thema gerade vorherrschende Ansicht stark, wie z.B. eine klare Ablehnung des Zufütterns oder der Flaschenernährung. Sowohl Krankenhauspraktiken als auch die Vorteile des Stillens für Mutter und Kind sind Themen, die in einem Geburtsvorbereitungskurs ihren Platz haben. Entscheidend ist dabei, wie mit diesen (und anderen) Themen umgegangen wird. Will die Kursleiterin nach den Prinzipien der Erwachsenenbildung handeln und erkennt die TeilnehmerInnen als souveräne und selbstbestimmte Menschen an, sollte sie darauf achten, daß die Optionen, die sie ihren TeilnehmerInnen zu den verschiedenen Themen anbietet, auf den besten verfügbaren Evidenzen beruhen und die Entscheidungsfindung bei den Eltern bleibt. So vertritt die Initiative «Baby Friendly Hospital» (WHO/Unicef, 1989) die Ansicht, daß Erwachsene in die Lage versetzt werden sollten, eine informierte Entscheidung über die Ernährung ihres Kindes zu treffen und daß das Thema Flaschenernährung neben dem Stillen in den Geburtsvorbereitungskursen nicht zu kurz kommen darf. Erwachsene erkennen sehr schnell, wenn ihnen nicht die ganze Wahrheit mitgeteilt wird:

> «Und wenn wir merken, daß uns jemand seine Meinung aufdrängen will und unsere Teilnahme an dem Entscheidungsprozeß keine Rolle spielt, erfahren wir, oft unbewußt, ein Gefühl des Widerwillens und Widerstands. (Knowles, 1984, S. 9)»

2.3 Erwachsene als eigenverantwortlich Lernende

Erwachsene, die sich für die Teilnahme an einem Geburtsvorbereitungskurs entscheiden, wollen sich auf die wichtigste Aufgabe vorbereiten, die sie jemals angehen werden: das Großziehen eines Kindes. Nichts beeinflußt eine Gesellschaft stärker als die Art und Weise, in der ihre einzelnen Mitglieder erzogen werden. Eltern zu sein bedeutet, solange die Kinder noch klein sind, jeden Tag immer wieder Entscheidungen in ihrem Sinne treffen zu müssen. In der Geburtsvorbereitung geht es daher zu einem großen Teil auch darum, die Eltern darauf vorzubereiten, Entscheidungen für schutzbedürftige Menschen zu treffen. Dies kann nicht gelingen, wenn die Kursleiterin die TeilnehmerInnen wie Kinder behandelt und ihnen Entscheidungen abnimmt. Sie sollte viel eher versuchen, den Eltern die relevanten Themen näher zu bringen, damit diese aufgrund des so gewonnenen Verständnisses ihre eigenen Entscheidungen für sich und ihr Kind treffen können:

«Wenn wir den Frauen statt Anweisungen evidenzbasierte Informationen über die Vor- und Nachteile der vorhandenen Optionen geben, werden sie eher eine informierte Entscheidung treffen können und das Gefühl der Kontrolle über die Situation haben. Sie werden so auch eher Selbstvertrauen und Selbstbewußtsein entwickeln. (Schott, 1994, S. 3)»

Es läßt sich beobachten, daß es in unserer Gesellschaft inzwischen üblich ist, sich auf Expertenmeinungen zu verlassen. Dies wird deutlich, wenn man beobachtet, wie Eltern sich immer wieder an Gesundheitsexperten wenden, wenn es um Schwangerschaft, Geburt und das Aufziehen von Kindern geht. Es ist allerdings auch nicht unbedingt überraschend, wenn man bedenkt, daß viele der jungen Eltern nur wenig Unterstützung von ihren eigenen Eltern oder Verwandten erhalten, da sie in großer Entfernung voneinander leben. Auch die Verlagerung des Geburtsortes von den eigenen vier Wänden ins Krankenhaus hat dazu geführt, daß die meisten jungen Frauen keinerlei Erfahrung mehr mit der Geburt und der ersten Zeit danach haben:

«Eine junge Frau hat daher heutzutage keine Vorerfahrungen mit Kindern und auch die früher sozusagen automatische Unterstützung der Familie beim Einfinden in die Mutterrolle ist nicht mehr gegeben. Entsprechend wenden sich viele junge Frauen heute an Experten, von denen angenommen wird, daß sie mehr Erfahrungen mit Kindern und dem Muttersein haben. (Brazelton und Keefer, 1982, S. 96)»

Obwohl in den letzten Jahren deutlich wurde, daß Expertenmeinungen selten auf mehr beruhen als auf Traditionen, auf dem was man schon immer gemacht hat, auf Vorurteilen und dem eigenen Gefühl, haben die meisten Menschen nach wie vor das Bedürfnis, sich zu den unterschiedlichsten Urteilen und Entscheidungen die Meinung von Experten einzuholen. Der *Guide to Effective Care in Pregnancy and Childbirth* (Enkin et al, 1995), eine Zusammenfassung randomisierter, kontrollierter Studien zu geburtshilflichen Themen, führt unter «Betreuungsmaßnahmen, die wahrscheinlich nicht nützlich sind» auf:

«Entscheidung über Betreuungsmaßnahmen aufgrund einer Expertenmeinung anstatt gut gesicherter wissenschaftlicher Erkenntnisse. (Enkin et al, 1995, S. 406)»

Heute wird zunehmend klarer, daß die Expertenmeinung das ganz eigene Verständnis des Patienten oder Klienten seines Körpers und seiner persönlichen Lebensumstände mit einbeziehen muß. Die besten Entscheidungen können dann getroffen werden, wenn zwischen Klient und Betreuungsperson eine gleichberechtigte Beziehung besteht. Nach Kirkham's Vorstellungen von Geburtsvorbereitung sollten die Hebammen von ihrem traditionellen pädagogischen Ansatz abgehen und Eltern, die gerade ihr Kind bekommen haben, zur Leitung von Geburtsvorbereitungskursen einladen und selbst nur noch die Rolle einer Vermittlerin übernehmen:

«*Wir haben es zunehmend unterstützt, daß die Kurse von den wirklichen Experten übernommen wurden – den jungen Eltern. (Kirkham, 1991, S. 67)*»

In der Geburtsvorbereitung kann sowohl der Lernstil von Erwachsenen zum Tragen kommen als auch die derzeitige Philosophie in der Gesundheitsversorgung. Die derzeitige Philosophie der Gesundheitsversorgung ermutigt die Eltern, eine eigene Meinung zu haben, Themen von ihrem Standpunkt aus zu diskutieren und nach persönlichen Lösungen für Probleme, die sie selbst als solche identifiziert haben, zu suchen. Diese Philosophie und die Art und Weise, in der Erwachsene lernen, können in Geburtsvorbereitungskursen zur Anwendung kommen. Erwachsene beraten sich am besten gegenseitig und die Rolle der Kursleiterin besteht nur darin, diesen gegenseitigen Austausch zu erleichtern. Indem sie Eltern ermutigen, ihren eigenen Urteilen zu vertrauen, tragen Kursleiterinnen auch zu der Entwicklung eines Gesundheitssystems bei, in dem die Eltern aktiv die Verantwortung für Entscheidungen hinsichtlich ihrer eigenen Gesundheit und der ihrer Kinder übernehmen.

«*Mit Hilfe der Geburtsvorbereitungskurse hat eine Verschiebung des Schwerpunktes von dem, was für den Arzt zweckmäßig ist, zu dem, was die Klientinnen brauchen, eingesetzt vom* power-broking *zu* power-sharing *und von einer direktiven Praxis zu einer kommunikativen, gleichberechtigten Praxis. Stehen die Frauen und ihre Familien im Mittelpunkt, kommen auch ihre Anliegen ans Tageslicht, und diese stehen häufig in scharfem Kontrast zu den Prioritäten des (Gesundheits)Systems. (Walsh, 1993, S. 120)*»

2.4 Kleingruppenarbeit

Cyril Houle, ein einflußreicher Vertreter der Erwachsenenbildung, sagt:

«*Erwachsenenbildung ist ein Prozeß, bei dem Männer und Frauen sich selbst oder die Gesellschaft voranbringen wollen, indem sie ihre Fertigkeiten, ihr Wissen oder ihr Einfühlungsvermögen verbessern. (zitiert aus Groombridge, 1983, S. 3)*»

Jeder der drei von ihm angesprochenen Punkte sollte in der Geburtsvorbereitung beachtet werden: die Eltern sollen erkennen, was sie während der Geburt brauchen, sie sollen die praktischen *Fertigkeiten* zur Pflege ihres Kindes erlernen und ein Verständnis für ihren eigenen Körper entwickeln; sie sollen sich faktisches *Wissen* aneignen und sie brauchen Zeit, ihre eigenen *Gefühle* zu erforschen. Welche Umgebung kann nun dieses Lernen fördern? Ein Kurs im Stil einer Vorlesung mit einer großen Zahl von TeilnehmerInnen kann das Faktenwissen erweitern, wird aber nicht dazu beitragen, praktische Fertigkeiten oder die Wahrnehmung zu verbessern. Eine stärkere Sensibilität für die eigenen Gefühle und die anderer Menschen wird wahrscheinlich nur erreicht, wenn der Meinungsaustausch in einer Situation stattfindet, in der die Anwesenden sich (physisch und mental) wohlfühlen und sich gegenseitig zuhören. Praktische Fertigkeiten lassen sich am besten in Situationen vermitteln und einüben, in denen die Kursleiterin in der Lage ist, individuelle Anleitung und Unterstützung zu geben. Erwachsenenbildung ist demnach am effektivsten, wenn sie in kleinen Gruppen stattfindet, in denen die Kursleiterin die Rolle einer Vermittlerin inne hat.

Vorteile kleiner Gruppen

1. Die Kursleiterin kann zu jedem/r Einzelnen der Gruppe eine individuelle Beziehung aufbauen und ihm/ihr helfen, sich seines/ihres individuellen Lernstils und der individuellen Bedürfnisse bewußt zu werden.

2. Die Eltern lernen sich bei regelmäßigen Treffen in kleinen Gruppen näher kennen und können sich gegenseitig unterstützen.

3. Die meisten Erwachsenen fühlen sich in großen Gruppen gehemmt. Sie werden ihre Ansichten über persönliche oder intime Dinge nur äußern, wenn sie die Anwesenden kennen und ihnen vertrauen.

4. Kleine Gruppen ermöglichen es der Kursleiterin, eine Vielzahl von Lehrmethoden anzuwenden: Diskussionen, Lernspiele, praktische Übungen, Rollenspiele, Brainstorming, Fallbeispiele, etc.

Dieses Buch geht davon aus, daß in der Geburtsvorbereitung die Arbeit in kleinen Gruppen am effektivsten sind. Diese Gruppen können aus zwei Personen bestehen – der Kursleiterin und der Frau, oder aus drei Personen – der Kursleiterin, der Frau und ihrem Partner oder aus neun oder zehn Frauen oder sieben bis acht Paaren und der Kursleiterin. Die Gruppe sollte nicht aus mehr als 20 Personen bestehen. Wenn sie größer als zehn Personen ist, wird die Kursleiterin möglicherweise feststellen, daß es effektiver sein kann, die Gruppe öfter in kleinere Gruppen aufzuteilen.

2.5 Schwangerschaft und Weiterbildung

Erwachsene in der Weiterbildung sind häufig hochmotiviert, wollen aktiv am Lernprozeß teilnehmen und verfügen bereits über eine Vielzahl von Fähigkeiten und Einsichten. Dies gilt besonders in der Geburtsvorbereitung, wo die KlientInnen sehr offen für neue Ideen sind und in besonderem Maße gewillt, ihren bisherigen Lebensstil zu überdenken:

> *«Schwangerschaft ist eine Zeit zahlreicher Veränderungen hinsichtlich der physischen, psychischen und sozialen Situation der Frau. Diese Veränderungen, zusammen mit dem Wunsch, eine gesunde Schwangerschaft zu erleben und ein gesundes Kind zu bekommen, stellen eine enorme Motivation dar, sich über bestimmte gesundheitliche Themen zu informieren. (Strychar et al, 1990, S. 17)»*

Das, was die Frau in einem Geburtsvorbereitungskurs lernt, hat nicht nur Auswirkungen auf sie selbst und ihren Partner oder ihre Begleitperson, sondern auch auf ihr Kind und damit auf die nächste Generation.

Die Schwangerschaft ist für die werdende Mutter und den werdenden Vater eine Zeit, in der beide ihr Selbstbild neu überdenken und sich mit ihrer zukünftigen Mutter- bzw. Vaterrolle auseinandersetzen. Die Faktoren, die diesen Prozeß beeinflussen, sind vielfältig. Sie umfassen die Erfahrungen mit den eigenen Eltern, die Vorstellungen von Freunden und Verwandten, die bereits selbst Eltern sind, den Einfluß der Medien und die Begegnungen mit dem Gesundheitspersonal und der Kursleiterin. Wenn die Eltern von den Gesundheitsexperten und den Kursleiterinnen in ihrer Rolle als junge Eltern bestärkt werden, fällt es ihnen leichter, diese neue Rolle in ihr bisheriges Selbstbild zu integrieren:

> *«Wir können nun damit beginnen, eine Situation zu schaffen, in der die Frau ihre eigenen Vorstellungen darlegen und ihre Autonomie als werdende Mutter festigen kann. Dies bedeutet nicht einfach nur, ihr in dieser Situation ein Gefühl von Stärke zu vermitteln. Das Gefühl der Autonomie bei dieser einzigartigen weiblichen Leistung ist für ihre weitere Entwicklung als Frau von entscheidender Bedeutung. Es ist notwendig, um sich als Mutter kompetent zu fühlen und Selbstvertrauen zu entwickeln. (Brazelton und Keefer, 1982, S. 101)»*

Die Notwendigkeit innerer Ausgeglichenheit für ein harmonisches Zusammenleben mit sich selbst und anderen wird durch die Geburt eines Kindes besonders deutlich. Vielleicht besteht der Kern des Elternseins darin, eine Situation zu schaffen und aufrechtzuerhalten, in der es den Eltern möglich ist, sowohl ihrer Verantwortung sich selbst als auch ihren Kindern gegenüber gerecht zu werden. Während der Schwangerschaft machen sich die meisten Menschen Sorgen, wie sie es schaffen sollen, neben der Betreuung ihres Kindes auch noch ausreichend für sich selbst zu sorgen. Sie sind offen für die Erforschung der Grenzen zwischen sich selbst und anderen:

«Da Elternsein ein stetes Abwägen der Verpflichtungen sich selbst und anderen gegenüber beinhaltet, wird die Dialektik zwischen Autonomie und Gebundensein im Prozeß des Elternwerdens besonders deutlich. (Fedele et al, 1988, S. 96)»

Der Umgang mit dieser Dialektik kann für Frauen besonders schwierig sein, da sie traditionellerweise dazu erzogen wurden, die Wünsche anderer über ihre eigenen zu stellen. Durch die Geburtsvorbereitung erhalten sie eine Möglichkeit, die Art und den Grad der Verpflichtung gegenüber ihrem Kind und sich selbst zu ermitteln, der für eine gesunde Erziehung notwendig ist und ihnen gleichzeitig ermöglicht, sich als ein eigenständiges Individuum weiterzuentwickeln. In einer Zusammenfassung der Literatur, die sich mit der psychosozialen Entwicklung von Frauen beschäftigt, schreiben Caffarella und Olson (1993):

«Die Entwicklung von Frauen kann durch verschiedenste Muster und Rollenveränderungen charakterisiert werden und durch das Bedürfnis, sich selbst im Fluß zu spüren. Die Bedeutung von Beziehungen und das Gefühl, mit anderen Menschen verbunden zu sein, ist für den generellen Entwicklungsprozeß während des ganzen Lebens von zentraler Bedeutung. Dennoch scheint es für Frauen auch wichtig zu sein, ein Gefühl für sich selbst zu entwickeln, nicht nur Anerkennung für ihre Person zu bekommen, sondern auch für ihre individuellen Fähigkeiten und Kompetenzen. (S. 143)»

2.6 Zielsetzungen und Lernziele

Über die Themen Ziele und Lernergebnisse ist schon viel geschrieben worden, aber ihre Bedeutung ist dabei häufig verkannt worden. Eine Arbeit mit Gruppen ist durchaus möglich, ohne die Zielsetzungen und angestrebten Ergebnisse auszuformulieren. Für eine effektive und kohärente Kursgestaltung ist es jedoch sinnvoll, sich zuerst eindeutig über die Zielsetzungen (was generell in den Kursen erreicht werden soll) und die angestrebten Ergebnisse (was genau die TeilnehmerInnen in jeder einzelnen Sitzung lernen sollen) klar zu werden.

2.6.1 Zielsetzungen

Die Zielsetzungen drücken die Philosophie aus, die den Geburtsvorbereitungskursen und jeder Situation, in der die Kursleiterin mit Eltern arbeitet, zugrunde liegt. Sie beschreiben die für sie wesentlichen Dinge, die sie zu erreichen hofft, wobei sie aber praktisch nie wissen wird, ob es ihr auch wirklich gelungen ist: Zum Beispiel das Selbstverständnis der Eltern zu fördern, Schuldgefühle abzubauen, wo sie nicht angebracht oder nicht hilfreich sind, die Menschen in ihrer Selbstverantwortung zu bestärken, ihnen zu vermitteln, daß sie bei den auf sie zukommenden Herausforderungen nicht allein sind, sie ihren Instinkten wieder näher zu bringen … Die Zielsetzungen sind die Maßstäbe, an denen die Kursleiterin die Aktivitäten in ihren Kursen mißt, seien dies die Gespräche zwischen den KursteilnehmerInnen oder die praktischen Übungen, die sie mit ihnen durchführt. Diese Zielsetzungen sind ihrem Wesen nach unspezifisch und abstrakt und klingen ausformuliert meist plakativ (s. u.).

Zielsetzungen in der Geburtsvorbereitung

- Stärkung des Selbstvertrauens und der Selbstwertschätzung der Eltern

- informierende Entscheidungen ermöglichen

- effektive Kommunikation mit Gesundheitsexperten ermöglichen

- Verbesserung der Sensibilität der Frauen für ihren eigenen Körper, ihre Gefühle und ihre Bedürfnisse

- Voraussetzungen für physische und psychische Gesundheit der Frauen nach der Geburt schaffen

- Verbesserung der Sensibilität der Partner und Begleitpersonen für die Gefühle und Bedürfnisse der Frauen

- Voraussetzungen für physische und psychische Gesundheit der Partner und der Begleitpersonen nach der Geburt schaffen

- Ermutigung der Eltern zur Übernahme der Verantwortung für ihre eigene Gesundheit und die ihrer Kinder

- Ermutigung zur kritischen Bewertung medizinischer Interventionen, um die Geburt als physiologisches Ereignis zu schützen, ebenso wie die Rechte der Konsumenten, nur evidenzbasierte Betreuung zu erfahren

- Schaffung eines positiven Gruppengefühls, um eine Wertschätzung der Erfahrungen und Gefühle der Eltern zu ermöglichen

Obwohl Kursleiterinnen wahrscheinlich viele gemeinsame Ziele verfolgen, wird jede einzelne sie individuell formulieren. Eine Kursleiterin kann sich den Zielsetzungen einer Kollegin anschließen, gleichzeitig aber eine andere Schwerpunktsetzung, Wortwahl oder Formulierung für sich bevorzugen. Jede Kursleiterin sollte daher ihre eigenen Zielsetzungen formulieren und sie immer wieder überprüfen, da sie sich mit ihrer zunehmenden Erfahrung in der Erwachsenenbildung und ihrem wachsenden Verständnis für die Bedürfnisse der Eltern weiterentwickeln und verändern können.

2.6.2 Lernziele

Die Lernziele sind deutlich spezifischer als die Zielsetzungen. Sie sind so formuliert, daß die Kursleiterin sehr schnell überprüfen kann, ob sie erreicht hat, was sie sich vorgenommen hat. Während es bei den Zielsetzungen schwierig, wenn nicht sogar unmöglich ist, zu überprüfen, ob sie erreicht worden sind, sind die Lernziele per definitionem überprüfbar. Wenn die Kursleiterin eine Sitzung vorbereitet, muß sie sich fragen:

«Was sollen die TeilnehmerInnen am Ende der Sitzung gelernt haben?»

Kyriacou (1992) beschreibt Lernziele folgendermaßen:

«Lernziele können nicht als das definiert werden, was Schüler tun werden, wie z. B. eine Aufgabe bearbeiten, eine Zeichnung anfertigen oder eine Gruppendiskussion führen. Dies sind Aktivitäten, um das Lernen zu fördern. Lernziele müssen beschreiben, was das Lernen ausmacht. Unterrichtsvorbereitung lediglich als die Organisation von Aktivitäten zu betrachten und sich keine genauen Gedanken über die Lernziele zu machen, ist ein häufig gemachter Fehler. Beides geht aber Hand in Hand. Man denkt sehr schnell, daß ein Unterricht, der logistisch gut gelaufen ist (d. h. daß die Schüler das getan haben, was vorgesehen war) auch effektiv war, bis man sich fragt, was die Schüler tatsächlich gelernt haben. (S. 23)»

Lernziele werden also wesentlich konkreter formuliert als Zielsetzungen.

Lernziele

Am Ende der Sitzung werden die Eltern:

1. Sich über die Vor- und Nachteile von Lachgas und Sauerstoff, TENS (Transkutane Nervenstimulation), Dolantin, Meptid (Meptazinol) und einer PDA im klaren sein.

2. Fähigkeiten entwickelt haben, mit den Wehen der späten Eröffnungsphase umzugehen.

3. Verstanden haben, wie sich das Kind durch das Becken bewegt.

4. Mit verschiedenen Techniken zum Mitschieben und verschiedenen Gebärpositionen vertraut sein.

5. Die unterschiedlichen Gefühlslagen kennen, die sie nach der Geburt ihres Kindes erleben können.

6. Ihre eigene Kindheit reflektiert haben und sich über einige Aspekte «guter Eltern» klar geworden sein.

7. Über Entspannungstechniken verfügen, die sie in den ersten Tagen nach der Geburt ihres Kindes anwenden können.

Lernziele lassen sich nicht umgehen. Die Kursleiterin sollte sich am Ende jeder Sitzung fragen, ob sie erreicht worden sind. Wenn eine praktische Übung nicht stattgefunden hat, wenn eine Diskussion nicht voran kam oder wichtige Informationen nicht vermittelt wurden, sollte sie sich nach dem Grund fragen.

Warum wurden die Lernziele nicht erreicht?

1. *Nicht genug Zeit.* Lag es daran, daß die TeilnehmerInnen sich mit Themen beschäftigen wollten, die für die Sitzung nicht vorgesehen waren (und daher Lernziele erreicht haben, die nicht geplant waren)? Oder lag es daran, daß einige Aktivitäten länger als notwendig gedauert haben? Oder lag es daran, daß wirklich nicht genug Zeit war und für die nächste Sitzung entsprechend weniger Themen geplant werden müssen?

2. *Die TeilnehmerInnen wollten an den geplanten Aktivitäten nicht teilnehmen.* Lag es daran, daß sie andere Prioritäten hatten als die Kursleiterin? Oder lag es daran, daß die Übungen zu schwierig oder unangenehm waren? Oder daran, daß die Kursleiterin die Übungen nicht gut ein- bzw. durchgeführt hat?

3. *Die Kursleiterin hat Übungen oder Diskussionen nicht durchgeführt.* Lag es daran, daß sie für die Kursleiterin zu unangenehm waren? Oder daran, daß sie ihre Planung während der Sitzung verändert hat, um Themen zu besprechen, für die ein größerer Bedarf bestand?

Wenn Lernziele nicht erreicht wurden, ist es wichtig, daß die Kursleiterin sich folgende Fragen stellt:

1. Welche Fähigkeiten muß sie sich möglicherweise noch aneignen, um ihre Kurse effektiv zu gestalten?

2. Wie kann sie ihre Zeiteinteilung verbessern, damit die wesentlichen Dinge nicht zu kurz kommen?

3. Hat sie die Wünsche und Bedürfnisse der Eltern richtig erkannt?

Wenn die Kursleiterin ihre eigene Arbeit reflektiert und ihre Fähigkeiten kontinuierlich weiterentwickelt, wird ihr die Organisation und Gestaltung ihrer Kurse immer besser gelingen und sie wird ihre Lernziele zunehmend häufiger erreichen.

Die Bedeutung von Zielsetzungen und Lernzielen für einen Geburtsvorbereitungskurs, der sowohl den Eltern als auch den Vorstellungen der Kursleiterin gerecht wird, wird in Kapitel 12 im Rahmen der Evaluation nochmals besprochen. Auch wenn die genaue Abklärung von Zielsetzungen und Lernzielen zu Beginn schwierig und zeitraubend erscheinen mag, so zahlt sich die Beharrlichkeit doch aus, denn sie werden der Kursleiterin helfen, ihre Kurse effektiv zu gestalten.

Zusammenfassung

1. Erwachsene verfügen bereits über beachtliches Wissen, Einblicke und Fähigkeiten, auf die die Geburtsvorbereiterin aufbauen kann.

2. Kursleiterinnen sollten sich mit ihren eigenen Erfahrungen mit Geburt und Elternsein und mit ihren Vorurteilen auseinandergesetzt haben, um Eltern in die Lage versetzen zu können, die für sie richtigen Entscheidungen zu treffen.

3. Kursleiterinnen bereiten Eltern auf die Geburt und ihre Verantwortung als Eltern vor, indem sie ihr Selbstvertrauen und ihre Selbstwertschätzung stärken und ihnen bei der Entwicklung von für sie persönlich angemessenen Bewältigungsstrategien helfen.

4. Erwachsene lernen am besten in einer Umgebung, in der sie keine Scheu haben, ihre Meinungen zu äußern, ihr Wissen mitzuteilen und neue Fertigkeiten einzuüben. Kleine Gruppen stellen eine ideale Lernumgebung dar.

5. Für die Gestaltung von Kursen, die den Bedürfnissen der Eltern in effektiver Weise gerecht werden, ist es wichtig, die Bedeutung von Zielsetzungen und Lernzielen zu verstehen.

Literaturverzeichnis

Brazelton TB; Keefer CH: (1982) The early mother-child relationship: a developmental view of woman as mother. In: Nadelson CC; Notman MT (Hrsg.): *The Woman Patient, Volume 2: Concepts of Femininity and the Life Cycle*, 95–110. New York: Plenum Press.

Caffarella S; Olson SK: (1993) Psychosocial development of women: a critical review of the literature. *Adult Education Quarterly* 43 (3): 125–151.

Enkin M; Keirse M; Renfrew M; Neilson J: (1995) *A Guide to Effective Care in Pregnancy and Childbirth*, 2. Aufl. Oxford: Oxford University Press.

Fedele NM; Golding ER; Grossman FK; Pollock WS: (1988) Psychological issues in adjustment to first parenthood. In: Michaels GY; Goldbery WA (Hrsg.): *The Transition to Parenthood: Current Theory and Research*, 85–113. Cambridge: Cambridge University Press.

Groombridge B: (1983) Adult education and the education of adults. In: Tight M (Hrsg.) *Adult Learning and Education*, 3–19. London: Croom Helm.

Kirkham M: (1991) Antenatal learning. *Nursing Times* 87 (9): 67.

Knowles M: (1984) *Andragogy in Action.* London: Jossey-Bass.

Kyriacou C: (1992) *Essential Teaching Skills.* Hemel Hempstead: Simon and Schuster Education.

Mezirow J: (1983) A critical theory of adult learning and education. In: Tight M (Hrsg.): *Adult Learning and Education*, 124–138. London: Croom Helm.

Schott J: (1994) The importance of encouraging women to think for themselves. *British Journal of Midwifery* 2 (1): 3–4.

Strychar IM; Griffith WS; Conry RF; Sork TJ: (1990) How pregnant women learn about selected health issues: learning transaction types. *Adult Education Quarterly* 42 (1): 17–28.

Walsh D: (1993) Parenthood education and the politics of childbirth. *British Journal of Midwifery* 1 (3): 119–123.

World Health Organization/Unicef: (1989) Protecting, Promoting and Supporting Breast Feeding: The Special Role of Maternity Services. Geneva: WHO.

3. Planung eines Kurses – Teil 1: Organisation und Methoden

Themenübersicht

- Organisatorisches
- Werbung
- Kursprogramm festlegen
- Struktur eines Geburtsvorbereitungskurses
- Methoden
- Anfang und Ende eines Kurses

3.1 Der traditionelle Geburtsvorbereitungskurs

Der traditionelle Geburtsvorbereitungskurs bietet Frauen und Männern die Chance, sich Wissen und Kompetenzen anzueignen und sich über ihre Gefühle hinsichtlich ihrer neuen Situation klar zu werden. Die Kursleiterin kann ihre Fähigkeiten, mit Gruppen zu arbeiten, ausbauen und erhält von den TeilnehmerInnen eine Rückmeldung über ihre Kursgestaltung. Der traditionelle Geburtsvorbereitungskurs ist aber nur eine von vielen Möglichkeiten, die einer Kursleiterin zur Verfügung stehen, wenn auch eine sehr wertvolle.

Auch wenn traditionell strukturierte Geburtsvorbereitungskurse im wesentlichen nur von Personen einer bestimmten Bevölkerungsschicht besucht werden, sollte man ihr gesellschaftsveränderndes Potential nicht unterschätzen. Unter den TeilnehmerInnen sind oft Personen, die aufgrund ihrer Lebenserfahrung selbstbewußt genug sind, ihre Wünsche zu äußern und die Betreuung, die sie erfahren, kritisch zu betrachten. Diese Menschen entsprechen möglicherweise dem ‹Idealbild› der Person, die eine informierte Entscheidung trifft. Sie sind es, die den Anbietern von Leistungen eine Rückmeldung über deren Qualität geben.

Es wäre schade, wenn im Zuge der Bemühungen, auch andere Bevölkerungsschichten für die Teilnahme an Geburtsvorbereitungskursen zu gewinnen, die Qualität der traditionellen Geburtsvorbereitungskurse leiden würde. Denn die enge Zusammenarbeit mit den TeilnehmerInnen eines Kurses, sie kennenzulernen und mit ihnen die Themen um Geburt und Elternsein zu erarbeiten, kann für die Kursleiterin einen großen Gewinn bedeuten. Für die Eltern stellt er eine Form der kontinuierlichen Betreuung dar und ermöglicht den Frauen und ihren Begleitpersonen den Aufbau wichtiger Beziehungen außerhalb des klinischen Settings.

3.2 Organisatorisches

Es muß eigentlich nicht ausdrücklich betont werden, daß die Organisation sowohl den TeilnehmerInnen als auch der Kursleiterin gerecht werden sollte. Kompromisse werden hier nicht zu vermeiden sein. Der erste Schritt zu einer für beide Seiten akzeptablen Gestaltung ist die Befragung der Frauen und ihrer Familien nach ihren Wünschen. Hierzu kann den Frauen während der Vorsorgeuntersuchungen oder auch zu Beginn eines Geburtsvorbereitungskurses ein Fragebogen ausgehändigt werden. Die Ergebnisse einer solchen Befragung können dann mit dem abgestimmt werden, was die Kursleiterin im Rahmen ihrer beruflichen und privaten Möglichkeiten realistischerweise anzubieten in der Lage ist.

Zeit und Ort des Kurses orientieren sich oftmals nicht an den Wünschen der Eltern. So wunderte sich eine Kursleiterin aus Edinburgh, warum ihre Kurse um 17.30 Uhr so schlecht besucht waren. Als sie die Frauen befragte, stellte sich heraus, daß um diese Zeit die australische Soap-Opera «Neighbours» im Fernsehen lief, die die Frauen um nichts auf der Welt verpassen wollten. Die Geburtsvorbereiterin verschob die Anfangszeit auf 18.30 Uhr und die Anzahl der TeilnehmerInnen stieg sofort an.

Organisatorisches

1. Wie sieht der Zeitplan der TeilnehmerInnen aus? Haben sie tagsüber Zeit oder arbeiten die meisten von ihnen? Wie lange arbeiten sie und welche Anfangszeit wäre sinnvoll?

2. Wo soll der Kurs am besten stattfinden? Folgende Punkte sollten bei dieser Überlegung berücksichtigt werden:

   • Sicherheit, v. a. wenn der Kurs abends stattfindet

- Leichte Erreichbarkeit mit öffentlichen Verkehrsmitteln

- Vorhandene Parkplätze

- Leichter Zugang für Rollstuhlfahrer

- Angenehme Atmosphäre (Größe des Raumes, Einrichtung, Sitzgelegenheiten, Fußbodenbelag, Lautstärke/Hellhörigkeit, Beleuchtung)

- Behindertentoiletten

- Verfügbarkeit von Erfrischungen

- Unterrichtsmaterialien und Stauraum für Unterrichtsmaterialien

- Raummiete

3. Wieviele Sitzungen sollte der Kurs beinhalten? Es sollte berücksichtigt werden, daß:

- eine längere Kursdauer ein größeres Engagement der TeilnehmerInnen erfordert

- während eines Kurses viele Themen zu behandeln sind

4. Wie lange sollte eine Sitzung dauern? Es sollte berücksichtigt werden, daß:

- Erwachsene und insbesondere schwangere Frauen eine begrenzte Konzentrationsfähigkeit haben

- in Kursen, die abends stattfinden, v. a. die schwangeren TeilnehmerInnen schneller müde werden und die Aufnahmefähigkeit nach 22.00 Uhr stark abnimmt

5. Soll der Kurs nur für Frauen sein oder für Frauen und die von ihnen ausgewählten Begleitpersonen? Oder soll es innerhalb eines Kurses einige Termine nur für Frauen und einige für Frauen und ihre BegleiterInnen geben? Soll es während des Kurses einen Termin nur für Väter geben?

6. Wieviele TeilnehmerInnen soll der Kurs haben? Es sollte berücksichtigt werden, daß:

- Erwachsene am besten in kleinen Gruppen lernen

- Eine kleinere Anzahl ein besseres Kennenlernen erleichtert

3.3 Werbung

Eine Kursleiterin, die in einer britischstämmigen Gemeinde in Belgien arbeitete, wollte die TeilnehmerInnenzahl ihrer Kurse erhöhen. Sie stellte fest, daß alle Personen, die von Großbritannien nach Brüssel übersiedelten, während des ersten Jahres alle drei Monate Post von der Britischen Botschaft bekamen. Eine Anzeige für ihre Kurse in diesem Schreiben wirkte sich sofort positiv auf die Anzahl der KursteilnehmerInnen aus. Genauso wie es für die Organisation der Kurse am besten ist, die Eltern nach ihren Wünschen zu fragen, ist es für die Kurswerbung am günstigsten, Netzwerke zu nutzen, mit denen die Eltern vertraut sind. Es ist wichtig, daß die Anzeigen attraktiv sind, aber noch wichtiger ist, daß sie von der Zielgruppe auch gelesen werden. Um also eine Werbung gut zu plazieren, sollte man wissen, welche Lokalzeitung die Frauen lesen, welche Gemeindezentren sie besuchen, welche Ärzte und Kliniken sie aufsuchen.

Haben die Frauen und ihre Partner sich angemeldet, sind sie vor dem ersten Termin verständlicherweise etwas aufgeregt. Ein kurzer Willkommensbrief, der vor Beginn des Kurses verschickt wird, kann möglicherweise etwas von dieser Aufregung nehmen. Folgende Themen können darin angesprochen werden:

- die geplanten Themen des Kurses

- die für den Kurs passende Kleidung

- ob die KursteilnehmerInnen etwas mitbringen sollen, wie z. B. Kissen oder Matten

- welche Erfrischungen vorhanden sind

- die vorhandenen Einrichtungen für Behinderte

- eine verständliche Wegbeschreibung

- die Telefonnummer der Kursleiterin, falls die Frau oder ihr/e BegleiterIn vorab mit ihr etwas besprechen will

3.4 Das Kursprogramm

Für die Vorstellungen und Ideen mancher Kursleiterin wäre möglicherweise selbst ein einjähriger Kurs nicht ausreichend. Nun dauern Geburtsvorbereitungskurse aber selten länger als 4 bis 8 Wochen. Aufgrund der Vielzahl der vorhandenen Themen sollten die Eltern daher nach ihren Wünschen und Interessenschwerpunkten gefragt werden, damit sie den größtmöglichen Nutzen aus dem Geburtsvorbereitungskurs ziehen können.

Hat die Kursleiterin den Eindruck, daß eine Aufteilung in kleine Gruppen während der ersten Sitzung noch nicht sinnvoll ist, weil sich die TeilnehmerInnen für eine fruchtbare Diskussion noch zu wenig kennen, kann sie die Themenfindung in der großen Gruppe stattfinden lassen. Möglicherweise werden sich die

Themenfindung

Zielsetzung

- Ermutigung der TeilnehmerInnen zu eigenverantwortlichem Lernen
- Förderung der Selbstwertschätzung der TeilnehmerInnen durch Anerkennung der von ihnen ausgewählten Themen

Lernziele

Am Ende dieser Aktivität werden die TeilnehmerInnen die Themen festgelegt haben, die sie während dieses Kurses behandeln wollen.

Teilen Sie den Kurs in kleine Gruppen von drei oder vier Personen: Die Gruppen können aus Paaren bestehen, *oder* die Personen, die zusammen zu dem Kurs gekommen sind, können explizit aufgefordert werden, sich auf unterschiedliche Gruppen zu verteilen, um ihre Wünsche unabhängig voneinander zu äußern, *oder* die TeilnehmerInnen können in Gruppen aus jeweils nur Frauen bzw. nur Männern aufgeteilt werden, um so herauszufinden, was jeweils für sie wichtig ist.

Bitten Sie die Gruppen, zu diskutieren, welche Themen sie während des Kurses behandeln möchten

oder

Bitten Sie sie, zu besprechen, welche Aspekte der Geburt und der Betreuung des Neugeborenen ihnen am meisten Sorgen machen und die sie daher auf jeden Fall behandeln wollen.

Während die TeilnehmerInnen in den Gruppen diskutieren, halten Sie sich im Hintergrund und greifen nur dann ein, wenn Sie sehen, daß den TeilnehmerInnen die Ideen ausgehen und sie unruhig werden. Achten Sie auch auf Hinweise, welche TeilnehmerInnen möglicherweise eher dominierend und welche möglicherweise eher ruhig sein werden.

Lassen Sie alle wieder zu einer großen Gruppe zusammenkommen. Bitten Sie sie um ihre Vorschläge. Schreiben Sie *jeden* Vorschlag auf einen Flip-Chart.

TeilnehmerInnen zuerst nur zögerlich äußern, aber wenn die Kursleiterin ihre Vorschläge positiv aufnimmt, werden sie bald Vertrauen fassen und an der Diskussion teilnehmen.

Es ist unwahrscheinlich, daß die von den TeilnehmerInnen gewünschten Themen völlig von dem Konzept der Kursleiterin abweichen. Dennoch kann diese Form der Themenfindung Hinweise geben, welche Schwerpunkte die TeilnehmerInnen setzen möchten. So möchte vielleicht eine Gruppe die Zeit nach der Geburt besonders ausführlich besprechen, während eine andere Gruppe sich hauptsächlich auf die Geburt konzentrieren möchte. Sind in einem Kurs Frauen, bei denen ein Kaiserschnitt geplant ist, werden sie sicher etwas über die Operation und die Zeit danach erfahren wollen. Frauen mit problemlosen Schwangerschaftsverläufen werden sich möglicherweise hauptsächlich auf die Vermeidung von Interventionen während der Geburt konzentrieren wollen. Wenn die Kursleiterin den Eindruck hat, daß unter den vorgeschlagenen Themen wichtige Aspekte fehlen, kann sie entweder selbst Vorschläge hinzufügen oder in einer späteren Sitzung die TeilnehmerInnen erneut befragen. Die Frauen und ihre Begleitpersonen werden sich im Verlauf des Kurses zunehmend klarer darüber werden, was sie sich von dem Kurs wünschen. Der folgende Kasten zeigt eine 1996 von acht Paaren im letzten Schwangerschaftsdrittel erstellte Themenliste.

Themenwünsche eines Kurses

Schwangerschaft

- Umgang mit Schwangerschaftsbeschwerden

Geburt

- Was passiert während der Geburt? Wie fühlt man sich?
- Umgang mit den Schmerzen: Medikamente und Möglichkeiten, sich selbst zu helfen
- Wie läßt sich die Geburtsarbeit so leicht wie möglich gestalten?
- Atemtechniken
- Entspannungsmethoden
- Wassergeburt
- Wann sollen wir ins Krankenhaus gehen?

Nach der Geburt

- Wie ist es, ein eigenes Kind zu haben?
- Umgang von Geschwisterkindern mit dem Neugeborenen
- Babyausstattung
- Betreuung des Kindes
- Zeitmanagement
- Umgang mit widersprüchlichen Ratschlägen
- Stillen

3.5 Themenentwicklung in Geburtsvorbereitungskursen

3.5.1 Themenentwicklung

Der Vorteil eines geschlossenen Kurses (gleiche Kurszusammensetzung bei jeder Sitzung) besteht darin, Themen über einen Zeitraum hinweg entwickeln zu können. Themen wie «Streß und Entspannung» oder «Eltern werden» können in mehreren Sitzungen aus unterschiedlichen Richtungen angegangen werden, um den Eltern so ein strukturiertes Wissen und auch Selbstvertrauen zu vermitteln. Bei komplexen Themen ist es sinnvoll, sich vorab einen Plan zu erstellen, wie man am besten von allgemeinen Erklärungen ausgehend immer mehr ins Detail geht. Hierfür eignet sich z. B. das Erstellen eines Netzdiagramms.

3.5.2 Erstellen eines Netzdiagramms

Nehmen Sie ein Blatt Papier, schreiben das Thema in die Mitte. Dann schreiben Sie alle Assoziationen auf, die die TeilnehmerInnen zu diesem Thema haben. Nun ziehen Sie Verbindungslinien zwischen den Assoziationen, von denen Sie meinen, daß sie in engerer Beziehung zueinander stehen und möglicherweise gemeinsam behandelt werden sollten. Schließlich numerieren Sie die Assoziationen in der Reihenfolge durch, in der sie während des Kurses behandelt werden könnten.

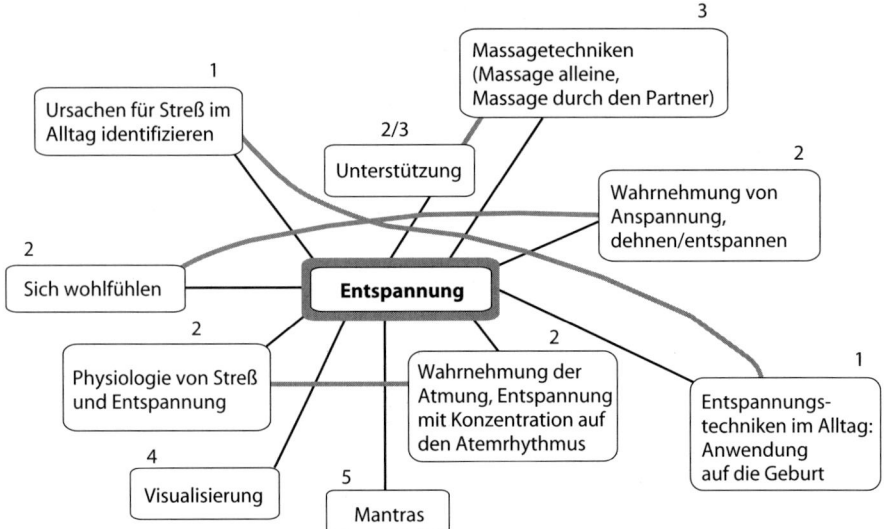

Abbildung 3-1: Netzdiagramm zum Thema Entspannung

Netzdiagramme legen einen dynamischen Ansatz nahe, da sie die vielfältigen Beziehungen der einzelnen Aspekte eines Themas untereinander gut veranschaulichen. Sie befähigen die Kursleiterin, den TeilnehmerInnen eine ganzheitliche Lernerfahrung zu vermitteln und dabei zu vermeiden, die einzelnen Themen des Kurses in abgeschlossenen Einheiten zu behandeln (das «Heute-abend-beschäftigen-wir-uns-mit-dem-Thema-Entspannung»-Syndrom läßt immer den Eindruck entstehen, daß es in weiteren Sitzungen nicht mehr notwendig ist, auf dieses Thema nochmals Bezug zu nehmen).

3.5.3 Ausgewogenheit

Für einen dynamischen und effektiven Kurs ist Ausgewogenheit auf verschiedenen Ebenen wichtig.

Die Kursleiterin sollte versuchen, ein Gleichgewicht herzustellen zwischen:

- der Zeit, in der die TeilnehmerInnen reden und der Zeit, in der sie selbst redet
- Gesprächen und Übungen
- der Zeit, in der die TeilnehmerInnen sitzen und in der sie sich bewegen
- Themen der Geburt und Themen des Elternseins

- Themen, über die es leicht fällt zu sprechen und Themen, über die es schwieriger ist zu sprechen (z. B. Totgeburt oder Behinderung)

- Aktivitäten mit der ganzen Gruppe und Aktivitäten in kleinen Gruppen

- unterschiedlichen Lehrmethoden

Eine abwechslungsreiche Kursgestaltung erhöht die Konzentrationsfähigkeit der TeilnehmerInnen und ist damit effektiver. Da Erwachsene unterschiedliche Lernstile haben, sollte die Kursleiterin auch verschiedene Lehrmethoden anbieten, um diesen Unterschieden gerecht zu werden.

Die Kursleiterin sollte sich für jedes Kursprogramm fragen:

- Bietet dieses Programm den TeilnehmerInnen die Möglichkeit:
  - durch Zuhören (der Kursleiterin oder den anderen TeilnehmerInnen) und durch Gespräche zu lernen
  - durch Sehen (Plakate, Videos, Bilder, etc.) und Anfassen (Beckenmodell, Puppe, Geburtszange, etc.) zu lernen
  - durch eigenes Tun (entweder durch Übungen für die Geburt oder durch Erlernen von Fertigkeiten im Umgang mit dem Kind) zu lernen?

- Wird dieser Kurs:
  - lebhaft, abwechslungsreich und interessant sein?

Wenn die Kursleiterin mit verschiedenen Methoden arbeitet (Zuhören, Gespräche, Betrachten und eigenes Tun), kann sie davon ausgehen, daß sie den individuellen Lernstilen der TeilnehmerInnen gerecht wird.

3.5.4 Informationen vermitteln und austauschen

Die TeilnehmerInnen eines Geburtsvorbereitungskurses verfügen so gut wie immer in irgendeiner Form über Vorerfahrungen mit den Themen Wehen, Geburt und Kinder. Wenn die Kursleiterin dieses Wissen als Arbeitsgrundlage verwendet, kann sie den Kurs viel effektiver gestalten, als wenn sie stets das gleiche, vorab vorbereitete Programm anbietet, unabhängig von dem bereits vorhandenen Wissen der TeilnehmerInnnen. Warum?

1. Menschen fühlen sich wertgeschätzt, wenn ihr bereits vorhandenes Wissen anerkannt wird.

2. Sie eignen sich neues Wissen effektiver an, wenn es auf bereits vorhandenem aufbaut oder damit verknüpft wird.

3. Wenn sie nicht die Möglichkeit erhalten, ihr bereits vorhandenes Wissen mitzuteilen, ist es unmöglich zu überprüfen, ob sie möglicherweise über falsche Informationen verfügen, die der Berichtigung bedürfen.

4. Es läßt sich viel Zeit sparen, wenn vermieden wird, Informationen zu vermitteln, die die TeilnehmerInnen bereits haben.

Die Kursleiterin muß über ein neues Thema selten länger als einige Minuten am Stück sprechen. Ausgedehnte Vorträge sind nicht sehr effektiv, da sich die meisten Menschen nicht länger als 10 Minuten am Stück konzentrieren können und sich nach dieser Zeit nur noch wenig von dem merken, was gesagt wurde. Menschen erinnern mit großer Wahrscheinlichkeit am meisten, wenn sie selbst Interessenschwerpunkte setzen können und ihr bereits vorhandenes Wissen mit anderen teilen können.

Manchmal stellt sich heraus, daß die TeilnehmerInnen über ein bestimmtes Thema nur sehr wenig wissen: Über die Nachgeburtsperiode ist beispielsweise oft nur wenig bekannt. In diesem Fall ist zu überlegen, wie die neuen Informationen am besten vermittelt werden:

- Überlegen Sie sich vorab die drei wichtigsten Aspekte, die die TeilnehmerInnen über das Thema wissen müssen

- Präsentieren Sie die Informationen kurz und klar

- Fragen Sie nach, ob jemand noch mehr über dieses Thema wissen möchte

- Gehen Sie auf die Fragen ein

- Fassen Sie die Informationen am Ende zusammen, kommen Sie in einer späteren Sitzung nochmals darauf zurück oder überlegen Sie sich eine Übung, in der die TeilnehmerInnen die neuen Informationen anwenden können

Menschen erinnern das, was für sie von Interesse ist. Daher ist es in der Regel effektiver, grundlegende Informationen zu vermitteln und dann anhand von Fragen ins Detail zu gehen anstatt gleich sehr viele Informationen anzubieten, die von den ZuhörerInnen als nicht relevant betrachtet werden.

3.5.5 Diskussionen

Eine Kursleiterin wird die individuelle Situation der TeilnehmerInnen nie völlig verstehen können, unabhängig davon, wie erfahren sie auch sein mag, in welchem Maße sie sich fortbildet, mit wievielen Menschen sie spricht und ihnen zuhört. Außer in dem seltenen Fall, wenn sie selbst gerade schwanger ist, wird sie sich immer an einem anderen Punkt in ihrem Leben befinden, als die TeilnehmerInnen ihrer Kurse. Sie sollte daher anerkennen, daß die Frauen und ihre Partner selbst am besten in der Lage sind, verschiedene Möglichkeiten zum Umgang mit Geburt und Elternsein zu beurteilen. Die Kursleiterin kann den TeilnehmerInnen jedoch die Gelegenheit geben, ihre Vorstellungen untereinander auszutauschen, sie zu diskutieren und sie weiterzuentwickeln.

Gesprächsmoderation ist eine wichtige Fähigkeit einer Kursleiterin. Dabei sind einige Punkte zu berücksichtigen:

1. Sie muß von Anfang an deutlich machen (sowohl in Kursen als auch in der Einzelgeburtsvorbereitung), daß sie an den Ansichten der TeilnehmerInnen interessiert ist, indem sie offene Fragen stellt und sie bei der Beantwortung nicht unterbricht.

2. Für viele Menschen ist es schwierig, ihre Ansichten vor einer großen Gruppe darzulegen, und es kann für sie leichter sein, in kleinen Gruppen zu sprechen. Manchmal kann es aber auch sein, daß sie sich bei einem relativ kleinen Kurs vor der ganzen Gruppe sicherer fühlen.

3. Wenn in kleinen Gruppen gearbeitet wird, ist es wichtig, daß jeder Gruppe klar ist, was sie tun soll. Es kann hilfreich sein, die Fragen oder Instruktionen auf einen Zettel zu schreiben, der jeder Gruppe ausgehändigt wird. Zum Beispiel:
   - Was wissen Sie über das Stillen?
   - Was halten Sie davon, die Kinder im gleichen Bett wie die Eltern schlafen zu lassen?
   - Welche Form der Schmerzlinderung würden Sie während der Geburt bevorzugen?

Manche Gruppen mögen es schwierig finden, über Gefühle zu sprechen und fühlen sich wohler, wenn sie über Fakten diskutieren können. Diskussionen, die damit beginnen, daß bereits vorhandenes Wissen ausgetauscht wird, entwickeln sich oft so, daß schließlich doch über Gefühle gesprochen wird.

4. Die Kursleiterin sollte darauf achten, ob die TeilnehmerInnen sich bei einer Diskussion wirklich mit dem Thema beschäftigen oder nur oberflächlich darüber sprechen. Ist letzteres der Fall, kann sie mit einer offenen Frage versuchen, die TeilnehmerInnen zu ermutigen, sich eingehender mit dem Thema auseinander zu setzen.

5. Wenn die Diskussion gut läuft, ist kein Eingreifen notwendig.

6. Jede Diskussion erschöpft sich an einem bestimmten Punkt. Die Kursleiterin muß den Punkt abpassen, an dem bereits Gesagtes nur noch wiederholt wird und die Diskussion einem Ende zuführen.

7. Es ist wichtig für die Wertschätzung des Gesagten, die wichtigsten Punkte am Ende noch einmal zusammenzufassen oder eine/einen der TeilnehmerInnen zu bitten, dies zu tun.

Die Diskussion ist eine gute Methode, aber sie ist nur eine von vielen. Manche Menschen mögen keine Diskussionen und halten sie für Zeitverschwendung. Forschungsarbeiten haben gezeigt, daß Männer und Frauen unterschiedliche Lernstile haben:

> *«Für Frauen sind interpersonelle Beziehungen ein wichtiges Anliegen. Sie stellen eine wesentliche Quelle ihrer Selbsteinschätzung und ihrer persönlichen Entwicklung dar. Entsprechend sagt man von ihnen, daß sie besser voneinander bzw. in der Gruppe lernen können als alleine oder in einer Konkurrenzsituation. Das Geschlecht wird als Hauptgrund für die Bevorzugung dieses Lernstils angesehen. Männer hingegen lernen erfolgreicher allein oder in Konkurrenzsituationen. (Hayes und Smith, 1994, S. 212)»*

Viele Kursleiterinnen bestätigen, daß Männern sich gerne Faktenwissen aneignen und sich sicherer fühlen, wenn sie über viele «technische» Informationen über ein bestimmtes Thema verfügen. Manchen Männern (und Frauen) fällt es schwer, über Gefühle zu sprechen und sie stehen Lehrmethoden, die sich ausschließlich auf die emotionale Ebene konzentrieren, sehr skeptisch gegenüber. So gut eine Diskussion also auch sein mag, gilt es doch, darauf zu achten, daß für andere Methoden, wie z. B. praktische Übungen, Raum bleibt.

3.5.6 Lernen durch Sehen

Viele Menschen können Informationen besser behalten, wenn sie sie nicht nur hören, sondern auch einen optischen Eindruck bekommen. Die besten Visualisierungsmethoden sind in der Regel die, die die Kursleiterin für sich selbst entwickelt oder ausgesucht hat. Visuelle Unterrichtsmaterialien müssen nicht teuer sein, hier läßt sich mit etwas Kreativität bereits viel erreichen. Der Rollkragen eines Pullovers, der langsam über den Kopf einer Puppe gezogen wird, kann beispielsweise benutzt werden, um darzustellen, welche Rolle der kindliche Kopf bei der Muttermundseröffnung spielt. Mit Hilfe einer Grapefruit läßt sich veranschaulichen, daß der kindliche Kopf bei einer aufrechten Position der Mutter leichter tiefertreten kann, als wenn sie sich in einer liegenden oder halbliegenden Position befindet. Bei der Auswahl der Materialien sind einige Dinge zu berücksichtigen:

- Alltagsgegenstände stellen sehr gute Hilfsmittel dar.

- Dreidimensionales Anschauungsmaterial ist immer interessanter als Poster oder Plakate.

- Anschauungsmaterial, das die TeilnehmerInnen selbst in die Hand nehmen können, ist besonders nützlich. Ein anatomisches Modell des Beckens, das im Kurs herumgereicht wird, kann möglicherweise mehr zum Verständnis des Geburtsprozesses beitragen als mancher Vortrag. Sehbehinderte Eltern lernen primär durch Berührung, und die Auswahl des Anschauungsmaterials für sie sollte sich auf Dinge konzentrieren, die sie anfassen können (Nolan, 1994).

- Poster und Plakate müssen groß und klar strukturiert sein und sie sollten nur ein oder zwei Abbildungen enthalten. Die wenigsten werden ein eng beschriebenes Plakat lesen oder ein mit vielen Bildern versehenes Poster eingehend betrachten.

- Durch die Verwendung eines Flip-Charts entsteht Anschauungsmaterial sozusagen ‹vor Ort›. Die TeilnehmerInnen können ihre Ideen entweder selbst auf den Flip-Chart schreiben (die Wörter, die sie benutzen, drücken oft ihr Verständnis von oder ihre Einstellung zu einem bestimmten Thema sehr gut aus), oder die Kursleiterin kann das Schreiben übernehmen, wobei sie auf eine große und deutliche Schrift achten sollte.

Die Ergebnisse der Gespräche in Kleingruppen können gesammelt und aufgeschrieben werden. Handzettel, die auf den Vorschlägen der TeilnehmerInnen basieren, sind ein sehr gutes Mittel zur Förderung der Wertschätzung der eigenen Ideen und des Vertrauens in die eigenen Fähigkeiten. **Handzettel 3-1** zeigt ein Beispiel, das auf den Vorschlägen aus vier Kleingruppen basiert, in denen sich die TeilnehmerInnen mit dem Thema auseinandergesetzt haben, wie den verschiedenen Wünschen und Bedürfnissen von Eltern nach der Geburt begegnet werden kann.

Der eigene Körper läßt sich sehr gut zur Veranschaulichung vieler Themen einsetzen. Die Kursleiterin kann Körperhaltungen vorführen, die in der Schwangerschaft gut oder schlecht sind bzw. während der Geburt angenehm sein können. Sie kann die Laute, die eine Frau während der Wehen von sich geben kann, demonstrieren, sie kann zeigen, wie ein Kind an die Brust gelegt werden kann und vieles mehr. Auf diese Weise betont sie, daß die Geburt und die erste Zeit danach sehr körperbetonte Erfahrungen sind. In der Geburtsvorbereitung wird sehr oft der Eindruck vermittelt, daß die Geburt rational gesteuert werden kann: Es gibt zahlreiche Möglichkeiten, darüber zu sprechen, was passieren wird, aber nur wenige, um physisch darauf vorzubereiten. Die Kursleiterin sollte alle Körperübungen immer erst demonstrieren, bevor sie die Eltern bittet, sie auszuprobieren. Diese Übungen sind gut geeignet das Vertrauen der Frau in ihre Fähigkeit, ein Kind zu gebären, zu stärken.

Die Kursleiterin kann mit ihrem Körper demonstrieren:

1. Wo am Becken sich der Beckenkamm, die Sitzbeinhöcker und die Symphyse befindet. Die Eltern werden sich mit der Untersuchung ihres eigenen Beckens leichter tun, wenn die Kursleiterin es zuerst an ihrem Becken vorführt

2. Wie Frauen während der Wehen ihr Becken bewegen können, um die Muttermundseröffnung und das Tiefertreten des kindlichen Kopfes zu erleichtern

3. Welche Positionen die Frauen während der Wehen einnehmen kann

4. Welche Atemtechniken während der Wehen hilfreich sein können und welche Töne Frauen während der Austreibungsphase oft von sich geben

5. Wie der Vierfüßlerstand oder die hockende Position mit fixiertem Schultergürtel helfen kann, das Risiko für Dammverletzungen zu verringern

6. Wie ein Kind ‹Bauch an Bauch› zum Stillen angelegt wird

Der Einsatz des eigenen Körpers als Anschauungsobjekt setzt voraus, daß die Geburtsvorbereiterin sich in ihrem eigenen Körper wohlfühlt. Ist dies nicht der Fall, sollte sie nach möglichen Gründen suchen, da es sehr schwierig sein kann, das Vertrauen der Eltern in ihre Körper zu stärken, wenn sie selbst dieses Vertrauen nicht ausstrahlt.

Handzettel 3-1: Wer braucht was?

Kind

- Essen, Schlaf, Bad, Wärme, Zärtlichkeit, Kontakt, Stimulation, Kleidung

Mutter

- Bestätigung, daß sie ihre Sache gut macht (halten Sie sich an diejenigen, die Sie moralisch unterstützen und meiden Sie diejenigen, die es nicht tun!)
- Kontakt mit anderen Müttern/Erwachsenen, z. B. durch Mutter-Kind-Gruppen, Stillgruppen, Rückbildungskurse, Babyschwimmen
- Professionelle Hilfe (Hebamme, Hausarzt, Gesundheitsberaterin)
- Zeit für sich selbst
- Zeit mit ihrem Partner (ohne das Kind? Wie ist es mit Babysittern?)
- Essen, Schlaf, praktische Hilfe

Vater

- Bestätigung, daß er ein guter Vater ist

- nicht aufgrund des Kindes vernachlässigt zu werden

- Unterstützung durch andere Erwachsene, z.B. andere Väter, Arbeitskollegen, die ihm zuhören, Freunde, die ihm zuhören, GesundheitsexpertInnen

- Zeit mit dem Kind

- Zeit für sich selbst

- Zeit mit der Partnerin (Ohne das Kind? Wie ist es mit Babysittern?)

- Essen, Schlaf

Harcourt Brace and Company Limited 1998

3.5.7 Lernen durch eigenes Tun

Praktische Übungen zur Vorbereitung auf die Geburt sind wichtig, um das Vertrauen der Frauen in ihre Fähigkeit, ein Kind zu gebären, zu stärken. Besteht ein Kurs aus mehreren Sitzungen, sollte mit den praktischen Übungen möglichst bereits bei dem ersten Treffen begonnen werden, da die Hemmschwelle mit der Zeit immer größer wird und es immer schwieriger wird, die TeilnehmerInnen zu praktischen Übungen zu motivieren. Frauen mit Behinderungen müssen nicht automatisch von praktischen Übungen zu Gebärpositionen, Massagen oder Atemtechniken ausgeschlossen sein, wenn die Kursleiterin vorher mit ihnen besprochen hat, was sie mit ihrer Behinderung zu tun in der Lage und bereit sind.

Wie gut die Kursleiterin die TeilnehmerInnen zu Übungen zur Vorbereitung auf die Geburt oder zur Pflege und Betreuung ihres Kindes motivieren kann, hängt wesentlich von ihrem Vertrauen in den Nutzen solcher Übungen ab. Wenn die Kursleiterin z.B. nicht davon überzeugt ist, daß eine «Wehensimulation» sinnvoll ist, wird sie eine solche Übung auch nicht effektiv vermitteln können. Doch selbst wenn sie von dem Sinn solcher Übungen überzeugt ist, kann sie Schwierigkeiten mit ihrer Vermittlung haben. Dieses Buch widmet den Möglichkeiten zur Vermittlung praktischer Fähigkeiten ein ganzes Kapitel (Kap. 7).

3.5.8 Lernen mit Videos

Die meisten Erwachsenen sind mit Videos als Anschauungsmaterial vertraut. Dennoch kann man in Geburtsvorbereitungskursen durchaus auf sie verzichten. Sie können möglicherweise sogar kontraproduktiv sein, wenn sie zu häufig oder unüberlegt eingesetzt werden. Die Macht des bewegten Bildes auf dem Fernsehschirm darf nicht unterschätzt werden. Die Vorstellung der Eltern von der Geburt wird stark von den Videos, die sie während der Schwangerschaft sehen, beeinflußt. Die Kursleiterin sollte sehr genau überlegen, welche Auswirkung ein Video auf die einzelnen TeilnehmerInnen haben wird. Werden die Eltern durch das Video in ihrem Vertrauen in die Geburt bestärkt? Eltern sollten zuversichtlich und positiv auf die Geburt blicken. Wenn in einem Video eine Frau gezeigt wird, die ihr Kind ohne Schmerzmittel zur Welt bringt, wie wird sich dann die Frau fühlen, die während ihrer Geburt Dolantin oder eine PDA braucht? Entspricht das Video dem kulturellen Hintergrund der TeilnehmerInnen? Gehört die Frau, die in dem Video zu sehen ist, einer anderen ethnischen Gruppe als die TeilnehmerInnen an, fällt es ihnen möglicherweise schwer, einen Bezug herzustellen. Welches Video die Kursleiterin auch aussucht, sie sollte den Eltern verständlich machen, daß es sich hierbei immer nur um einen Ausschnitt handelt, daß dies nur eine Möglichkeit ist, ein Kind zu gebären und daß die Erfahrung der Geburt ganz individuell und für jede Frau / jedes Paar anders ist. Bei dem Einsatz von Videos muß folgendes bedacht werden:

1. Ist das Video für die Eltern effektiv?
2. Ist das Video:
   - aktuell
   - ethnisch, kulturell und religiös den Personen, die es sehen, angemessen?
3. Werden sich z. B. behinderte oder sehr junge Eltern durch das Video ausgeschlossen fühlen?
4. Wenn das Video eine Geburt zeigt, sind die Eltern ausreichend auf das vorbereitet worden, was sie sehen werden?
5. Wurde den TeilnehmerInnen die Möglichkeit gegeben, das Ansehen des Videos abzulehnen?

Videos können ein realistisches Bild der Geburt vermitteln, aber die Eltern sollten darauf vorbereitet werden, was sie sehen werden, und es sollte gleich im Anschluß eine Nachbereitung stattfinden. Sind sich manche Eltern nicht sicher, ob sie sich eine Geburt auf Video ansehen wollen, kann ihnen vorgeschlagen werden, sich nur auf einen bestimmten Aspekt des Videos zu konzentrieren. Die Konzentration auf Details kann die Wirkung abschwächen.

Ansehen eines Geburtsvideos

Die Kursleiterin kann folgende Vorschläge machen:

- Achten Sie besonders darauf, wie die Hebamme und der/die BegleiterIn/nen der Frau während der Geburt beistehen

- Achten Sie auf die Positionen, die die Frau während der Wehen und der Geburt einnimmt

- Achten Sie darauf, wieviele Personen sich im Raum befinden, wenn medizinische Interventionen notwendig werden

Es gibt eine Reihe organisatorischer Dinge zu beachten, wenn die Kursleiterin die Vorführung eines Videos plant:

- Steht für die Sitzung ein Videorecorder und ein Fernseher zur Verfügung?

- Läßt sich der Raum abdunkeln?

- Läßt die Sitzordnung es zu, daß alle das Video gut sehen können?

- Kann das Video schon vorher eingelegt werden, so daß während der Sitzung keine Zeit mehr auf die Vorbereitung verwandt werden muß?

- Reicht die Zeit, um das Video hinterher noch zu besprechen, so daß die TeilnehmerInnen nicht mit ungeklärten Fragen und Ängsten nach Hause gehen?

Der letzte Punkt ist besonders wichtig. Hobbs (1994) beschreibt die Macht eines Videos und die Notwendigkeit einer Nachbereitung:

«Wenn die Schwangeren und ihre Partner sich das Video anschauen, das Sie für sie ausgesucht haben, können sie sich dem Einfluß, das es auf sie hat, nicht entziehen. Sie sehen sich das Video mit Leib und Seele an und am Ende einer Videovorführung das Licht anzumachen und den Eltern einen guten Heimweg zu wünschen wäre das Schlimmste, was eine Kursleiterin tun könnte. Sie muß hinterher mit den Eltern darüber sprechen, was diese bewegt und aufgewühlt hat und versuchen, die Wogen wieder zu glätten. Sie muß die Eltern mit einem guten Gefühl wieder nach Hause entlassen. (S. 8)»

3.6 Anfang und Ende eines Kurses

Die erste Sitzung ist nie leicht, weder für die TeilnehmerInnen noch für die Kursleiterin. Alle müssen sich zunächst einmal kennenlernen, um dann miteinander arbeiten und die eigenen Ideen und Vorstellungen miteinander teilen zu können. Die ersten Eindrücke sind von großer Bedeutung.

1. Der Raum sollte vorbereitet sein, Stühle im Kreis angeordnet und Tische, wenn möglich so, daß die TeilnehmerInnen ihre Sachen ablegen können.

2. Wenn sich RollstuhlfahrerInnen unter den TeilnehmerInnen befinden, sollte innerhalb der Sitzanordnung ein Platz für sie freigelassen werden.

3. Jede/jeder TeilnehmerIn sollte persönlich begrüßt werden.

4. Je eher die Kursleiterin mit der Vorstellung beginnt, desto schneller werden die TeilnehmerInnen mit den Namen vertraut werden.

5. Die TeilnehmerInnen zu Beginn aufzufordern, sich etwas zu trinken zu nehmen, gibt ihnen etwas zu tun und gleichzeitig etwas, woran sie sich «festzuhalten» können.

6. Die Überbrückung der Zeit zwischen der Ankunft der ersten und letzten TeilnehmerIn kann etwas schwierig sein; die Kursleiterin kann den Anwesenden vorschlagen, sich in der Zwischenzeit ausliegende Bücher oder Broschüren anzusehen oder sie kann sich ungezwungen mit ihnen unterhalten.

Der Kurs sollte pünktlich beginnen, um deutlich zu machen, daß Pünktlichkeit als wichtig erachtet wird. Da Menschen normalerweise ungern in einen Raum kommen, in dem ein Kurs bereits angefangen hat, werden diejenigen, die zu spät kommen, hoffentlich dazu animiert, beim nächsten Mal pünktlich zu sein. In jedem Fall ist es unhöflich, diejenigen, die sich bemüht haben, pünktlich zu kommen, wegen derjenigen warten zu lassen, die zu spät eintreffen.

3.6.1 Einleitungen

Die Kursleiterin sollte den Kurs so schnell wie möglich an die TeilnehmerInnen «übergeben». Je länger sie am Anfang spricht, desto schwieriger wird es, die TeilnehmerInnen dazu zu bewegen, selbst etwas zu erzählen.

Es gibt eine ganze Reihe von sogenannten «Eisbrechern». Die Kursleiterin sollte diejenigen auswählen, die ihr am meisten liegen und die die TeilnehmerInnen am effektivsten zu einem Gespräch motivieren.

Eisbrecher 1

Zielsetzung

- Schaffen einer Atmosphäre, die die Entwicklung von Freundschaften und den Aufbau von unterstützenden Netzwerken ermöglicht

Lernziel

- Am Ende dieser Übung werden die TeilnehmerInnen sich mit Namen kennen und voneinander wissen, wo sie wohnen

1. Der Raum stellt die Gegend dar, in der die TeilnehmerInnen leben. Es wird je eine Stadt/ein Dorf aus dem Norden, Süden, Westen und dem Osten dieser Gegend bestimmt und festgelegt, an welcher Stelle des Raumes sie/es sich befinden soll. Die Teilnehmerinnen sollen dann die Plätze einnehmen, wo sie in Relation zu diesen Orten wohnen. Sie werden miteinander sprechen müssen, um den richtigen Platz einzunehmen.

2. Bitten Sie jede/n TeilnehmerIn zu sagen, wo sie/er sich befindet und wie die Anreise war.

Eisbrecher 2

Zielsetzung

- Schaffen einer Atmosphäre, die die Entwicklung von Freundschaften und den Aufbau von unterstützenden Netzwerken ermöglicht

- Die Teilnehmer/Innen dazu ermutigen, Verantwortung für ihr Lernen zu übernehmen

Lernziel

- Am Ende dieser Sitzung werden die TeilnehmerInnen sich mit Namen kennen und sich über ihre Wünsche an den Kurs im klaren sein.

1. Fordern Sie die TeilnehmerInnen auf, durch den Raum zu gehen und mit ihrem Gegenüber zu sprechen. Schlagen Sie ihnen vor, sich vorzustellen, sich zu erzählen, wann ihr Kind kommen wird, wie die Schwangerschaft bisher verlaufen ist und alles, worüber sie sonst noch sprechen möchten.

2. Achten Sie darauf, wie die TeilnehmerInnen mit dieser Übung zurechtkommen, und wenn Sie merken, daß ein Paar Schwierigkeiten hat, helfen Sie aus.

3. Nach etwa 5 Minuten (oder früher, wenn die Konversation nur schleppend verläuft) bitten Sie die Paare, sich in Vierergruppen zusammenzufinden.

4. Geben Sie jeder Vierergruppe ein Blatt Papier und bitten Sie sie, aufzuschreiben, was sie sich von dem Kurs wünschen. Setzen Sie eine zeitliche Begrenzung von einigen Minuten.

5. Bringen Sie alle Gruppen wieder zusammen, gehen Sie durch den Raum und fordern Sie alle auf, sich vorzustellen.

6. Fordern Sie die TeilnehmerInnen auf, einige der Vorstellungen und Wünsche, die sie in den Vierergruppen aufgeschrieben haben, dem Kurs mitzuteilen. Warten Sie darauf, daß eine/r beginnt. Wenn ein Beitrag geleistet wurde, warten Sie auf den nächsten.

Eisbrecher 3

Zielsetzung

* Schaffen einer Atmosphäre, die die Entwicklung von Freundschaften erlaubt und den Aufbau von unterstützenden Netzwerken ermöglicht

Lernziel

* Am Ende der Sitzung wird jede/jeder mit den meisten anderen TeilnehmerInnen gesprochen haben und sie mit Namen kennen

1. Geben Sie jedem/jeder TeilnehmerIn folgende Liste:

Autogrammjäger

Finden Sie jemanden, der/die: Unterschrift

* im gleichen Sternzeichen geboren ist wie Sie

* in Italien gewesen ist

* eine Nichte/einen Neffen hat

* die gleiche Zeitung liest wie Sie

- Soap-Operas anschaut

- die gleiche Augenfarbe hat wie Sie

- ein Vegetarier ist

- Sport treibt

- Gartenarbeit mag

Bitten Sie alle TeilnehmerInnen aufzustehen und für jeden Punkt einen/eine weiteren/weitere TeilnehmerIn zu finden und ihn/sie ebenfalls unterschreiben zu lassen.

In Gruppen mit sehr unterschiedlichen sozialen, ethnischen und religiösen Hintergründen kann es schwierig sein, Eisbrecher einzusetzen, die gleich ein intensives Aufeinanderzugehen erfordern. In diesem Fall kann die Kursleiterin die einzelnen TeilnehmerInnen vielleicht einfach nur auffordern, jeweils mit dem Nachbarn ein paar Worte zu wechseln, um so eine etwas entspanntere Atmosphäre zu schaffen. Die Wünsche der TeilnehmerInnen an den Kurs können dann auch eher in der großen Gruppe besprochen werden **(Eisbrecher 2)**. Die Kursleiterin sollte die TeilnehmerInnen gleich mit Namen ansprechen, so werden die TeilnehmerInnen sie auch untereinander schneller lernen.

Eisbrecher dienen dem Kennenlernen untereinander und können in jeder Sitzung eingesetzt werden. Auch in einer inhaltlich sehr kompakten Sitzung sollte nicht auf sie verzichtet werden. Je besser die TeilnehmerInnen sich kennenlernen, desto größer ist die Chance, daß sie auch außerhalb des Kurses Kontakt halten und sich gegenseitig unterstützen. Und dies ist schließlich eines der Hauptziele eines Geburtsvorbereitungskurses. Die Unterhaltung zu Beginn einer Sitzung hilft den TeilnehmerInnen, sich zu entspannen, was wiederum eine Voraussetzung für eine rege Teilnahme an späteren Diskussionen und Aktivitäten ist.

3.6.2 Einführen der geplanten Aktivitäten

Alle Aktivitäten, seien es praktische Übungen, Diskussionen in Kleingruppen, Spiele oder andere Dinge, sollten klar verständlich eingeführt werden. Eine Aktivität, deren Zweck und Ablauf für die Kursleiterin ganz klar ist, weil sie mit ihr gut vertraut ist, kann für die TeilnehmerInnen völlig verwirrend sein. Daher ist es wichtig:

- den Eltern zu erklären, warum die Aktivität für sie hilfreich sein kann

- zu erklären, was sie tun sollen

- die Anweisungen zu wiederholen

- zu erklären, auf welche Weise Rückmeldungen gegeben werden sollen (wenn überhaupt)

- nachzufragen, ob die TeilnehmerInnen alles verstanden haben

- während der Aktivität umherzugehen, für Fragen zur Verfügung zu stehen und Unterstützung anzubieten

Nach Beendigung der Aktivität kann die Kursleiterin:

- die TeilnehmerInnen bitten, die wichtigsten Punkte ihrer Diskussion zusammenzufassen oder über ihre Erfahrungen mit der praktischen Übung zu berichten

- fragen, ob die Aktivität hilfreich war

- zusammenfassen, was die TeilnehmerInnen berichtet haben und so nochmal verdeutlichen, was die Aktivität gebracht hat

Eine strukturierte Zusammenfassung der Ergebnisse im Anschluß an die Aktivität wird es den Eltern und ihren Begleitpersonen leichter machen, diese Erfahrungen zu einem späteren Zeitpunkt abzurufen und sie in die eigene Lebenssituation zu integrieren.

3.6.3 Sitzungen und Kurse beenden

Schwierige Themen wie die Nachgeburtsperiode, Kaiserschnitt, Totgeburt und postnatale Depression werden gerne in der letzten Stunde behandelt. Solche Themen sollten aber über den ganzen Kurs verteilt werden und am besten gleich zu Beginn einer Sitzung angesprochen werden. So bleibt Zeit, die wahrscheinlich vorhandenen Beklemmungen oder Ängste herauszufinden, sie zu besprechen und möglicherweise sogar zu nehmen.

Für die meisten Frauen steht am Ende eines Geburtsvorbereitungskurses die Geburt kurz bevor. Daher sollten sie in der letzten Sitzung nochmals die Gelegenheit zur Rekapitulation der Themen zur Geburt und Schmerzerleichterung bekommen.

Beendigung des Kurses

Zielsetzung

- Stärkung des Vertrauens und Selbstbewußtseins der TeilnehmerInnen

Lernziele

Die TeilnehmerInnen werden:

- ein besseres Verständnis für die physischen und emotionalen Aspekte der Geburt gewonnen haben oder

- Entspannungstechniken gelernt haben oder

- ihre Wünsche und Bedürfnisse für die Zeit nach der Geburt kennen oder

- einen Schritt in Richtung der Erhaltung des Kontakts der TeilnehmerInnen untereinander und damit zum Aufbau eines unterstützenden Netzwerks getan haben

Die Kursleiterin kann:

- einen Geburtsbericht einer begeisterten Mutter oder ihres Partners vorlesen

- eine Entspannungsübung durchführen, bei der sich die TeilnehmerInnen vorstellen sollen, ein schlafendes Baby zu halten

- den TeilnehmerInnen Gelegenheit bieten, sich darüber auszutauschen, welche Dinge sie bisher gerne getan haben und die sie nach der Geburt des Kindes gerne weiter tun würden

- den TeilnehmerInnen vorschlagen, Termine für weitere private Treffen untereinander vor oder nach der Geburt ihrer Kinder auszumachen

---

3.7 Schlußfolgerung

Ein Kurs, der die Biographien, Erfahrungen und das bereits vorhandene Wissen der TeilnehmerInnen berücksichtigt, wertschätzt und als Arbeitsgrundlage heranzieht, kann sowohl für erfahrene Kursleiterinnen, als auch für Neueinsteigerinnen Betreten von Neuland bedeuten. Diejenigen, die ihre Kurse bisher anders konzipiert haben, als es in diesem Kapital beschrieben wird, mögen neuen Herangehensweisen skeptisch gegenüber stehen und Zweifel haben, ob sie wirklich «funktionieren». Sie mögen sich fragen, ob sie in der Lage wären, sie anzuwenden und vielleicht Angst haben, zu scheitern oder die Kontrolle über den Kurs zu verlieren. Neueinsteigerinnen haben eventuell aufgrund ihrer Unerfahrenheit die gleichen Bedenken. Doch beide bringen gute Voraussetzung für die erfolgreiche Gestaltung eines solchen Kurses mit: Erstere haben viel Erfahrung im Umgang mit Eltern als KursteilnehmerInnen, letztere gehen mit frischem Elan und offenherzig an die neue Aufgabe heran. Beide können in ihrer Arbeit sehr erfolgreich sein, wenn sie den Mut haben, die TeilnehmerInnen in den Mittelpunkt des Kurses zu stellen. Dies ist zum Teil abhängig von bestimmten Fähigkeiten, zum größten Teil aber eine Frage der Einstellung.

Zusammenfassung

1. Die organisatorischen Details des Kurses müssen sowohl für die TeilnehmerInnen als auch für die Kursleiterin stimmen. Die TeilnehmerInnen sollten befragt werden, welche Kursgestaltung ihnen am ehesten entgegenkommt.

2. Es gibt eine Vielzahl von möglichen Themen für einen Geburtsvorbereitungskurs. Die TeilnehmerInnen sollten nach ihren Prioritäten befragt werden.

3. Die Darbietung der Themen ist genauso wichtig wie die Themenwahl. Durch verschiedene Lehrmethoden wird den unterschiedlichen Lernstilen am ehesten entsprochen.

4. Der Körper der Kursleiterin ist das beste Anschauungsmaterial.
Für das Kennenlernen der TeilnehmerInnen untereinander und für den Aufbau eines Netzwerkes gegenseitiger Unterstützung, spielen Anfang und Ende der Sitzungen eine wichtige Rolle.

Literaturverzeichnis

Hayes ER; Smith L: (1994) Women in adult education: an analysis of perspectives in major journals. *Adult Education Quarterly* 44 (4): 201–221
Hobbs C: (1994) Using birth videos to unlock birthing fears. *International Journal of Childbirth Education* 17 (3): 8–9.
Nolan M: (1994) Maternity care for the visually impaired. *Modern Midwife* 4 (5): 18–20

4. Planung eines Kurses – Teil 2: Von der Zeit vor der Schwangerschaft bis zur Zeit nach der Geburt

Themenübersicht

- Modelle für Geburtsvorbereitungskurse
- Vor der Schwangerschaft
- In der Frühschwangerschaft
- Im Wochenbett
- «Auffrischungskurs»
- Achtwöchiger Kurs im letzten Drittel der Schwangerschaft

Die Kursleiterin sollte die Kursinhalte gemeinsam mit den TeilnehmerInnen planen, sollte aber dennoch gleichzeitig über ein Konzept verfügen, welche Inhalte sie wann und wie vermitteln möchte. Mit zunehmender Kurserfahrung wird sie erkennen, welche Themen für wen wichtig sind und auf welche Weise sie am besten vermittelt werden. Die Reflexion der eigenen Arbeit, Rückmeldungen von und Gespräche mit den TeilnehmerInnen und Kolleginnen spielen hierbei eine wichtige Rolle. Auf der Basis der so gewonnenen Erkenntnisse lassen sich dann die eigenen Kurskonzepte weiterentwickeln (s. Kap. 12).

Bei der Planung einer Sitzung ist es sinnvoll, sich zuerst über die Lernziele Gedanken zu machen, um dann die Inhalte festzulegen und zu überlegen, wie sie am besten vermittelt werden können. Schließlich sollte noch überprüft werden, ob das Wissen und die Kompetenzen, die in der Sitzung vermittelt werden sollen, zum Erreichen der angestrebten Zielsetzungen beitragen.

Geburtsvorbereitungskurse finden in der Regel im letzten Schwangerschaftsdrittel statt. Dies ist auf die Pioniere der Geburtsvorbereitung wie Dick-Read,

Lamaze und Chertok zurückzuführen, die den Sinn der Kurse darin sahen, das Vertrauen der Frauen in ihre Fähigkeit, ein Kind zu gebären, zu stärken. Sie wollten den Frauen ihre Ressourcen zum Umgang mit dem Wehenschmerz bewußt machen und ihnen Fähigkeiten zur Kooperation mit dem medizinischen Betreuungspersonal vermitteln. Heute brauchen wir ein viel weiter gestecktes Konzept von Geburtsvorbereitung, das die Ausbildung von Kindern und jungen Menschen umfaßt, die möglicherweise selbst einmal Eltern werden wollen. Das Konzept muß außerdem die Bedürfnisse von Frauen und Männern, die ein Kind ‹planen›, berücksichtigen und ebenso die von Paaren, die gerade schwanger geworden sind. Und schließlich dürfen die Bedürfnisse der Eltern, deren Kind bereits geboren ist, nicht vergessen werden. In diesem Kapitel werden Möglichkeiten besprochen, den KursteilnehmerInnen Wissen und Kompetenzen zu vermitteln und verschiedene Kurse für unterschiedliche Personengruppen lebhaft und teilnehmerorientiert zu gestalten. Es werden Kurskonzepte mit Zielsetzungen und Lernzielen vorgestellt, sowie Kursinhalte und Möglichkeiten zu deren Vermittlung. Es handelt sich dabei nicht um Rezepte, an die man sich genau halten muß, sondern um Modelle, die die Kursleiterin den Wünschen und Bedürfnissen ihrer KursteilnehmerInnen anpassen kann.

4.1 Kurse vor der Schwangerschaft

Eine präkonzeptionelle Erziehung, so läßt sich argumentieren, kann nicht früh genug beginnen. Wenn z. B. kleine Kinder so früh wie möglich die Gelegenheit haben, einer Frau beim Stillen zuzusehen und mit ihnen darüber gesprochen wird, werden sie dies als die *normale* Form der Säuglingsernährung begreifen. Kursleiterinnen können auch Kontakt zu Schulen aufnehmen und anbieten, eine oder mehrere Unterrichtsstunden zu übernehmen. Mit SchülerInnen in der Grundschule könnten sie über die Bedürfnisse von Säuglingen und deren Rolle in der Familie sprechen. Mit älteren SchülerInnen können der Zusammenhang zwischen Lebensstil und gesunder Schwangerschaft, sowie die praktischen und emotionalen Veränderungen, die mit der Gründung einer Familie einhergehen, erarbeitet werden.

4.1.1 Modell für präkonzeptionelle Erziehung

Zielgruppe: Schüler im Alter von 10–11 Jahren

Dauer des Kurses: 120 min

Zielsetzungen

- Verbesserung des Verständnisses der SchülerInnen für die Beziehungen zwischen gesunder Lebensführung und gesunder Schwangerschaft

- Schaffung von Respekt für und Vertrauen in den Geburtsprozeß

- Vermittlung eines realistischen Bildes von früher Elternschaft

Lernziele

Am Ende der Sitzung werden die SchülerInnen:

- sagen können, was eine gesunde Ernährung und einen gesunden Lebensstil vor und während der Schwangerschaft ausmacht

- die Gefahren von Alkohol, Nikotin und Drogen für ein ungeborenes Kind benennen können

- die Bedeutung von Folsäure für die gesunde Entwicklung ungeborener Kinder kennen

- sagen können, wie sich Über- oder Untergewicht der Frau auf die Konzeption und das Austragen einer Schwangerschaft auswirkt

- die Gefahr einer Rötelninfektion für schwangere Frauen und mögliche Gefahren am Arbeitsplatz benennen können

- ihre eigenen Ängste hinsichtlich der Geburt benennen können

- die Pflege, die ein Neugeborenes braucht, beschreiben können.

Kursinhalte

Thema: Begrüßung und Einführung (5 min).

Die Kursleiterin stellt sich vor und erzählt ein wenig über ihre Arbeit. Eisbrecher-Fragen an die Klasse:

1. Wißt ihr, wie ihr selbst auf die Welt gekommen seid?

2. Wißt ihr, wo ihr auf die Welt gekommen seid?

3. Wurdet ihr gestillt oder mit der Flasche gefüttert?

4. Welche Vorstellung habt ihr durch das Fernsehen darüber, wie es ist, ein Kind zu haben?

Thema: Lebensstil – Ernährung, Alkohol, Nikotin und Drogen (20 min)

Aktivität:
Fordern Sie die SchülerInnen auf, alles, was sie während der letzten 24 Stunden gegessen und getrunken haben, aufzuschreiben.

Fragen:

- Wäre etwas von dem, was ihr aufgeschrieben habt, für eine schwangere Frau schädlich?
- Müßtet ihr eurer Ernährung irgendetwas hinzufügen, wenn ihr schwanger wärt?
- Welche Ernährungsumstellung würde euch am schwersten fallen, wenn ihr schwanger werden wolltet?
- Was wißt ihr über Trinken und Rauchen in der Schwangerschaft?
- Würdet ihr während der Schwangerschaft ohne Bedenken jedes vom Arzt verschriebene Medikament einnehmen?
- Welchen Einfluß könnten auf der Straße erhältliche Drogen auf euch haben, wenn ihr schwanger wärt?

Thema: Lebensstil – Entspannung (35 min)

Aktivität:
Fordern Sie die SchülerInnen auf, an einem großen Schaubild eines Menschen zu zeigen, welche Teile des Körpers von Streß betroffen sein können. Machen Sie deutlich, daß der ganze Körper von Streß betroffen sein kann und daß sich Streß der Mutter immer auf das Kind, geboren oder ungeboren, auswirkt.

Brainstorming:
Wie entspannen sich die SchülerInnen?

Frage:
Glaubt ihr, daß Eltern mit einem Neugeborenen viel Zeit zur Entspannung haben?

Aktivität:
Schreiben Sie auf ein großes Plakat oben «Der Tag eines Babys» und unten «Der Tag einer Mutter». Dazwischen sind 24 Zeilen für jede Stunde des Tages. Acht verschiedenfarbige Kartenstapel repräsentieren je vier Aktivitäten des Babys und der Mutter:

Baby: Essen
            Wachsein/Spielen
            gewaschen/gewickelt werden
            Schlafen

Mutter: Arbeit im Haushalt/Einkaufen
            Essen kochen/Essen
            Schlafen
            Zeit für sich selbst/mit ihrem Partner

Tabelle 4-1: Auf S. 74

Tabelle 4-1: «Der Tagesablauf des Kindes» und «Der Tagesablauf der Mutter»

Der Tagesablauf des Kindes

Kind Essen	Kind Wach/Spielen	Kind – Gewaschen/ Gewickelt werden	Kind Schlafen
Kind – Schlafen	**Mitternacht**		**Mutter** – Schlafen
Kind – Essen	01.00 Uhr		
Kind – Schlafen	02.00 Uhr		**Mutter** – Schlafen
Kind – Schlafen	03.00 Uhr		**Mutter** – Schlafen
Kind – Essen	04.00 Uhr		
Kind – Schlafen	05.00 Uhr		**Mutter** – Schlafen
Kind – Schlafen	06.00 Uhr		**Mutter** – Schlafen
Kind – Gewaschen/ Gewickelt werden	07.00 Uhr		**Mutter** Essen kochen/Essen
Kind – Essen	08.00 Uhr		
Kind – Wach/Spielen	09.00 Uhr		
Kind Essen	10.00 Uhr		**Mutter** – Arbeit im Haushalt/Einkaufen
Kind – Gewaschen/ Gewickelt werden	11.00 Uhr		
Kind Schlafen	**Mittag**		**Mutter** Essen kochen/Essen
Kind – Essen	13.00 Uhr		
Kind – Schlafen	14.00 Uhr		**Mutter** – Schlafen
Kind – Essen	15.00 Uhr		
Kind Schlafen	16.00 Uhr		**Mutter** – Arbeit im Haushalt/Einkaufen
Kind – Essen	17.00 Uhr		
Kind – Essen	18.00 Uhr		
Kind – Gewaschen/ Gewickelt werden	19.00 Uhr		
Kind Schlafen	20.00 Uhr		**Mutter** Essen kochen/Essen
Kind – Essen	21.00 Uhr		
Kind Wach/Spielen	22.00 Uhr		**Mutter** – Zeit für sich/ mit ihrem Partner
Kind – Essen	23.00 Uhr		
Mutter Arbeit im Haushalt/Einkaufen	**Mutter** Zeit für sich selbst/ mit ihrem Partner	**Mutter** Essen kochen/Essen	**Mutter** Schlafen

Der Tagesablauf der Mutter

Fordern Sie acht SchülerInnen auf, die Karten auf die 24 Zeilen des Plakats zu heften, beginnend mit den Aktivitäten des Babys.

Fragen:

- Wieviel Zeit hat die Mutter für sich selbst (oder ihr Partner, wenn er sich um das Baby kümmert)?

- Wie fühlt sie sich möglicherweise dadurch?

- Was könnte ihr in ihrer Situation helfen?

Aktivität:
Fordern Sie die SchülerInnen auf, an einer kleinen Entspannungsübung teilzunehmen, die sich auf die Dehnung und Entspannung der Muskeln des Gesichts, der Schultern und der Hände konzentriert.

Pause

Thema: Wehen, Geburt und Schmerz (10 min)

Frage:
Wovor habt ihr am meisten Angst, wenn ihr an Wehen und Geburt denkt?

Wenn die Antwort «Schmerz» lautet, fragen Sie:

- Kann mir jemand etwas über den schlimmsten Schmerz sagen, den er oder sie je erfahren hat?

- Was sagte euch der Schmerz über euren Körper? (daß er verletzt wurde)

- Was sagt euch der Wehenschmerz über euren Körper? (daß er normal funktioniert)

Beantworten Sie die Fragen zum Wehenschmerz:

- er sagt der Mutter, daß die Geburt begonnen hat und daß sie sich nach einem sicheren Platz umsehen muß, an dem ihr Kind geboren werden kann

- er sagt der Mutter, wie weit die Geburt bereits vorangeschritten ist

- er sagt der Mutter, wann sie ihr Baby herausschieben kann

- er sagt der Mutter, daß ihr Körper normal funktioniert

Thema: Geburtsmechanik (25 min)

Aktivität:
Fordern Sie die SchülerInnen auf, bestimmte Stellen an ihrem eigenen Becken zu ertasten (Darmbeinkamm, Trochanter, Symphyse, Steißbein).

Demonstration:
Zeigen Sie mit einem Modell (Becken und Puppe), wie das Baby sich durch das Becken bewegt.

Frage:
Was glaubt ihr, kann die Frau tun, um die Geburt ihres Kindes zu erleichtern?

Aktivität:
Fordern Sie die SchülerInnen auf, einige Positionen einzunehmen, die während der Geburt angenehm sein könnten.

Frage:
Was könnte der Frau noch helfen, mit dem Wehenschmerz umzugehen?

Besprechen Sie:

- Unterstützung von Partner oder FreundIn

- Massage

- Betreuung durch medizinisches Personal

- eine schöne Umgebung

- Entspannungstechniken

- medikamentöse Formen des Schmerzlinderung

Zeigen Sie Bilder von Neugeborenen und deren Eltern.

Frage:
Was glaubt ihr, wie die Frau und ihr Partner sich fühlen, wenn das Baby geboren ist?

Thema: Zusammenfassung (5 min)

Fragen:
Habt ihr noch Fragen? Wie denkt ihr über Wehen und Geburt nach dieser Stunde?

4.2 Kurse in der Frühschwangerschaft

Das Thema ‹Einfluß von Ernährung und Lebensstil auf die frühe Entwicklung des ungeborenen Kindes› kommt in einem Geburtvorbereitungskurs im letzten Drittel der Schwangerschaft sicher zu spät. Hier könnte ein Kurs in der Frühschwangerschaft sinnvoll sein. Doch selbst ein Kurs für Frauen, die gerade erfahren haben, daß sie schwanger sind, kommt im allgemeinen zu spät, um die Frauen in den Entscheidungen zur Schaffung optimaler Voraussetzungen für die Entwicklung des Kindes zu unterstützen. Kurse in der Frühschwangerschaft spielen aber eine wichtige Rolle, wenn es darum geht, den Eltern bei Entscheidungen über Screenings, pränataldiagnostische Untersuchungen und der Wahl des Geburtsortes zur Seite zu stehen.

4.2.1 Modell für einen Kurs in der Frühschwangerschaft

Zielgruppe:
Frauen im ersten Drittel der Schwangerschaft, vorzugsweise vor der 10. SSW.

Wenn die Frauen von ihren Partnern oder anderen Personen begleitet werden, können die unten beschriebenen Aktivitäten entsprechend angepaßt werden, um sie mit einzubeziehen. So können Männer z. B. darüber sprechen, wie sie mit den Schwangerschaftsbeschwerden ihrer Partnerinnen umgehen oder welche Ängste sie selbst hinsichtlich der Schwangerschaft haben. Beckenbodenübungen sind nicht nur für Schwangere, sondern durchaus auch für ihre Partner oder Begleitpersonen sinnvoll.

Dauer des Kurses: 2 x 120 Minuten.

Zielsetzungen:

- Vorbereitung der Frauen auf die physischen und psychischen Veränderungen in der Schwangerschaft, um ihnen die Entwicklung von Bewältigungsstrategien zu ermöglichen

- Unterstützen des Aufbaus einer frühen Mutter-Kind-Beziehung

- Frauen eine informierte Entscheidung über Screeningmethoden in der Schwangerschaft zu ermöglichen

Lernziele

Am Ende des Kurses werden die TeilnehmerInnen:

- die Entwicklung und das Wachstum des Kindes während der Schwangerschaft beschreiben können

- einige einfache Methoden kennen, um mit Schwangerschaftsbeschwerden umzugehen

- die Vor- und Nachteile einer Haus- bzw. Krankenhausgeburt für sich herausgefunden haben

- wissen, welche Betreuungsmöglichkeiten ihnen während der Schwangerschaft, der Geburt und des Wochenbetts zur Verfügung stehen (alleinige Betreuung durch die Hebamme, kombinierte Betreuung durch Hebamme und Arzt, etc.)

- die Vor- und Nachteile des Stillens bzw. der Flaschenernährung für sich erkannt haben

- den Unterschied zwischen einem Screening und einer pränataldiagnostischen Untersuchung kennen

- die Bedeutung der Beckenbodenmuskulatur kennen sowie einige Übungen zu deren Kräftigung durchführen können

- die Bedeutung von Entspannung kennen, sowie einige Entspannungsübungen durchführen können

Kursstruktur: 1. Sitzung

Thema: Begrüßung (5 min)

Die Kursleiterin stellt sich vor und erzählt ein wenig über ihre Arbeit. Fordern Sie die TeilnehmerInnnen auf, sich vorzustellen und etwas über den bisherigen Verlauf ihrer Schwangerschaft zu erzählen.

Thema: Schwangerschaftsbeschwerden (20 min)

Brainstorming:
Welche Beschwerden können Frauen in der Schwangerschaft haben?
Schreiben Sie die Antworten auf ein Flip-Chart. Fordern Sie die TeilnehmerInnen auf zu erzählen, wie sie selbst mit Übelkeit, Rückenschmerzen, Müdigkeit etc. umgehen.

Thema: Präeklampsie (10 min)

(Dieses Thema ergibt sich aus dem vorhergehenden und setzt voraus, daß die TeilnehmerInnen bereits etwas über Präeklampsie wissen)

Frage:
Was wissen Sie über Präeklampsie? Stellen Sie sicher, daß die vorhandenen Informationen richtig sind und ergänzen Sie sie, falls erforderlich, um die möglichen Symptome und Warnsignale.

Thema: Rücken und Beckenbodenmuskulatur während und außerhalb der Schwangerschaft (25 min)

Zeigen Sie ein anatomisches Poster einer hochschwangeren Frau. Fordern Sie die TeilnehmerInnen auf, Gebärmutter, Gebärmutterhals, Nabelschnur, Plazenta, Harnblase, Enddarm, Vagina, Wirbelsäule etc. zu benennen.

Frage:
Welche Körperteile werden durch die Schwangerschaft besonders belastet?

Fordern Sie die Gruppe auf, an einer praktischen Übung teilzunehmen:

- Zeigen Sie den TeilnehmerInnen die aufrechte, rückenschonende, korrekte Haltung in der Schwangerschaft (und außerhalb der Schwangerschaft) (s. Kap. 6). Zeigen Sie anhand eines Modellbeckens die Lokalisation der Beckenbodenmuskulatur und fragen Sie die TeilnehmerInnen, ob sie wissen, warum ein Training dieser Muskeln so wichtig ist.

- Bitten Sie die TeilnehmerInnen sich hinter einen Stuhl zu stellen und sich mit gestreckten Armen auf die Stuhllehne zu stützen. Führen Sie mit ihnen eine Beckenbodenübung durch (s. Kap. 6).

Fragen:
Wie oft glauben Sie, sollten Sie diese Übung durchführen? Was könnte Ihnen helfen, die Übung regelmäßig durchzuführen?

Kaffeepause (10 min)

Thema: Geburtsort (15 min)

Fordern Sie die TeilnehmerInnen auf, sich in Kleingruppen zusammenzufinden. Bitten Sie jede Kleingruppe, darüber zu sprechen, wo sie ihr Kind zur Welt bringen möchten und welche Vor- und Nachteile eine Haus- bzw. Krankenhausgeburt ihrer Meinung nach hat.

Bitten Sie die Gruppen einige ihrer Vorstellungen auszutauschen und sie auf ein Flip-Chart zu schreiben. (Bei einem Paarkurs bitten Sie die Paare sich vor der Aufteilung in Kleingruppen für drei Minuten zusammenzusetzen und über ihre Gefühle hinsichtlich des Geburtsortes zu sprechen.)

Thema: Wahl der Betreuung während der Schwangerschaft, der Geburt und des Wochenbetts (10 min)

Frage:
Von wem möchten Sie in der Schwangerschaft betreut werden? Sprechen Sie über die Präferenzen der einzelnen TeilnehmerInnen und stellen Sie sicher, daß alle wissen, welche Möglichkeiten der Betreuung ihnen in ihrer Wohngegend zur Verfügung stehen.

Thema: Entspannung (20 min)

Nehmen Sie einen großen Umriß eines menschlichen Körpers, den Sie vorbereitet haben. Verteilen Sie Stifte und fordern Sie die TeilnehmerInnen auf, auf dem Umriß diejenigen Stellen zu markieren, auf die sich Streß bei ihnen auswirkt. Möglicherweise möchten die TeilnehmerInnen aufmalen, wie sich Streß bei ihnen auswirkt.

Zeigen Sie anhand der Zeichnung, daß Streß sich auf den ganzen Körper auswirkt.

Frage:
Wie könnte sich Streß der Mutter während der Schwangerschaft und der Geburt auf das Kind auswirken?

Frage:
Wie entspannen Sie sich?
Erklären Sie, bevor Sie die Entspannungsübung durchführen, daß sich viele Menschen nicht bewußt sind, daß sie sich in einem permanent angespannten Zustand befinden und daß es wichtig ist zu wissen, wie sich ein angespannter und wie sich ein entspannter Muskel anfühlt, um sich der eigenen Anspannung bewußt zu werden.

Fordern Sie alle TeilnehmerInnen auf, an der Entspannungsübung teilzunehmen. Geben Sie ihnen aber auch die Möglichkeit, nicht daran teilzunehmen. Bitten Sie diejenigen dann darum, die anderen nicht zu stören. Seien Sie sich bewußt, daß es nicht leicht ist, sich in einem Raum mit lauter fremden Menschen zu entspannen.

Beginnen Sie mit einer Entspannungsübung und lassen Sie die TeilnehmerInnen sich zuerst auf ihren Atemrhythmus konzentrieren, indem sie beim Einatmen «ent-» denken und beim Ausatmen «-spannen». Dann bitten Sie die TeilnehmerInnen:

- die Schultern langsam hochzuziehen und dann langsam wieder sinken zu lassen

- die Schultern langsam nach unten zu ziehen und dann langsam wieder loszulassen

- die Schultern langsam zurückzunehmen und dann langsam wieder loszulassen

- den Kopf langsam auf die Brust sinken zu lassen, um ihn dann ebenso langsam wieder hochzunehmen

- den Kopf langsam zur rechten Seite sinken zu lassen, um ihn dann langsam wieder hochzunehmen

- den Kopf langsam zur linken Seite sinken zu lassen, um ihn dann langsam wieder hochzunehmen

- die Stirn zu runzeln und dann alle Gesichtsmuskeln zu entspannen.

Lassen Sie die TeilnehmerInnen nachspüren wie sie sich jetzt fühlen, nachdem die Muskelgruppen, die so häufig angespannt sind, jetzt entspannt sind. Bitten Sie die TeilnehmerInnen, sich wieder auf ihren Atemrhythmus zu konzentrieren. Warten Sie einige Sekunden bevor Sie die TeilnehmerInnen bitten, die Augen wieder zu öffnen und sich zu strecken. Wenn alle wieder «zurückgekommen» sind, fragen Sie sie: «Wie hat es sich angefühlt?»

Thema: Zusammenfassung (5 min)

Erklären Sie, daß Sie in der nächsten Sitzung wieder eine Entspannungsübung anbieten sowie über Screenings in der Schwangerschaft, Vorsorgeuntersuchungen und die Ernährung des Kindes sprechen werden.

Kursstruktur: 2. Sitzung

Thema: Begrüßung (10 min)

Frage:
Wie ist es Ihnen seit unserem letzten Treffen ergangen? Gehen Sie in der Gruppe umher und bitten Sie alle um eine Antwort. Besprechen Sie die Ängste und Probleme und sammeln Sie Vorschläge zum Umgang mit Schwangerschaftsbeschwerden.

Thema: Vorsorgeuntersuchungen (15 min)

Brainstorming:
Welche Untersuchungen werden bei Ihnen während einer Vorsorgeuntersuchung durchgeführt? Listen Sie die Antworten auf einem Flip-Chart auf.

Besprechen Sie die Bedeutung der Untersuchungen mit den TeilnehmerInnen und nehmen Sie dabei Bezug auf das, was in der letzten Sitzung zu Präeklampsie besprochen wurde.

Thema: Screening in der Schwangerschaft

Fragen Sie die TeilnehmerInnen, welche Tests ihnen zur Überwachung der normalen Entwicklung des Kindes in der Schwangerschaft bekannt sind. Listen Sie die Antworten auf einem Flip-Chart auf.

Falls notwendig, ergänzen Sie die Antworten darum, wann welcher Test wie durchgeführt wird und welche Aussagekraft er hat.

Falls notwendig, erklären Sie den Unterschied zwischen einem Screening und einer pränataldiagnostischen Untersuchung.

Fordern Sie die TeilnehmerInnen auf, sich in Kleingruppen aufzuteilen und bitten Sie jede Gruppe über einen oder zwei der Tests und ihre Meinung dazu zu sprechen. Sammeln Sie die Ergebnisse in der großen Gruppe.

Achten Sie darauf, daß in der Diskussion auch zur Sprache kommt, was die TeilnehmerInnen tun würden, wenn ein Screening/eine pränataldiagnostische Untersuchung nahelegen oder bestätigen würde, daß sich das Kind nicht normal entwickelt.

Thema: Entspannungsübung (5 min)

(Eine solche kurze Übung kann die Atmosphäre auflockern und es den TeilnehmerInnen leichter machen, von einem Thema zum nächsten zu wechseln.)

Bitten Sie die TeilnehmerInnen aufzustehen und:

- tief einzuatmen und sich beim Ausatmen zu entspannen

- die Schultern erst vorwärts und dann rückwärts kreisen zu lassen

- den Kopf langsam auf die Brust sinken zu lassen und anschließend langsam wieder zu heben

- sich vorzustellen, daß eine Schnur an ihrem Kopf sie ganz langsam nach oben zieht bis sie ganz aufrecht stehen und das Gefühl haben, daß ihre Lungen sich voll entfalten und sie tief durchatmen können.

Kaffeepause (10 min)

Thema: Einführung in die Ernährung des Kindes (30 min)

Erklären Sie, daß sich viele Menschen bereits früh in der Schwangerschaft entscheiden, wie sie ihr Kind ernähren wollen und daß daher jetzt ein guter Zeitpunkt ist, die Vorstellungen und Gefühle hinsichtlich Stillen und Flaschenernährung zu besprechen und Informationen zu diesem Thema zu geben.

Fragen:
Hat sich jemand von Ihnen bereits schon definitiv entschieden, wie das Kind ernährt werden soll? Wieso haben Sie sich dazu entschieden?

Brainstorming:
Vor- und Nachteile von Brust- und Flaschenernährung. Nehmen Sie zwei verschiedene Blätter des Flip-Charts und bitten Sie eine/n TeilnehmerIn auf das eine Blatt die Vor- und Nachteile der Flaschenernährung zu schreiben und eine/n andere/n die Vor- und Nachteile des Stillens auf das andere Blatt.

Frage:
Wissen Sie, wie Sie als Kind ernährt wurden?

Demonstration:
Versuchen Sie mit Hilfe einfacher Anschauungsmaterialien wie eines Ballons, eines Strumpfes und Daumen und Unterarm (s. Kap. 5) den TeilnehmerInnen den Unterschied zwischen Flaschen- und Brusternährung zu verdeutlichen.

Information:
Erklären Sie das Prinzip von Angebot und Nachfrage beim Stillen.

Praktische Übung:

- Geben Sie einigen TeilnehmerInnen Puppen und bitten Sie sie, diese so zu halten, als wollten sie sie mit der Flasche füttern
- Zeigen Sie, daß diese Position zum Stillen nicht geeignet ist
- Helfen Sie den TeilnehmerInnen, ihr «Kind» korrekt «Bauch an Bauch» an der Brust zu positionieren.

Diskussion:
Gibt es eine Situation, in der Sie es schwierig fänden, Ihrem Kind die Flasche oder die Brust zu geben?

Thema: Entspannung (10 min)

Stellen Sie einen Bezug zwischen dem entspannten Füttern und der Freude der Mutter (oder der ihres Partners) an der Ernährung des Kindes her. Erklären Sie, daß Kinder spüren, wenn ihre Eltern angespannt sind. Fordern Sie die Gruppe auf, an der Entspannungsübung teilzunehmen und konzentrieren Sie sich auf die Entspannung während des Fütterns.

4.3 Kurse nach der Geburt

Möglicherweise sind heute Kurse in den ersten Tagen nach der Geburt am notwendigsten. Kurse in der Schwangerschaft sind normalerweise ineffektiv, wenn es darum geht, die Eltern auf die ersten Tage und Wochen mit ihrem Kind vorzubereiten (s. Kap. 1). Oftmals ist es schlicht der Mangel an Zeit, der es Kursleiterinnen nicht möglich macht, die Eltern sowohl adäquat auf das Wochenbett vorzubereiten, als auch all die Themen rund um die Schwangerschaft und Geburt abzudecken, über die die werdenden Eltern sprechen wollen. Ein Ausweg könnten möglicherweise Kurse sein, an denen die Eltern nach der Geburt mit ihren Kindern teilnehmen.

Das Argument gegen diese Kurse war immer, daß sie zu spät beginnen würden, um die Eltern in den kritischen ersten Tagen nach der Geburt zu unterstützen. Aus diesem Grund sollten in Geburtsvorbereitungskursen auch postnatale Themen behandelt werden. Dennoch bleibt der dringende Bedarf von Eltern nach Information und Betreuung in den ersten Tagen und Wochen nach der Geburt bestehen. Vielleicht könnte man einen fortlaufenden Kurs anbieten, in den Frauen (und ihre Familien) mit ihren Kindern einsteigen können, sobald sie dazu bereit sind. Jede Sitzung könnte ein bestimmtes Thema haben und die Eltern könnten entweder an allen oder auch nur an ein oder zwei Sitzungen teilnehmen oder auch an einer Sitzung mit einem bestimmten Thema zweimal.

4.3.1 Zielsetzungen, Lernziele und mögliche Themen für Kurse nach der Geburt

Zielgruppe:
Eltern mit Kindern bis zum Alter von sechs Monaten. Dies ist ein fortlaufender Kurs bei dem Eltern an allen oder auch nur an einigen Sitzungen teilnehmen können, sobald ihr Kind geboren ist und sobald sie dazu bereit sind (es werden hier keine Unterrichtsmethoden genannt, da besonders in Kapitel 8 viele Vorschläge zur Vermittlung der hier aufgeführten Themen gemacht werden).

Anzahl der Sitzungen: Vier Sitzungen zu je 120 min.

Zielsetzungen:

- Stärkung des Selbstvertrauens der Eltern und des Vertrauens in ihre Fähigkeiten für sich selbst und ihre Kinder die richtigen Entscheidungen treffen zu können

- Verbesserung der Unterstützung für Eltern in den ersten Monaten mit ihrem Kind

- Förderung der physischen und psychischen Gesundheit der Eltern und damit auch der ihrer Kinder

1. Sitzung

Lernziele

Am Ende der Sitzung werden die TeilnehmerInnen:

- ein besseres Verständnis von dem, was während der Geburt geschehen ist und ihrer emotionalen Reaktionen während und nach der Geburt haben

- sich über ihre Gefühle hinsichtlich ihrer Entscheidung für die Ernährungsweise ihres Kindes klar sein und mit Ernährungsproblemen umgehen können

- mit den gegenwärtigen Vorstellungen zu Art und Zeitpunkt des Abstillens vertraut sein

- einen Weg gefunden haben, wie sie sowohl ihren eigenen Bedürfnissen, als auch denen ihres Kindes gerecht werden können

- einige Babymassagetechniken erlernt haben

Inhalte

- Geburtsberichte

- Ernährung des Kindes: Freuden und Probleme

- Abstillen: Warum? Wann? Wie?

- Schlaf: Bedürfnisse der Eltern und Kinder

- Entspannung gemeinsam mit dem Kind: Babymassage

2. Sitzung:

Lernziele

Am Ende der Sitzung werden die TeilnehmerInnen:

- die möglichen Gefühle, die Eltern in den ersten Wochen mit ihrem Kind durchleben, verstanden haben und wissen, wie sich selbst fühlen

- von sexuellen Schwierigkeiten wissen, die nach der Geburt auftreten können, und einige Möglichkeiten kennengelernt haben, mit ihnen umzugehen

- die Vor- und Nachteile verschiedener Verhütungsmethoden kennen

- einige Wege kennen, um mit Streß im Alltag fertigzuwerden

Inhalte

- Physische und psychische Regeneration nach der Schwangerschaft und der Geburt

- Sex nach der Geburt – Freuden, Probleme und mögliche Lösungen
- Verhütung
- Eltern und ihre Lebensstile – gesund bleiben

3. Sitzung

Lernziele

Am Ende der Sitzung werden die TeilnehmerInnen:

- die Entwicklung des Kindes im ersten Lebensjahr kennen
- in der Lage sein, zu erkennen, wann ihr Kind krank ist
- Strategien entwickelt haben, wie sie ihr Zuhause kindersicher einrichten können
- das aktuelle Impfprogramm für Kinder kennen
- die Probleme, die sie als Eltern haben, kennen und Bewältigungsstrategien entwickelt haben
- Fertigkeiten erlernt haben, wie sie sich gemeinsam mit ihrem Kind entspannen können

Inhalte

- Entwicklung des Kindes im ersten Lebensjahr
- Erkennen von und Reagieren auf Erkrankungen des Kindes
- Sicherheit innerhalb und außerhalb des Hauses
- Impfungen: Wann? Welche? Impfen oder nicht?
- Die Balance halten – Ihre Bedürfnisse als Eltern/Partner/Einzelperson
- Entspannungsübung

4. Sitzung

Lernziele

Am Ende der Sitzung werden die TeilnehmerInnen:

- die Bedürfnisse ihrer Kinder im Alter zwischen 6 und 12 Monaten hinsichtlich ihrer Ernährung und ihrer Entwicklung kennen

- Fertigkeiten erlernt haben, die Entwicklung ihrer Kinder zu fördern

- die Vor- und Nachteile der Rückkehr in den Beruf für sich selbst überdacht haben

- die Möglichkeiten der Kinderbetreuung in ihrer Umgebung kennen, sowie deren Kosten und die Voraussetzungen, unter denen sie in Anspruch genommen werden können

- Strategien entwickelt haben, den Anforderungen des Berufes und der Familie gerecht zu werden

- wissen, welche Hilfen berufstätigen Eltern zur Verfügung stehen

Inhalte

- Kinder im Alter von 6 bis 12 Monaten

- Mit dem Kind spielen

- Gefühle hinsichtlich der Rückkehr in den Beruf

- Organisation der Kinderbetreuung

- Beruf und Familie: Streßmanagement

4.4 Auffrischungskurs

Kursleiterinnen können darum gebeten werden, einen offenen Kurs oder einen kurzen Kurs für eine bestimmte Gruppe von TeilnehmerInnen zu geben, wie z. B. Eltern, die ihr zweites oder ein weiteres Kind erwarten.

4.4.1 Modell für einen Auffrischungskurs

> *Zielgruppe:*
> Eltern, die bereits geboren haben und jetzt ein weiteres Kind erwarten.
>
> *Anzahl der Sitzungen:* Zwei Sitzungen à 120 min.

Zielsetzung:

- Eltern eine informierte Entscheidung hinsichtlich der Geburt ihres nächsten Kindes auf der Grundlage ihrer Erfahrungen mit Geburt und den ersten Wochen danach ermöglichen

Lernziele

Am Ende des Kurses werden die TeilnehmerInnen:

- ein tieferes Verständnis ihrer Erfahrungen mit der Geburt und den ersten Wochen danach entwickelt haben
- wissen, was sie sich für die nächste Geburt wünschen
- ihr Wissen über den Geburtsverlauf aufgefrischt haben
- Fähigkeiten gewonnen haben, sich während der Geburt selbst zu helfen
- eine Vorstellung davon haben, wie sie ihren Kindern helfen können, das neue Geschwister zu akzeptieren

Kursstruktur: 1. Sitzung

Thema: Begrüßung und Einleitung (10 min)

Die Kursleiterin stellt sich vor und fordert die TeilnehmerInnen anschließend auf, sich für einige Minuten mit jemandem zu unterhalten, den sie noch nicht kennen. Bitten Sie sie, ihre Namen zu nennen und etwas über den bisherigen Schwangerschaftsverlauf zu erzählen.

Thema: Erarbeiten des Kursprogramms (10 min)

Brainstorming:
Welche Themen möchten Sie während dieses Kurses behandeln?

Thema: Geburtsberichte (30 min)

Bitten Sie die TeilnehmerInnen, sich in eine Männer- und eine Frauengruppe aufzuteilen und dann innerhalb dieser Gruppe zu erzählen, was bei der vorangegangenen Geburt gut gelaufen ist und was sie sich anders wünschen würden. Tragen Sie die Ergebnisse in der großen Gruppe zusammen.

Bitten Sie die Paare, sich für 5 Minuten über ihre Geburtserfahrungen bei der vorangegangenen Geburt auszutauschen.

Thema: Zusammenfassung (10 min)

Frage:
Können Sie zusammenfassend sagen, was bei der vorangegangenen Geburt zu einer besseren Geburtserfahrung hätte beitragen können? Listen Sie alle Beiträge auf einem Flip-Chart auf.

Kaffeepause (10 min)

Thema: Überblick über den Geburtsverlauf (25 min)

Beschreiben Sie kurz, unter Berücksichtigung der Erfahrungen der TeilnehmerInnen, was während der Eröffnungs-, Austreibungs- und Nachgeburtsperiode geschieht. Besprechen Sie mit der Gruppe, wie sie sich während der einzelnen Phasen selbst helfen können.

Erklären Sie den TeilnehmerInnen unter Zuhilfenahme des Modellbeckens und der Puppe die Vorteile aufrechter Positionen während der Wehen und der Geburt.

Probieren Sie mit den TeilnehmerInnen verschiedene Positionen, die sie während der Wehen und während der Geburt einnehmen können, aus.

Thema: Entspannung (25 min)

Fragen:

- Konnten Sie sich während der letzten Geburt entspannen?
- Hat Ihnen die Entspannung geholfen?
- Gehören Entspannungsübungen zu Ihrem Alltag?

Sammeln Sie die Antworten der TeilnehmerInnen und fassen Sie sie zusammen, indem Sie sie mit den physischen und psychischen Vorteilen von Entspannungsübungen in Zusammenhang bringen.

Fordern Sie die TeilnehmerInnen auf, an der Entspannungsübung teilzunehmen. Konzentrieren Sie sich bei der Entspannungsübung auf die Stärkung der Selbstwahrnehmung der TeilnehmerInnen. Sie sollen versuchen, jeden einzelnen Körperteil zu spüren. Um sich leichter entspannen zu können, lassen Sie sie in ihrem eigenen Rhythmus ein- und ausatmen, sie sollen ihre Schultern locker lassen und mit jeder Ausatmung die Anspannung von sich gehen lassen.

Kursstruktur: 2. Sitzung

Thema: Begrüßung (10 min)

Bitten Sie die TeilnehmerInnen, sich vorzustellen und eine Sache zu nennen, die sie von der ersten Sitzung in Erinnerung behalten haben.

Thema: Kommunikation mit dem medizinischen Personal und Treffen informierter Entscheidungen während der Geburt (35 min)

Brainstorming:
Bitten Sie die TeilnehmerInnen zu sagen, wie sie sich ihre aktive Rolle bei der Betreuung ihrer Geburt vorstellen könnten.

Fordern Sie die TeilnehmerInnen auf, sich in kleine Gruppen aufzuteilen und alle Fragen aufzulisten, die sie zu jeder medizinischen Interventionen während der Geburt stellen wollen.

Lassen Sie die TeilnehmerInnen wieder zusammenkommen und sammeln Sie die Ergebnisse.

> ### Fragen, um informiert entscheiden zu können (zu stellen, wenn es um Interventionen während der Geburt geht)
>
> • Ist dies eine Notsituation oder haben wir Zeit zu reden?
>
> • Was sind die Vorteile dieser Intervention?
>
> • Was sind die Risiken?
>
> • Wenn wir mit dieser Intervention beginnen, welche anderen könnte sie nach sich ziehen?
>
> • Gibt es eine Alternative?
>
> • Was würde passieren, wenn wir ein oder zwei Stunden warten?
>
> • Was würde passieren, wenn wir auf diese Intervention verzichten?

Fragen Sie die ganze Gruppe: Was macht es für Sie schwierig, während der Geburt um das zu bitten, was Sie gerne hätten?

Thema: Entspannung während der Geburt (15 min)

Fordern Sie die Gruppe auf, einige Entspannungsübungen auszuprobieren, die sie während der Wehen anwenden können (s. Kap. 7).

Fordern Sie die Paare auf, zusammenzukommen, um eine Wehe zu simulieren. Bitten Sie die Frau, ihrem Partner zu sagen, was er tun kann, um ihr zu helfen.

(Achten Sie darauf, daß der Partner selbst eine rückenschonende Haltung einnimmt, wenn er seine Partnerin massiert oder sie anderweitig unterstützt).

Führen Sie die Gruppe durch zwei oder drei Wehen mit kurzen Entspannungspausen dazwischen.

Kaffeepause (10 min)

Thema: Ein neues Familienmitglied (30 min)

Fordern Sie die TeilnehmerInnen auf, sich in kleine Gruppen aufzuteilen und darüber zu sprechen, worauf sie sich freuen, wenn das Kind da ist und worüber sie sich Sorgen machen.

Bitten Sie nach 10 Minuten jede Gruppe, eines der Dinge mitzuteilen, auf die sie sich freuen und eines der Dinge, über das sie sich Sorgen machen.

Fordern Sie jede kleine Gruppe auf, für jedes der Dinge, über die sie sich Sorgen machen, eine Strategie zu überlegen, wie damit umgegangen werden kann.

Tragen Sie die Ideen zusammen.

Thema: Entspannte Eltern (20 min)

Besprechen Sie unter der Berücksichtigung der Ergebnisse der letzten Aktivität die Vorteile von Entspannungsübungen für Eltern von kleinen Kindern.

Fragen Sie: Was war der schlimmste Moment, den sie mit dem Kind/den Kindern, die sie bereits haben, erlebt haben?

Sammeln Sie Ideen für den Umgang mit Streßsituationen bei der Betreuung von Neugeborenen und kleinen Kindern.

Fordern Sie die TeilnehmerInnen auf, an einer Entspannungsübung teilzunehmen.

Bitten Sie die Eltern, sich vorzustellen, sich gleichzeitig um ein weinendes Baby, ein forderndes Kleinkind und einen chaotischen Haushalt kümmern zu müssen. Die TeilnehmerInnen sollen die Unordnung vergessen, das Baby in den Arm nehmen und das Kleinkind mit einem Spielzeug oder einem Buch neben sich auf das Sofa setzen. Während die Eltern beginnen sich zu entspannen, sprechen Sie davon, daß die angespannte Situation sich langsam auflöst.

Bieten Sie den TeilnehmerInnen an, nach dem Kurs noch zu Ihnen zu kommen, falls sie noch Fragen haben, die sie Ihnen persönlich stellen wollen.

4.5 Achtwöchiger Kurs im letzten Drittel der Schwangerschaft

Auch bei der Planung eines achtwöchigen Kurses ist es wichtig, eine Balance zwischen verschiedenen Unterrichtsmethoden, wie Gruppendiskussionen, Vorträgen, Kleingruppenarbeit oder praktischen Übungen, zu finden. Auch ein achtwöchiger Kurs sollte den TeilnehmerInnen Spaß machen, abwechslungsreich gestaltet werden und die individuellen Lernstile der einzelnen berücksichtigen. Nachfolgend wird ein Kurskonzept für einen achtwöchigen Geburtsvorbereitungskurs vorgestellt. Methodische Vorschläge für die einzelnen Themen finden sich in den verschiedenen Kapiteln dieses Buches.

4.5.1 Zielsetzungen, Lernziele und inhaltliche Vorschläge

Zielgruppe:
Frauen im späten zweiten Drittel und im dritten Drittel der Schwangerschaft und ihre Partner oder Begleitpersonen.

Anzahl der Sitzungen: Acht Sitzungen zu je 120 min.

Zielsetzungen:

- Stärkung des Selbstvertrauens der Eltern in ihre Fähigkeit, ein Kind auf die Welt zu bringen und es großzuziehen

- Eltern eine informierte Entscheidungen hinsichtlich der Geburt und des Wochenbetts ermöglichen

- Stärkung des Körpergefühls der Eltern, Stärkung ihrer Sensibilität für ihre Gefühle und Bedürfnisse, so daß sie physisch und psychisch gesund in die Geburt hineingehen und aus ihr wieder hervorgehen können

- Schaffung eines positiven Gruppengefühls, damit die Eltern ihre Erfahrungen und Gefühle mitteilen können und wertgeschätzt sehen

1. Sitzung

Lernziele

Am Ende der Sitzung werden die TeilnehmerInnen:

- mit den Namen der anderen TeilnehmerInnen vertraut sein

- wissen, welche Themen sie während des Kurses behandeln wollen

- verstanden haben, wie sich die Schwangerschaft auf sie als Individuum und als Paar auswirkt

- welche Rolle dem Zusammenspiel von Gebärmutter, Becken und Kind bei der Geburt zukommt

- die Bedeutung von Entspannungsübungen für den Alltag und für die Geburt verstanden haben

- einige grundlegende Entspannungstechniken gelernt haben

Inhalte

- Begrüßung und Einleitung

- Organisatorisches (Toiletten, Erfrischungen, Einrichtungen für Behinderte, etc.)

- Erstellen des Kursprogramms zusammen mit den TeilnehmerInnen

- physische und psychische Auswirkungen der Schwangerschaft

- Aufbau und Funktion des Beckens und ein kurzer Überblick über die Geburtsarbeit
- Einführung in Entspannungsübungen für den Alltag und die Geburt

2. Sitzung

Lernziele

Am Ende dieser Sitzung werden die TeilnehmerInnen:

- die Namen der anderen TeilnehmerInnen kennen
- einige Ideen haben, wie sie mit Beschwerden in der späten Schwangerschaft umgehen können
- Beckenbodenübungen durchführen können und in der Lage sein, eine korrekte Körperhaltung einzunehmen, richtig aus dem Bett aufzustehen und Dinge korrekt zu heben
- in der Lage sein, die ersten Anzeichen des Geburtsbeginns zu erkennen
- wissen, wie sie sich ihre Geburt vorstellen
- in der Lage sein, gegenüber dem medizinischen Personal ihre Wünsche zu vertreten
- ihre Entspannungstechniken aufgefrischt und erweitert haben

Inhalte

- Begrüßung und Gesprächsrunde: «Erzählen Sie, was sie bereits über Ihr Kind wissen.»
- Probleme in der Spätschwangerschaft: Rücken und Beckenboden
- Geburtsbeginn
- Zeitpunkt, um ins Krankenhaus zu gehen (oder die Hebamme anzurufen) und was mitzunehmen ist (oder was zuhause vorhanden sein soll)
- das medizinische Betreuungspersonal kennen und mit den Personen kommunizieren
- Pläne für und Entscheidungen während der Geburt
- Entspannungsübungen

3. Sitzung

Lernziele

Am Ende der Sitzung werden die TeilnehmerInnen:

- sich über die Aufgabenteilung nach der Geburt so verständigt haben, daß sie zufrieden sind

- wissen, welche Fragen die Hebamme stellen wird und welche Untersuchungen sie vornehmen wird, wenn sie nach Hause kommt oder wenn sie sie im Krankenhaus empfängt

- die verschiedenen Möglichkeiten der Kontrolle der kindlichen Herztöne sowie ihre Vor- und Nachteile kennen

- die verschiedenen Hoffnungen und Ängste von Eltern kurz vor der Geburt kennen und verstehen

- Fähigkeiten zum Umgang mit den Eröffnungswehen erlernt haben

- Entspannungstechniken für die Geburt erlernt haben

Inhalte

- Begrüßung und eine Aktivität zum Thema «Wer wird welche Aufgaben nach der Geburt übernehmen?»

- Ablauf der Aufnahme im Krankenhaus

- Kontrolle der kindlichen Herztöne: im Krankenhaus und zuhause

- Ängste und Hoffnungen hinsichtlich der Geburt

- Eröffnungsphase: was passiert und wie die Eltern sich möglicherweise fühlen

- Selbsthilfestrategien: Positionen, Massage, bewußtes Atmen, Entspannung während der Wehen und in der Wehenpause

4. Sitzung

Lernziele

Am Ende der Sitzungen werden die TeilnehmerInnen:

- wissen, welcher Pflege Frühgeborene bedürfen und welche Einrichtungen es auf Frühgeborenenstationen gibt

- ihr Wissen über die Eröffnungsperiode aufgefrischt und ihre Fähigkeiten zum Umgang mit den Eröffnungswehen erweitert haben

- wissen, welche Interventionen ihnen während der Eröffnungsperiode möglicherweise vorgeschlagen werden und wie sie von den Betreuenden Informationen erhalten können, um informierte Entscheidungen treffen zu können

- die Veränderungen, die nach der Geburt in ihrer Beziehung und ihrer Lebensweise auftreten können, kennen und verstehen

- einige Organisationen kennen, an die sie sich als Eltern wenden können, wenn sie Unterstützung benötigen.

Inhalte

- Begrüßung

- Frühgeborene

- Wiederholung der Eröffnungsperiode

- weiteres Einüben von Techniken zum Umgang mit den Eröffnungswehen

- Interventionen in der Eröffnungsperiode: Einleitung, Wehentropf, Amniotomie

- Veränderungen des Lebensstils nach der Geburt des Kindes

- der 24-Stunden-Tag: Leben mit einem Säugling

- Unterstützung nach der Geburt durch Experten und Laien

- Entspannungsübungen

5. Sitzung

Lernziele

Am Ende der Sitzung werden die TeilnehmerInnen:

- die pharmakologischen Möglichkeiten der Schmerzlinderung sowie ihre Vor- und Nachteile kennen

- sich über ihre Einstellung zu Medikamenten während der Geburt im klaren sein

- in der Lage sein, den Geburtsverlauf von Wehenbeginn bis zur Geburt des Kindes zu beschreiben

- Techniken für den Umgang mit den Austreibungswehen erlernt haben und ihren Hintergrund kennen

- die verschiedenen Gefühle, die Eltern nach der Geburt ihres Kindes erleben können, kennen

- wissen, wie Neugeborene aussehen

- Fähigkeiten erlernt haben, Neugeborene zu halten, zu beruhigen und mit ihnen zu interagieren

Inhalte

- Begrüßung

- pharmakologische Methoden der Schmerzerleichterung: Lachgas und Sauerstoff, transkutane elektrische Nervenstimulation (TENS), Dolantin, PDA

- Übergangsphase

- Möglichkeiten zum Umgang mit der Übergangsphase

Austreibungsperiode:
Was passieren kann und wie sie sich möglicherweise fühlen

- Möglichkeiten zum Umgang mit den Austreibungswehen

- Gefühle nach der Geburt des Kindes

- Aussehen des Neugeborenen

- Halten und Beruhigen des Neugeborenen

6. Sitzung

Lernziele

Am Ende dieser Sitzung werden die TeilnehmerInnen:

- ein tieferes Verständnis für ihre Vorstellung von Säuglingsernährung gewonnen haben

- das Prinzip von Angebot und Nachfrage beim Stillen verstanden haben

- in der Lage sein, das Kind korrekt an der Brust zu positionieren

- die Gründe und mögliche Lösungen für häufiger auftretende Stillprobleme, wie Milcheinschuss und wunde Brustwarzen, kennen

- mit möglichen Reaktionen auf Stillen in der Öffentlichkeit vertraut sein

- in der Lage sein, sich während des Stillens zu entspannen

Inhalte

- Begrüßung

- Vor- und Nachteile von Brust- und Flaschennahrung

- Stillen: Angebot und Nachfrage

- das Kind an der Brust korrekt positionieren

- Problemlösungen: Umgang mit häufig auftretenden Stillproblemen

- Soziale Aspekte des Stillens: zu jeder Zeit? Überall?

- Entspannungsübung, bei der sich die TeilnehmerInnen das Füttern des Kindes vorstellen

(In dieser Sitzung wird die Flaschenernährung nur kurz besprochen, da viele Kursleiterinnen und Gesundheitsexperten der Meinung sind, daß eine ausführliche Behandlung dieses Themas in Geburtsvorbereitungskursen im Widerspruch zu dem *International Code of the Marketing of Breast-Milk Substitutes* (World Health Organisation, 1981) und zur *Baby Friendly Hospital Initiative* (WHO/ UNICEF, 1989) steht.)

7. Sitzung

Lernziele

Am Ende der Sitzung werden die TeilnehmerInnen:

- ihr Wissen über die Austreibungsphase aufgefrischt haben
- ihre Fähigkeiten zum Umgang mit den Austreibungswehen und zum Gebären ihres Kindes weiterentwickelt haben
- die Vor- und Nachteile von Zangen- und Saugglockengeburt kennen, sowohl aus der Sicht der Mutter als auch aus der Sicht des Kindes
- die Gründe für einen Kaiserschnitt kennen, wie er abläuft und wie das Wochenbett verläuft
- die verschiedenen Gefühle, die Eltern nach einer vaginal-operativen Geburt erleben können, kennen
- wissen, was bei einer aktiven und einer abwartenden Leitung der Nachgeburtsperiode geschieht
- in der Lage sein, ein Kind zu wickeln, zu baden und anzuziehen
- wissen, was sie vorbeugend gegen den plötzlichen Kindstod tun können

Inhalte

- Begrüßung
- Wiederholung der Austreibungsperiode
- vaginal-operative Geburt: Forzeps, Vakuumextraktion; Kaiserschnitt
- Gefühle von Enttäuschung und Versagen in Zusammenhang mit der Geburt
- Nachgeburtsperiode
- Windeln wechseln, Baden und Anziehen des Neugeborenen; das Kind zum Schlafen hinlegen

8. Sitzung

Lernziele

Am Ende der Sitzung werden die TeilnehmerInnen:

- die physiologischen Veränderungen nach der Geburt kennen
- den Unterschied zwischen «Baby Blues» und Wochenbettdepression kennen
- einige mögliche Gründe für die Wochenbettdepression kennen sowie die zur Verfügung stehenden Behandlungsmöglichkeiten
- die Vor- und Nachteile der Berufstätigkeit von Eltern kennen
- weitere Möglichkeiten zum Umgang mit den Wehen erlernt haben
- wissen, daß die Möglichkeit besteht, sich mit der Gruppe nach der Geburt weiter zu treffen, um sich gegenseitig zu unterstützen

Inhalte

- Begrüßung
- Regeneration nach der Geburt
- Wochenbettdepression – bei Frauen und Männern
- Wiederaufnahme der Berufstätigkeit: Vorteile, Nachteile, Möglichkeiten im Umgang mit der Situation
- «Generalprobe»: Wiederholung dessen, was während der Geburt passieren wird und der Techniken zum Umgang mit den Wehen
- Geschichte einer Geburt
- Termin für ein Nachtreffen

Zusammenfassung

1. Mit einem ausgearbeiteten und flexiblen Kurskonzept läßt sich ein gut strukturierter Kurs anbieten, in den die Wünsche der TeilnehmerInnen miteinbezogen werden können.

2. Die Planung einer Sitzung beinhaltet die Festlegung von Lernzielen, Kursinhalten und Lehrmethoden, um den TeilnehmerInnen einen abwechslungsreichen Kurs anbieten zu können, der ihnen Spaß macht.

3. Geburtsvorbereitung ist heutzutage ein weites Feld und umfaßt Unterricht in Schulen, Kurse in der der Frühschwangerschaft, im letzten Drittel der Schwangerschaft sowie nach der Geburt des Kindes.

Literaturverzeichnis

World Health Organization: (1981) *International Code of Marketing of Breast Milk Substitutes.* Geneva: WHO.
WHO/UNICEF: (1993) Protecting, promoting and supporting breastfeeding: the special role of maternity services. Geneva: WHO

5. Ein realistisches Bild vom Leben mit einem Neugeborenen

Themenübersicht

- Ein realistisches Bild vom Leben mit einem Neugeborenen und vom Elternsein
- Kinderfreundliche Sprache
- Eine Puppe zur Darstellung des Kindes benutzen
- Unterrichtsmethoden
- Säuglingspflege
- Ernährung
- Einladen von Eltern mit ihren Neugeborenen

5.1 Ein realistisches Bild vom Leben mit einem Neugeborenen und vom Elternsein vermitteln

Die Vorstellungen vieler Frauen und Paare, die zum ersten Mal schwanger sind, von ihrem Kind sind eine Mischung aus Bildern der eigenen Phantasie und dem, was durch die Medien vermittelt wird. Während noch vor 70 Jahren fast jede junge Frau bereits Erfahrungen mit dem Umgang und der Versorgung von Neugeborenen und Säuglingen hatte, ist dies heute nur noch selten der Fall. Die meisten werdenden Eltern sind sich zwar, zumindest theoretisch, darüber im klaren, daß Säuglinge anspruchsvoll sind, schreien und sowohl tags wie auch nachts gefüttert und versorgt werden müssen. Dennoch sehen sie in den Medien täglich Bilder von properen, sauberen und lächelnden Babys, die die Verkaufszahlen von Toilettenpapier bis zu Kosmetikartikeln in die Höhe treiben sollen. Auch wenn natürlich niemand den Eltern die Vorfreude auf ihr Kind nehmen will, sollte im

Rahmen des Geburtsvorbereitungskurses doch ein realistisches Bild vom Leben mit einem Neugeborenen vermittelt werden.

Solange Eltern sich das Leben mit ihrem Kind so vorstellen, wie es ihnen in der Werbung suggeriert wird, kann ein wirkliches Bonding kaum stattfinden. Wenn das Kind, das sie nach einer möglicherweise langen und schmerzhaften Geburt in den Armen halten, sich sehr stark von ihrer in der Schwangerschaft entwickelten Vorstellung von einem ‹perfekten› Kind unterscheidet, kann das sehr verwirrende Gefühle auslösen. Wenn die Eltern jedoch darin unterstützt werden, ihr Kind schon während der Schwangerschaft als ein eigenständiges Individuum anzuerkennen und sie in realistischer Weise auf das Leben mit einem Neugeborenen vorbereitet werden, wird ihnen der Übergang zum Elternsein nicht so große Probleme bereiten.

Schon die Art und Weise, in der die Kursleiterin über den Geburtsverlauf spricht und die Eltern anregt, sich über ihre eigenen Vorstellungen Gedanken zu machen, kann zu einem realistischen Bild beitragen. In Gesprächen über verschiedene medizinische Möglichkeiten während des Geburtsverlaufs oder über die Entscheidung über Begleitpersonen bei der Geburt sollte das zentrale Ereignis, nämlich die Geburt des Kindes und der Beginn eines neuen Lebensabschnitts, nicht aus den Augen verloren werden.

Die Vorbereitung auf das Leben mit einem Neugeborenen ist ein zentraler Punkt der Geburtsvorbereitung. Kein Aspekt der Schwangerschaft, der Geburt oder des Wochenbetts sollte besprochen werden ohne dabei Bezug auf das Kind zu nehmen. Im Kontakt mit einer schwangeren Frau oder ihrem Partner sollte die Kursleiterin immer versuchen, die Beziehung der Eltern zu ihrem Kind zu stärken, ebenso wie ihr Vertrauen in ihre Fähigkeiten, nach der Geburt für sie oder ihn sorgen zu können.

Der Einfluß der Geburtsvorbereitung auf die ersten Erfahrungen mit dem Elternsein sollte nicht unterschätzt werden. Wenn Geburtsvorbereitung als «Vorbereitung auf das Elternsein» und nicht nur als «Vorbereitung auf die Geburt» betrachtet wird, werden die Auswirkungen, die die Arbeit einer Kursleiterin auf die Gesellschaft haben kann, eher deutlich.

5.2 Von «Ihrem Kind» sprechen

In Geburtsvorbereitungskursen wird von dem Kind häufig als «das Baby», «Baby», «es», «er», «sie» oder «er oder sie» gesprochen. Um aber:

- eine frühe Bindung zwischen den Eltern und ihrem Kind zu fördern,

und

- das Vertrauen der Eltern in ihre Fähigkeiten zu stärken, den physischen und emotionalen Bedürfnissen ihres Kindes gerecht werden zu können,

  und

- die Eltern zu befähigen, ihre eigenen Entscheidungen darüber zu treffen, wie ihr Kind geboren werden soll und wie sie für ihn oder sie sorgen wollen,

sollte die Kursleiterin immer wieder deutlich machen, daß jedes einzelne Kind einzig zu der Mutter und ihrem Partner gehört und zu niemandem sonst (z. B. dem medizinischen Personal). Sie sollte erklären, daß jedes Kind vom ersten Moment an ihre oder seine Mutter am Geruch und an der Stimme erkennen kann und daß jede Mutter das Schreien ihres Kindes bald von dem anderer Kinder unterscheiden kann. Angesichts dieser individuellen und einzigartigen Qualität dieser Beziehung ist es sicher angemessener von «Ihrem Kind» anstatt von «dem Kind» oder von «es» zu sprechen. Die Kursleiterin betont damit, daß die Informationen, die sie gibt, die gemeinsam erarbeiteten Inhalte und Vorstellungen und auch die praktischen Übungen erst im Kontext der eigenen, einzigartigen Erfahrungen der Eltern mit ihrem Kind Bedeutung gewinnen.

Es kann manchmal schwierig sein, von dem Kind nicht als «es» zu sprechen. Um sich aber nicht auf ein Geschlecht festzulegen, kann die Kursleiterin z. B. abwechselnd mit «sie» und «er» von dem Kind sprechen. Es ist durchaus sinnvoll, sich über dieses Thema Gedanken zu machen. So können sich Eltern bei einer Entspannungsübung möglicherweise in ihrer Konzentration gestört fühlen, wenn von dem Kind immer als «sie» gesprochen wird, sie aber wissen, daß sie einen Jungen erwarten, ganz egal wie einfühlsam die Kursleiterin die Übung durchführt und wie eingängig die von ihr verwandten Bilder auch sein mögen.

5.3 Puppen als Anschauungsmaterial

Eine Puppe ist möglicherweise das am häufigsten eingesetzte Anschauungsmaterial in einem Geburtsvorbereitungskurs. Sie sollte mit Bedacht ausgewählt und behandelt werden, da die Bilder, die sie und der Umgang mit ihr in den Köpfen der Eltern hinterläßt, nicht unterschätzt werden sollten. Eine Puppe, die das Kind in utero darstellen soll, sollte flexibel sein, um verschiedene Positionen zeigen zu können; sie sollte relativ leicht – allerdings auch nicht zu leicht – durch ein Beckenmodell hindurchpassen. Wenn an der Puppe sehr viel manipuliert werden muß, damit sie «geboren» werden kann, trägt das nicht unbedingt zur Förderung des Vertrauens der Eltern bei. Eine Puppe, die zur Veranschaulichung von Situationen im Wochenbett dienen soll, sollte lebensgroß sein und nach Möglichkeit auch ungefähr das Gewicht eines Neugeborenen haben. Puppen mit schweren und beweglichen Köpfen eignen sich sehr gut, um die Eltern mit dem Handling eines Kindes vertraut zu machen. Je nach Kurszusammensetzung sollte die Kursleiterin auch auf die Hautfarbe der Puppe achten, damit die TeilnehmerInnen einen Bezug zu ihrem Kind herstellen können. Wenn der Kurs aus TeilnehmerInnen unterschiedlicher ethnischer Gruppen besteht, kann es sinnvoll sein, Puppen verschiedener Hautfarbe zur Verfügung zu haben.

Einige Kursleiterinnen behandeln ihre Puppe wie ein «richtiges» Kind: Sie transportieren sie in einer Babytragetasche, legen sie wieder hin und decken sie zu, wenn sie mit der Übung fertig sind und gehen vorsichtig und liebevoll mit ihr um. Andere betrachten sie lediglich als Anschauungsmaterial und wollen nicht, daß die Eltern sie mit ihrem Kind gleichsetzen. Es ist wahrscheinlich unerheblich, welche der beiden Varianten die Kursleiterin wählt, solange sie konsequent bleibt: Eine Puppe, die wie ein Kind behandelt wird, sollte immer so behandelt werden, eine Puppe, die als Anschauungsmaterial behandelt wird, sollte auch immer als solches behandelt werden. Eine Puppe, die in einem Moment wie ein Kind behandelt wird, um im nächsten Moment achtlos auf dem Boden liegengelassen zu werden, kann für Eltern, die gerade versuchen, sich ein Bild von ihrem Kind zu machen, sehr verwirrend sein.

5.4 Unterrichtsmethoden

Egal in welcher Form oder bei welcher Gelegenheit eine Kursleiterin in Kontakt mit werdenden Eltern tritt, die Mutter-Kind bzw. die Eltern-Kind-Beziehung sollte immer ein zentrales Thema darstellen. In den Kursen können Eisbrecher hierfür sehr hilfreich sein.

Eisbrecher 1

Zielsetzung

Förderung des Bewußtseins der Eltern für die Beziehung zu ihrem Kind während der Schwangerschaft

Bitten Sie die Eltern eine Sache zu beschreiben, die sie während der letzten Woche im Hinblick auf ihr Kind getan haben. Die Antworten könnten folgendermaßen lauten:

- Einrichten des Kinderzimmers
- Reduktion des Zigarettenkonsums
- Gang zur Vorsorgeuntersuchung
- Gespräch mit den Eltern eines Säuglings

Eisbrecher 2

Zielsetzung

* Stärkung des Vertrauens der Eltern, daß sie bereits mehr über ihr Kind wissen als jede/jeder andere

Bitten Sie die Eltern, ihr Kind der Gruppe vorzustellen, indem sie erzählen, ob das Kind einen Spitznamen hat, wann er oder sie wach ist oder schläft, ob er oder sie ab und zu einen Schluckauf hat, gerne Musik hört, usw.

Eisbrecher 3

Zielsetzung

* Stärkung des Selbstvertrauens der Eltern durch Aufzeigen ihres instinktiven Wissens um die Versorgung und Betreuung ihres Kindes

Lassen Sie die Puppe herumgehen und bitten Sie die Eltern, zu zeigen, was sie tun würden, um ihr Kind zu beruhigen, wenn er oder sie weint.

Die Kursleiterin kann den Eltern vorschlagen, die Puppe über die Schulter zu legen, sie vor sich mit zugewandtem Gesicht auf die Knie zu setzen, sie in die Arme zu nehmen, sie mit dem Bauch auf die eigenen Knie oder auf den Unterarm zu legen («Fliegerposition») und sanft auf den Rücken und Po zu klopfen, etc.

Es ist inzwischen anerkannt, daß dem Kind bei der Geburt eine aktive Rolle zukommt. Das Kind scheint zumindest teilweise bei der Auslösung von Wehen mitzuwirken (Bennett und Brown, 1993) und Leboyer beschrieb schon vor 25 Jahren die Anstrengungen des Kindes, geboren zu werden:

«Wir haben inzwischen herausgefunden, daß der Anstoß für den Beginn der Wehen vom Kind ausgeht, wie es unsere Vorfahren schon immer gesagt haben. Und jetzt wissen wir, daß das Kind wirklich darum kämpft, geboren zu werden. (Leboyer, 1974; 9th impression, 1983, S. 63)»

Neugeborene sind keine hilflosen Wesen. Es wurde gezeigt, daß das Neugeborene, wenn es in Ruhe gelassen wird, von alleine die Brust der Mutter sucht, findet und zu saugen beginnt (Righard und Alade, 1990). Der Frau erscheint die Geburt möglicherweise weniger bedrohlich, wenn sie sie als einen Prozeß des gemeinsamen Wirkens von Mutter und Kind betrachtet, die Geburt so leicht und sanft wie möglich zu gestalten (mit der Unterstützung und Hilfe von vertrauten Begleitpersonen und Betreuungspersonal). Es fällt der Frau möglicherweise leichter, auf ihren Körper zu hören, wenn sie weiß, daß die Positionen, die sie während der Geburt am angenehmsten empfindet, mit großer Wahrscheinlichkeit auch die besten für ihr Kind sind. Wenn sie während der Wehen versucht, sich auf ihr Kind zu konzentrieren, wird ihr möglicherweise eher bewußt, wie sie mit ihrem Kind zusammenarbeiten kann. Genauso wie z. B. ein sanftes Wiegen und Schaukeln ein Kind beruhigen kann, so kann das Wiegen und Kreisen der Hüften während der Wehen das Wohlbefinden der Frau steigern und so die Geburt voranbringen. Das Konzept von dem Kind als aktivem Teilnehmer an der Geburtsarbeit spiegelt sich in der Sprache der Kursleiterin wieder:

- «Ihr Kind übt Druck auf den Muttermund aus, damit dieser sich öffnen kann.»

- «In der Austreibungsphase bewegt sich Ihr Kind durch das Becken.»

- «Ihr Kind möchte sanft geboren werden.»

- «Ihr Kind dreht anschließend den Kopf, damit seine/ihre Schultern in das Becken eintreten können.»

Mit dem Bild, das die Kursleiterin von den Wehen vermittelt, kann ebenfalls die aktive Rolle des Kindes während der Geburt unterstrichen werden:

«Stellen Sie sich vor, Sie haben eine Wehe. Jedesmal wenn Sie ausatmen, lassen Sie Ihre Schultern fallen und atmen zu Ihrem Kind. Stellen Sie sich vor, daß der Kopf des Kindes auf Ihren Muttermund drückt. Denken Sie daran, daß Ihr Kind, genau wie Sie, Geburtsarbeit leistet. Lassen Sie Ihre Ausatmung zu Ihrem Kind fließen. Die Wehe ist fast vorbei. Sind Ihre Schultern locker und entspannt, so daß Sie Ihrem Kind und sich viel Sauerstoff zukommen lassen können? Die Wehe ist vorbei. Entspannen Sie sich und lassen Sie Ihr Kind sich entspannen.»

Alle Interventionen während der Geburt können mit Blick auf das Kind und auch aus der Sicht des Kindes besprochen werden. Es ist wichtig, daß bei der Besprechung der Austreibungsphase nicht nur der Verlauf, sondern auch der Moment der Geburt selbst, die Bedeutung dieser ersten Momente im Leben des Kindes und die Gefühle der Mutter, des Vaters und des Kindes zur Sprache kommen. Dies kann den Eltern dabei helfen, die Wehen als den Weg zur Geburt ihres Kindes zu betrachten.

Rollenspiel: Geburt

Zielsetzung

- Verdeutlichung der komplexen und widersprüchlichen Gefühle, die mit der Geburt einhergehen können

Lernziele

- Die TeilnehmerInnen werden mit der Bandbreite der Gefühle, die nach der Geburt ihres Kindes auftreten können, vertraut sein

Bitten Sie eine Frau und ihren Partner oder ihre BegleiterIn, eine Position einzunehmen, die sie sich für die Geburt vorstellen können. Geben Sie der Frau eine Puppe, die sie wie ein Neugeborenes halten soll. Fragen Sie die Gruppe:

- wie die Mutter sich möglicherweise fühlt (ekstatisch, angsterfüllt, erschöpft, überwältigt, …)

- wie ihr Partner sich möglicherweise fühlt (erleichtert, beschützend, den Tränen nahe, stolz, glücklich, entsetzt, …)

- was ihr Kind möglicherweise fühlt (Erleichterung, Schrecken, Ruhe, Aufregung, Erwartung, …)

Diskutieren Sie:

- Was könnte die Mutter in diesem Moment möglicherweise wollen? (allein gelassen werden, eine Tasse Tee, schlafen, ihr Kind anschauen, …)

- Was könnte der Vater in diesem Moment möglicherweise wollen? (mit seiner Partnerin und dem Kind allein gelassen werden, weinen, sich ausruhen, etwas essen, losgehen und jedem erzählen, daß sein Kind geboren ist, nach Hause gehen, …)

- Was könnte das Kind in diesem Moment möglicherweise wollen? (sich ausruhen, nah bei seiner/ihrer Mutter sein, trinken, gehalten und liebkost werden, …)

Die Eltern können sich auch während einer Entspannungsübung, die sich auf die Gefühle des Kindes konzentriert, mit der Geburt auseinandersetzen.

Die Geburt aus der Sicht des Kindes

Zielsetzung

* Verbesserung der Sensibilität der Eltern für die Bedürfnisse ihres Kindes

Lesen Sie den Eltern Auszüge aus Gedichten oder Texten vor, die den Moment der Geburt beschreiben. Zum Beispiel:

Schau her!
Das Baby erscheint. Zuerst der Kopf. Dann die Arme. Wir helfen ihm, sie zu befreien, indem wir unter jede Achselhöhle einen Finger gleiten lassen. So heben wir den kleinen Körper nach oben … Wir legen es unmittelbar auf den Bauch seiner Mutter …
Bald ist alles an diesem Kind Atem. In mächtigen Wellen läuft er durch den Körper, vom Scheitel bis hinunter zum Steißbein …
Jetzt kommt ein Arm hervor. Meistens ist es der rechte. Tastend und vorsichtig streckt er sich aus. Die Hand gleitet über den Bauch der Mutter, streichelt, zieht sich wieder zurück.
Nun geht die andere Hand auf Entdeckungsreise. Langsam, langsam, gleichsam erstaunt, daß sie auf keinen Widerstand stößt. Überrascht, daß der umgebende Raum so weitläufig ist.
Nun trauen sich auch die Beinchen. Sie haben mehr Angst. Zögernd strecken sie sich aus, eins nach dem anderen. Sie fangen an zu stoßen und zu treten, abwechselnd, dann beide auf einmal. Verstört, daß sie nichts mehr treffen, das sie bremst, an dem sie sich stoßen.
Wir müssen diesen Beinen einen Halt anbieten, um ihnen aus der Panik herauszuhelfen. Eine Hand, die leichten Widerstand leistet und sich doch wegschieben läßt …
Bald ist der ganze kleine Körper in Bewegung, überall gleichzeitig, harmonisch.
Das Kind streckt sich immer weiter, immer kühner, es strampelt immer kräftiger, es erprobt seine Möglichkeiten …
Es ist lebenswichtig, daß wir das Kind sofort beruhigen … Die Hände der Mutter aber beruhigen das Kind. Ihre Zärtlichkeit sagt ihm auf ihre Weise: «Ich bin ja da. Hab' keine Angst. Wir sind in Sicherheit. Wir sind am Leben. Alle beide. Du und ich.»
(Auszüge aus Leboyer, 1983)

Es ist wichtig, den Eltern ein realistisches Bild vom Aussehen eines Neugeborenen zu vermitteln. Hierfür können Bilder von Kindern, die gerade geboren werden und von Kindern, die einige Sekunden alt sind, hilfreich sein; genauso wie Bilder, auf denen Dinge zu sehen sind, die man an vielen Neugeborenen beobachten kann, wie Milien, ödematöse Genitalien, zyanotische Hände und Füße und Lanugobehaarung.

5.5 Säuglingspflege

Viele Frauen werden heute ein oder zwei Tage nach der Geburt aus dem Krankenhaus entlassen. Dies hat zur Folge, daß sie nur wenig Gelegenheit haben, die Versorgung ihres Kindes unter sachkundiger Anleitung zu erlernen. Die überlastete Gesundheitsberaterin sieht es im Rahmen ihrer Hausbesuche möglicherweise nicht als ihre Aufgabe an, der Mutter bei der Säuglingspflege zu helfen. Manche Frauen erfahren Unterstützung von ihren Müttern, aber viele verlassen sich hinsichtlich der Pflege und Versorgung des Neugeborenen auf ihren Geburtsvorbereitungskurs.

Aus der Literatur geht hervor, daß Geburtsvorbereitungskurse die Frauen häufig nicht ausreichend auf den Alltag mit einem Säugling vorbereiten. Wenn Frauen nach ihren Erwartungen an ihren Geburtsvorbereitungskurs gefragt werden, sind häufig Antworten zu hören wie:

- *Allgemeine Tips für die erste Zeit mit dem Kind zuhause*

- *Alles, was für die Betreuung und Versorgung des Kindes relevant ist – was muß ich für die Gesundheit meines Kindes tun; Kleidung, z. B. wieviel von was; baden; Raumtemperatur, etc.*

- *Umgang mit dem Kind nach der Geburt – Ernährung, Wickeln, typische medizinische Probleme, etc. (Nolan, 1997)*

Die Pflege und Versorgung eines Kindes anhand einer Puppe oder mit einem echten Kind vorzuführen ist sinnvoll, um den Eltern einen ersten Eindruck zu vermitteln, ist aber sicher nicht ausreichend. Niemand hat jemals Fahrradfahren gelernt, indem er jemand anderem dabei zugesehen hat.

Die Kursleiterin kann die Pflege und Versorgung entweder selbst vorführen oder sie kann eine Mutter (oder einen Vater), deren Kind bereits geboren ist, zu einer Sitzung einladen und sie bitten, ihr Kind vor der Gruppe zu wickeln, zu baden oder zu füttern. Die Mutter, die bis vor kurzem noch genauso unerfahren war wie die KursteilnehmerInnen, jetzt so kompetent im Umgang mit ihrem Kind zu sehen, kann die Zuversicht und das Selbstvertrauen der TeilnehmerInnen enorm stärken. Selbst wenn die Mutter bzw. der Vater einverstanden ist, ist es wahrscheinlich nicht sinnvoll, die KursteilnehmerInnen das Kind wickeln oder baden zu lassen, da das Kind spüren wird, daß es von einer fremden Person versorgt wird und ggf. unruhig wird (was wiederum dem Selbstvertrauen der werdenden Eltern nicht sehr zuträglich wäre). Außerdem kann den werdenden Eltern der Umgang mit einem fremden Kind, dessen Eltern anwesend sind, unangenehm sein und sie verhalten sich evtl. ungeschickter als sie es mit dem eigenen tun würden. Die Alternative wäre, die Eltern die Versorgung eines Kindes anhand von Puppen üben zu lassen.

Eine Puppe stellt zwar keinen Ersatz für ein Kind dar, aber zumindest ist sie ein dreidimensionales Objekt, das von allen TeilnehmerInnen so oft wie nötig an- und ausgezogen werden kann.

Es ist erstaunlich, wieviele Fragen bei den Übungen mit der Puppe auftreten. In der Regel handelt es sich dabei um Fragen, die nie aufgetaucht wären, wenn das Windelnwechseln oder Baden nicht praktisch geübt worden wäre. Und diese praktischen Übungen haben noch weitere Vorteile:

1. Wenn die Kursleiterin über mehrere Puppen verfügt, können mehrere Eltern gleichzeitig üben.

2. Selbst wenn nicht für alle TeilnehmerInnen eine Puppe vorhanden ist, können sie sich doch in kleinen Gruppen zusammentun und die Puppe herumreichen, so daß jede/jeder die Gelegenheit hat, z. B. das Baden der Puppe zu üben.

3. Es ist erstaunlich schwierig, eine Puppe an- und auszuziehen – genauso wie ein Kind.

4. Männer können sich freiwillig bereit erklären (und tun dies auch oft), die Puppe zu wickeln oder zu baden – sie haben nach der Geburt oft weniger Gelegenheit, diese Dinge gezeigt zu bekommen als Frauen.

Säuglingspflege

Zielsetzung

• Förderung des Vertrauens der Eltern in ihre Fähigkeit, für ihr Kind sorgen zu können

Lernziel

• Die Eltern werden ihr Kind sicher baden können

Notwendiges Material:
Verschiedene Puppen, eine Auswahl an Babykleidung, Handtücher, Waschlappen, Creme für den Windelbereich, Babyseife, Babyshampoo, Q-Tips, verschiedene Windeln, Windeleimer/Abfalltüte, Talkumpuder, Wickelauflage, Babybadewanne oder Plastikschüssel.

Fordern Sie einige Eltern auf, mit dem ‹Baden› des ‹Kindes› zu beginnen. Bitten Sie die restlichen TeilnehmerInnen, ihnen dabei zu helfen. Folgende Dinge sollten von den Eltern angesprochen werden:

- Wo das Kind gebadet werden soll (warmer Raum)

- Wahl der Badewanne

- Rückenschonende Haltung der Eltern beim Baden des Kindes

- Benötigtes Material (z. B. Handtücher, Waschlappen, Kleidung zum Wechseln, etc.), unnötige Dinge (z. B. Talkumpuder, Q-Tips) und Dinge, deren Nützlichkeit kontrovers diskutiert wird (Creme für den Windelbereich, Seife, Babyshampoo)

- Vor- und Nachteile verschiedener Windelarten

- Abtrocknen des Kindes ohne daß er/sie auskühlt (Haare und Gesicht zuerst, während der Körper noch im Handtuch eingewickelt ist, dann den Körper)

- Sicheres Halten des Kindes während des Badens

- Dauer des Bades

- Welche Kleidung zu welcher Jahreszeit, Raumtemperaturen in der Wohnung

- Dem plötzlichen Kindstod vorbeugen (Schlaflage, räumliche Gegebenheiten)

In einer solchen Sitzung kann erstaunlich viel in kurzer Zeit behandelt werden. Es kann besprochen werden, was für die Pflege und Versorgung des Kindes tatsächlich notwendig ist und wieviele der Säuglingspflegeprodukte unnötig oder sogar schädlich sein können, wie z. B. Talkumpuder. Häufig wird in diesen Sitzungen der plötzliche Kindstod angesprochen, was der Kursleiterin die Gelegenheit gibt, an dieser Stelle den aktuellen Wissensstand und die aktuellen Empfehlungen an die Eltern weiterzugeben.

Ebenso können an dieser Stelle die vielen Möglichkeiten zur Interaktion mit einem Neugeborenen besprochen werden. Die Kursleiterin kann den Eltern z. B. erklären, daß ein Neugeborenes bereits in der Lage ist, mit den Augen zu folgen, Gesichtausdrücke nachzuahmen und daß er oder sie lieber menschliche Gesichter als Bilder betrachtet. Babymassage kann angesprochen und wenn möglich an einem echten Baby vorgeführt werden. Diese Möglichkeiten zu kennen und evtl. sogar zu sehen, ist wahrscheinlich für den Aufbau einer Beziehung zwischen den Eltern und ihrem ungeborenen Kind und die Schaffung einer Grundlage für ein bewußtes und erfülltes Elternsein wertvoller als manche Diskussion oder mancher Vortrag.

5.6 Ernährung des Kindes

5.6.1 Stillen

Die Kursleiterin sollte, wie auch schon zu anderen Themen, ihre Gefühle und Einstellungen hinsichtlich der Ernährung von Neugeborenen und Säuglingen reflektiert haben. Sie sollte sich über ihre Vorlieben und Vorbehalte gegenüber Stillen und Flaschenernährung im klaren sein, um möglichst objektiv über diese Themen sprechen zu können und eine Indoktrination der Eltern zu vermeiden. Es kann hilfreich sein, wenn sie sich mit einer anderen Person über ihre Gedanken und Ansichten zur Ernährung ihres eigenen Kindes, so sie eines hat, oder zum Umgang anderer mit dem Thema Kinderernährung austauscht.

Die Förderung des Stillens ist wahrscheinlich einer der wichtigsten Einzelschritte, den wir zur Förderung der allgemeinen Gesundheit jetzt und in der Zukunft tun können. Leider haben viele Frauen kein Vertrauen in die Fähigkeit ihres Körpers, ein Kind zu stillen und sind Opfer von Vorurteilen, Mißverständnissen und Unwissenheit. Die Geburtsvorbereitung zielt darauf ab, den Frauen das Wissen und Verständnis zu vermitteln, das sie brauchen, wenn sie ihr Kind stillen möchten. Die Fakten, die nach der Aufdeckung der Mythen um das Stillen übrigbleiben, sind sehr häufig überzeugend genug, um die Frauen dazu zu bewegen, mit dem Stillen wenigstens zu beginnen, auch wenn sie später zur Flaschenernährung übergehen.

Im folgenden wird eine zweistündige Sitzung zum Thema Stillen für Frauen und ihre Partner oder BegleiterInnen beschrieben. Das Konzept ist nicht notwendigerweise für jede Gruppe geeignet, aber es stellt eine Grundlage dar, die dann den jeweiligen Bedürfnissen einer Gruppe oder dem zur Verfügung stehenden Zeitrahmen angepaßt werden kann.

Sitzung zum Thema Stillen

Thema: Einführung – Einstellungen und Gefühle hinsichtlich des Stillens (10 min)

Fragen:

- Wann haben Sie zum ersten Mal eine stillende Frau gesehen?
- Welche Gefühle hatten Sie dabei?

Thema: Vorteile des Stillens und häufige Bedenken (20 min)

Aufteilung in kleine Gruppen; bitten Sie die TeilnehmerInnen:

- Schreiben Sie eine Liste mit den Vorteilen des Stillens auf.
- Schreiben Sie alle Bedenken auf, die Sie hinsichtlich des Stillens haben. Sammeln Sie die Ergebnisse der TeilnehmerInnen in der großen Gruppe.

Thema: Physiologie des Stillens (35 min)

Erklären Sie kurz und verständlich die Physiologie des Stillens, verwenden Sie dabei Grafiken und Bilder zur Veranschaulichung.

Sitzung zum Thema Stillen

Zielsetzungen

- Stärkung des Vertrauens der Frau in ihre Fähigkeit, stillen zu können
- Förderung realistischer Erwartungen an das Stillen

Lernziele

Am Ende dieser Sitzung werden die Eltern:

- Die gesundheitlichen Vorteile des Stillens kennen
- Das Prinzip von Angebot und Nachfrage beim Stillen verstanden haben
- Den Unterschied zwischen Kolostrum und reifer Frauenmilch und zwischen Vor- und Hintermilch kennen
- In der Lage sein, das Kind korrekt anzulegen
- Den Unterschied zwischen Trinken an der Brust und Trinken aus der Flasche kennen
- Den möglichen Trinkrhythmus eines Kindes in den ersten Lebenstagen und in den folgenden Wochen und Monaten kennen
- Einige der beim Stillen öfter vorkommenden Probleme sowie Möglichkeiten, wie sie damit umgehen können, kennen
- Wissen, an wen sie sich wenden können, wenn Probleme auftreten

---

Anschauungsmaterial

- *Sehr gute* Bilder, die zeigen, wie das Kind die Brust richtig faßt
- Bilder, die den Unterschied in Farbe und Konsistenz von Kolostrum, Vor- und Hintermilch zeigen
- *Einfache* Graphiken zur Erklärung der Physiologie des Stillens
- Eine Mischung aus Wasser und Öl, sowie blaue Lebensmittelfarbe, eine Schüssel und ein kleiner Schwamm (s. unten)
- Viele Kissen und Puppen
- Überraschungskiste (s. unten)

Demonstrieren Sie kurz, wie sich die Zusammensetzung der Milch während einer Stillmahlzeit ändert: Nehmen Sie die Schüssel, in der Sie eine Mischung aus Öl, Wasser und etwas blauer Lebensmittelfarbe vorbereitet haben. Stellen Sie drei Gläser auf ein Tablett. Tauchen Sie den kleinen Schwamm in das Öl-Wasser-Gemisch und warten Sie, bis er sich komplett vollgesaugt hat. Halten Sie ihn über das erste Glas und bitten Sie die TeilnehmerInnen darauf zu achten, wie das Wasser in das Glas tropft, ohne daß der Schwamm ausgedrückt werden muß. Dann füllen Sie das zweite Glas indem Sie den Schwamm ganz leicht ausdrücken bis es voller ist als das erste. Schließlich drücken Sie den Schwamm über dem dritten Glas kräftig aus, so daß das restliche Öl herauskommt. Das dritte Glas sollte nicht so voll sein wie das zweite.

Fragen Sie die Gruppe, was diese Demonstration mit dem Stillen zu tun haben könnte. Die Antworten sollten folgende Aspekte abdecken:

1. Die Vormilch ist für das Kind wie ein Getränk; sie ist sehr dünnflüssig und das Kind braucht nur wenig Kraft, um an sie heranzukommen.

2. Nun folgt eine Mischung aus Vormilch und fetter Hintermilch; das Kind muß schon etwas mehr tun, um sie zu erreichen.

3. Zum Schluß der Mahlzeit kommt die sehr fetthaltige Hintermilch; das Kind muß kräftig saugen, um an sie heranzukommen.

4. Manche Kinder sind nach der Hintermilch wieder durstig und möchten dann nochmal an die andere Brust angelegt werden, um noch etwas Vormilch zu trinken.

Die richtige Positionierung des Kindes an der Brust:
Bitten Sie die TeilnehmerInnen den Kopf so zu drehen, daß sie über die Schulter nach hinten schauen und sich vorzustellen, in dieser Position eine Tasse Tee zu trinken. Anschließend bitten Sie sie, das Kinn auf die Brust zu legen und sich vorzustellen, in dieser Position etwas zu trinken. Demonstrieren Sie dann mit einer Puppe, wie das Kind gehalten werden soll, damit der Bauch des Kindes zum Bauch der Mutter und die Nase des Kindes zur Brust der Mutter zeigt und das Kind trinken kann, ohne den Kopf drehen zu müssen.

Bitten Sie die TeilnehmerInnen erst an ihrem Daumen, dann an ihrem Unterarm zu saugen (es ist unmöglich, in gleicher Weise am Daumen und am Unterarm zu saugen). Erklären Sie damit den Unterschied des Saugens an der Flasche und des Saugens an der Brust. Erklären Sie die Bewegungen des Kiefers und der Zunge während des Stillens.

Geben Sie einer Mutter eine Puppe und zeigen Sie ihr, wie sie das Kind mit dem rechten Arm halten und dabei den Nacken des Kindes stützen soll, wenn sie es an der linken Brust anlegt und wie sie es mit dem linken Arm halten und dabei den Nacken unterstützen soll, wenn sie es an der rechten Brust anlegt. Erklären Sie ihr, daß sie durch das Herandrücken des Kopfes an ihre Brust das Kinn des Kindes auf dessen Brust beugt und es so nicht trinken kann. Erklären Sie ihr, daß das Kind die Brust selbst finden soll. Das Kind liegt richtig, wenn Ohr, Schulter und Hüfte eine gerade Linie bilden.

Reichen Sie Bilder von Kindern herum, die richtig an der Brust trinken.

Fragen Sie die Väter und die Begleitpersonen, was man tun könnte, damit die Mutter bequem stillen kann. Achten Sie darauf, daß eine Sitzgelegenheit vorhanden ist, auf der die Mutter gerade sitzen kann und daß genügend Kissen da sind, um das Kind gut positionieren zu können.

Fordern Sie die Männer und die Begleitpersonen auf, den Frauen beim Finden einer bequemen Stillposition zu helfen, damit sie dann üben können, die Puppe richtig an die Brust zu legen. Gehen Sie umher, um Fragen zu beantworten.

Kaffeepause (10 min)

Thema: Häufigkeit der Stillmahlzeiten (10 min)

Bitten Sie die TeilnehmerInnen, die Zeiten aufzuschreiben, zu denen sie in den letzten 24 Stunden etwas gegessen haben. Fragen Sie sie, wie oft sie etwas gegessen haben und wieviel Zeit zwischen den einzelnen Mahlzeiten lag. Betonen Sie die große Bandbreite in der Anzahl der Mahlzeiten, die die einzelnen zu sich genommen haben und in der Zeit, die zwischen den Mahlzeiten lag. Erklären Sie, daß Kinder genauso sind: Manche werden viele kleine Mahlzeiten zu sich nehmen, andere werden mehr pro Mahlzeit essen und dafür längere Pausen machen. Weisen Sie darauf hin, daß der Magen eines Neugeborenen die Größe einer Walnuß hat – und daher regelmäßig gefüllt werden muß.

Thema: Umgang mit auftretenden Schwierigkeiten (25 min)

Bereiten Sie eine Überraschungskiste mit verschiedenen Dingen vor, die eine Diskussion über das Stillen initiieren können (z. B. Handmilchpumpe, Stilleinlagen, Verhütungsmittel, Bild eines schreienden Kindes, Salbe für die Brustwarzen, Windel, Schnuller, Kinokarten, Uhr, Desinfektionsmittel, altes T-Shirt, etc.).

Fordern Sie jede/jeden TeilnehmerIn auf, ein Teil aus der Kiste herauszunehmen und zu sagen, was ihnen dazu im Zusammenhang mit dem Stillen einfällt. Themen, die hierbei wahrscheinlich angesprochen werden sind: Auslaufen der Muttermilch, Ausdrücken und Aufbewahren von Muttermilch, Stillen als Verhütungsmittel, Umgang mit wunden Brustwarzen, Zeit für sich selbst haben, auswärts stillen, Stillrhythmus.

Thema: Schluß – unterstützende Netzwerke (10 min)

Fragen Sie die Eltern, wer sie beim Stillen unterstützen wird.

Wenn die Kursleiterin selbst nie gestillt hat, sollte sie sich insbesondere über die korrekte Positionierung des Kindes an der Brust im klaren sein und sich in der Vermittlung der für die Frau angemessenen Stilltechniken sicher fühlen. Es kann, auch für Kursleiterinnen, die selbst gestillt haben, sehr hilfreich sein:

- eine Stillberaterin oder eine Kinderkrankenschwester zu bitten, ihr zu zeigen, wie ein Kind richtig angelegt wird

- mit einer Mutter zu sprechen, die erfolgreich ihr erstes Kind stillt, und ihr beim Stillen zuzusehen

- die Demonstration des Stillens vor dem Spiegel zu üben (um sich aus der Sicht der TeilnehmerInnen zu sehen).

Steht für das Thema Stillen nur wenig Zeit zur Verfügung, ist es wichtig, die Prioritäten so zu setzen, daß die Informationen und praktischen Übungen ausreichen, um den Frauen gute Voraussetzungen für ein erfolgreiches Stillen zu bieten. Folgende Dinge sollten sie wissen:

1. Wie sie das Kind an die Brust anlegen sollen

2. Daß sie das Kind nach Bedarf stillen sollen

3. Daß es wichtig ist, daß das Kind zuerst eine Brust leertrinkt, bevor es die andere bekommt

5.6.2 Flaschenernährung

Viele Frauen gehen früher oder später zu Flaschennahrung über. Daher ist ein Gespräch über die Wahl der Flaschennahrung und deren korrekte Zubereitung durchaus sinnvoll, auch wenn manche Kursleiterin das Thema lieber unerwähnt lassen würde. Auch hier werden durch praktische Übungen, wie das Sterilisieren einer Flasche oder die Zubereitung der Nahrung und durch Gespräche mit Eltern, die sich für die Flaschenernährung entschieden haben, viele wichtige Fragen aufkommen.

Wenn der Veranstaltungsträger des Geburtsvorbereitungskurses die Meinung vertritt, daß Flaschenernährung kein eigenes Thema in einem Geburtsvorbereitungskurs darstellen soll, können die entsprechenden Informationen in die Sitzung zum Thema Stillen integriert werden. Die Kursleiterin kann deutlich machen, wie sich die Stillposition von Mutter und Kind von der bei der Flaschenfütterung unterscheidet. Wenn sie die Inhaltsstoffe der Muttermilch bespricht, kann sie darauf hinweisen, daß Flaschennahrung aus künstlich hergestellten Bestandteilen besteht und auch so behandelt werden soll (z. B. durch sorgfältiges Abmessen der Milchpulvermenge und Zufügen der genauen Menge an Wasser). Wenn sie erklärt, daß die Stillmahlzeit mit einem ‹Getränk› beginnt (der Vormilch) und von einer sehr nährstoffreichen Mahlzeit (der Hintermilch) gefolgt wird, kann sie hervorheben, daß ein gestilltes Kind keinen Durst hat, da er oder sie mit jeder Mahlzeit auch etwas zu trinken bekommt. Flaschennahrung hingegen besteht nur aus der ‹Mahlzeit›, weswegen diese Kinder auch mindestens einmal am Tag kaltes, abgekochtes Wasser zu trinken bekommen sollten. So wird den Eltern klar, daß flaschenernährte Kinder aufgrund von Flüssigkeitsmangel Verstopfung bekommen können, Stillkinder hingegen nicht, selbst wenn sie nur ein- bis zweimal pro Woche Stuhlgang haben. Die Kursleiterin kann den Eltern erklären, daß die Eltern eines flaschenernährten Kindes, wenn er oder sie weint, entscheiden müssen, ob es Hunger oder Durst hat, wohingegen Stillkindern einfach die Brust angeboten werden kann.

Des weiteren kann die Kursleiterin ansprechen, daß der Beginn einer Stillbeziehung vielleicht schwieriger ist als dem Kind die Flasche zu geben – der Druck, dem eine Mutter in den ersten Tagen nach der Geburt auf der Wochenstation möglicherweise ausgesetzt ist, wenn sie sieht, daß sich das Kind ihrer Bettnachbarin, die ihr Kind mit künstlicher Milch ernährt, viel schneller beruhigen läßt, sollte nicht unterschätzt werden. Auf lange Sicht haben es voll stillende Mütter aber leichter, sowohl was die «Zubereitung» der Nahrung, als auch die Verdauung ihrer Kinder angeht. Die Eltern sollten nicht das Gefühl bekommen, stillen zu müssen. Aber die Vorteile des Stillens werden wahrscheinlich sogar noch deutlicher, wenn es gemeinsam mit der Flaschenernährung besprochen wird, als wenn das Thema Flaschenernährung völlig ausgespart wird. Manche Eltern, die sich bis dahin noch unsicher waren, werden sich dann vielleicht für das Stillen entscheiden, weil ihnen klar geworden ist, daß Flaschennahrung nicht nur weniger gesund, sondern auch weniger leicht zu handhaben ist, als sie es bisher angenommen haben.

5.7 Eltern mit ihren Neugeborenen zum Kurs einladen

In der Literatur ist man sich schon lange darüber einig, daß Patienten durch andere Patienten mehr über Krankenhäuser lernen können, als durch das medizinische Personal, durch das sie betreut werden. (Cormack, 1976). Dies gilt möglicherweise für alle Lebenssituationen: Den besten Beistand bei einer neuen Erfahrung können diejenigen leisten, die diese Erfahrung gerade selbst gemacht haben:

«Da sowohl Erst- als auch Mehrgebärende denjenigen, die bereits selbst Erfahrung mit Kindern haben, die meiste Kompetenz hinsichtlich Säuglingsernährung und -pflege zusprechen, könnte es eine wichtige Aufgabe der Schwester (Kursleiterin) sein, der Wöchnerin Kontakt zu anderen Müttern mit Kindern zu vermitteln, um so den Übergang zu ihrer Rolle als Mutter zu erleichtern. (Salamm, 1995, S. 34; Anmerkung in Klammern durch die Autorin)»

«Wir haben es zunehmend unterstützt, daß die Kurse von den wirklichen Experten übernommen wurden – den jungen Eltern. (Kirkham, 1991, S. 67)»

Der persönliche Bericht einer Frau oder eines Paares über die ersten Tage und Wochen mit dem Neugeborenen, kann für die werdenden Eltern besonders anschaulich sein. Die Kursleiterin kann auch Eltern mit unterschiedlich alten Kindern einladen: Ein zwei Wochen altes Kind sieht anders aus und bewegt sich anders als ein sechs Monate altes Kind, und die jeweiligen Eltern werden mit großer Wahrscheinlichkeit ihre Kompetenz als Eltern unterschiedlich beurteilen. Für die werdenden Eltern ist es sehr ermutigend zu sehen, daß das Chaos und die ungewohnte Situation der ersten Wochen langsam einer gelassenen Routine Platz machen, die für alle zu erreichen ist.

Die Kursleiterin sollte sich mit den Eltern, die sie einzuladen beabsichtigt, unbedingt vorab treffen, um mit ihnen über ihre Geburtserfahrungen zu sprechen. Diese Erfahrungen können möglicherweise sehr hart gewesen sein und der Prozeß der Reflexion sollte nicht erstmalig in Gegenwart der KursteilnehmerInnen stattfinden. Schließlich soll dieser Besuch das Selbstvertrauen der TeilnehmerInnen stärken, was nur möglich ist, wenn die Gasteltern ihre Erfahrungen reflektiert haben und sich in ihrer neuen Situation gut eingefunden haben. Bei der Auswahl von Eltern, die bereits geboren haben, sollte die Kursleiterin sich folgende Fragen stellen:

- Werden diese Eltern die Fragen der TeilnehmerInnen bereitwillig beantworten wollen?

- Werden sie damit zurecht kommen, im Zentrum der Aufmerksamkeit zu stehen?

- Hatten sie bereits Gelegenheit, über ihre Geburt und ihre ersten Erfahrungen mit dem Leben mit einem Neugeborenen zu sprechen?

- Wird es dieser Mutter unangenehm sein, ihr Kind vor der Gruppe zu füttern?

- Welches Elternbild werden diese Eltern vermitteln?

Bei einigen dieser Fragen kann der Eindruck entstehen, daß den werdenden Eltern eine geschönte Version der Realität angeboten werden soll. Der zugrundeliegende Gedanke ist, die Eltern so auszusuchen, daß die TeilnehmerInnen kein geschöntes, aber ein ausgeglichenes Bild der ersten Wochen mit einem Neugeborenen bekommen. Eines, bei dem es neben abendlichen Koliken und schlaflosen Nächten auch die Freude am Kennenlernen des eigenen Kindes und am Austausch von Zärtlichkeiten und Spielen gibt. Die TeilnehmerInnen sollten auf jeden Fall einen Einblick in die anstrengenden Seiten des Elterseins bekommen, genauso aber auch ein Bild von dem Stolz und der Freude über das Erreichte. Bei der Vorbereitung des Besuchs kann die Kursleiterin folgende Dinge mit den Gasteltern besprechen:

- Wie die Eltern sich bei dem Gedanken, über ihre Geburt zu sprechen, fühlen und was sie erzählen werden

- Ihre Erfahrungen mit der ersten Zeit nach der Geburt

- Ob es Dinge gibt, die sie nicht ansprechen wollen (wenn ja, dann müssen die TeilnehmerInnen dazu angehalten werden, entsprechende Fragen nicht zu stellen)

- Wie lange der Besuch dauern soll (wenn die TeilnehmerInnen wissen, daß nur eine bestimmte Zeitspanne für ihre Fragen zur Verfügung steht, werden sie sich auf das konzentrieren, was ihnen am wichtigsten ist)

- Wie der Besuch strukturiert sein soll

- Wer das Kind nehmen darf

In gemischten Kursen dominieren häufig die Frauen. Männer, die möglicherweise glauben, daß sie während der Geburt und in der ersten Zeit danach nur eine Nebenrolle spielen, werden an den Rand gedrängt und stellen nicht die Fragen, die ihnen wichtig sind. Dies läßt sich durch die Bildung von reinen Männer- und Frauengruppen umgehen, wobei sich die Mutter mit den Frauen unterhält und der Vater mit den Männern spricht. Wenn die Gasteltern einverstanden sind, kann anschließend getauscht werden. Dies gibt den Frauen die Möglichkeit, etwas über den Alltag und die Gefühle als Vater zu erfahren und den Männern etwas über die Erfahrungen als Mutter. Um die Diskussion ins Rollen zu bringen, kann die Kursleiterin einige der Fragen, die die TeilnehmerInnen den Eltern stellen möchten, auf ein Flip-Chart schreiben:

- Erzählen Sie uns, wie Ihr 24-Stunden-Tag aussieht

- Auf was waren Sie am wenigsten vorbereitet?

- Hatten Sie nach der Geburt ihres Kindes Hilfe? Wer hat Ihnen geholfen? War es wirklich hilfreich?

- Wie hat das Kind Ihre Beziehung zueinander verändert?

- Hat die Stillbeziehung so angefangen, wie Sie es sich vorgestellt hatten?

- Welche Tips können Sie werdenden Eltern geben?

- Welche Vorbereitungen vor der Geburt haben Ihnen am meisten geholfen? (von Tumblin, 1996)

Die Beziehung zwischen den Eltern und ihrem Kind wird, egal was die Gasteltern den TeilnehmerInnen erzählen werden, durch die Art und Weise, wie sie mit ihrem Kind umgehen, deutlich werden. Sie können bereit sein, ihr Kind von den TeilnehmerInnen halten zu lassen und damit manchen TeilnehmerInnen die Gelegenheit geben, zum ersten Mal einen Säugling in den Armen zu haben. Selbst wenn das Kind die ganze Zeit schreit oder die TeilnehmerInnen vom Zuhören abhält, ist dies eine wertvolle Erfahrung. Denn Neugeborene schreien nun mal und sie ziehen die Aufmerksamkeit anderer Erwachsener (und Kinder) auf sich. Frauen berichten oft, daß sie, solange sie schwanger waren, im Zentrum der Aufmerksamkeit ihrer Freunde und Verwandten standen, aber daß sie, seitdem das Kind geboren ist, erst an zweiter Stelle kommen.

Nachdem die Eltern mit ihrem Kind gegangen sind, sollte die Kursleiterin den TeilnehmerInnen die Gelegenheit geben, über den Besuch zu sprechen. Wenn auch viele Fragen bereits beantwortet sein werden, kann es doch sein, daß manche Eltern sehr überrascht sind von den Eindrücken, die sie von der Realität des Elternseins gewonnen haben. Die Kursleiterin kann den Vorschlag machen, daß die Paare zuerst einmal untereinander ihre Eindrücke und Gefühle austauschen, um dann in der großen Gruppe zusammenzukommen und über alles zu sprechen, was sie überrascht, geängstigt oder ermutigt hat.

5.8 Schlußfolgerung

Ein gut organisierter Besuch eines Elternpaares mit ihrem Neugeborenen kann von großem Einfluß sein. Er kann ein Schritt in Richtung jenes sozialen Netzwerkes sein, das werdenden Eltern früher ermöglicht hat, von den Erfahrungen anderer Eltern in der gleichen Situation, zu profitieren. Egal wie erfahren die Kursleiterin ist, sie hat immer nur die Rolle einer Vermittlerin. Und egal, wie präsent ihre eigene Geburtserfahrung oder ihre Erfahrungen mit den ersten Wochen mit dem Kind sind – ihre Berichte werden bei der Gruppe nie den unmittelbaren Eindruck hinterlassen, wie die von frischgebackenen Eltern, die von den TeilnehmerInnen als Menschen in der gleichen Situation wie sie selbst wahrgenommen werden.

Zusammenfassung

1. Die Kursleiterin versucht, die Beziehung zwischen den Eltern und ihrem ungeborenen Kind zu stärken und das Vertrauen in ihre Fähigkeit, für das Kind nach der Geburt sorgen zu können, zu fördern.

2. Eltern brauchen ein realistisches Bild von Aussehen und Verhalten von Neugeborenen und Säuglingen.

3. Praktische Übungen zur Pflege und zum Umgang mit dem Kind können für den Aufbau der Beziehung zum Kind und zur Schaffung einer vertrauensvollen Grundlage für das Elternsein wertvoller sein als jede Diskussion oder jeder Vortrag.

4. Kursleiterinnen sollten sich über ihre eigenen Einstellungen zur Säuglingsernährung im klaren sein, um eine Beeinflussung der Eltern zu vermeiden.

5. Eine Frau oder ein Paar, die bzw. das erst vor kurzer Zeit ein Kind bekommen hat, zu einer Sitzung einzuladen, um über die ersten Tage und Wochen als Eltern zu berichten, kann den werdenden Eltern den Alltag mit einem Neugeborenen in besonders eindrucksvoller Weise näher bringen.

Literaturverzeichnis

Bennett VR; Brown LK: (1993) *Myles Textbook for Midwives,* 12. Aufl. London: Churchill Livingstone.
Cormack D: (1976) *Psychiatric Nursing Observed.* London: Royal College of Nursing.
Kirkham M: (1991) Antenatal learning. *Nursing Times* 87 (9): 67.

Leboyer F: (1983) *Birth Without Violence.* 9. Nachdruck. London: Fontana.

Nolan M: (1997) Antenatal education: failing to educate for parenthood. *British Journal of Midwifery* 5 (1): 21–26.

Righard L; Alade MO: (1990) Effect of delivery room routines on succes of first breastfeed. *Lancet* 336: 1105–1107.

Salamm CM: (1995) Mother's perception of infant care and self-care competence after early postpartum discharge. *Birth* 10 (2): 30–39.

Tumblin A: (1996) A visit with a postpartum couple. *International Journal of Childbirth Education* 11 (4): 16–17.

6. Schwangerschaft

Themenübersicht

- Schwangerschaft und Selbsterfahrung

- Veränderung von Einstellungen und Lebensstil während der Schwangerschaft

- Förderung der Beziehung zwischen Eltern und ihrem ungeborenen Kind

- Optimale Kindslage

- Übungen für Rücken und Beckenboden

- Präeklampsie

- Effektiv kommunizieren

Kurse für Paare, die gerade schwanger geworden sind, bieten großartige Möglichkeiten im Bereich der Gesundheitsförderung und sollten viel häufiger angeboten werden als dies zur Zeit der Fall ist. Ein mögliches Konzept für Kurse in der Frühschwangerschaft wurde in Kapitel 4 vorgestellt. Dennoch beginnen die meisten Eltern nicht vor dem letzten Schwangerschaftsdrittel mit einem Geburtsvorbereitungskurs. Zu diesem Zeitpunkt ist es bereits zu spät für gesundheitsfördernde Themen wie Ernährung, Drogen, Alkohol und Rauchen während der Schwangerschaft. Die Organogenese des Kindes ist abgeschlossen und obwohl die meisten Eltern sicher von Informationen über einen gesunden Lebensstil profitieren würden, konzentrieren sich ihre Wünsche und Erwartungen an den Kurs eher auf Themen wie Umgang mit Wehen und Versorgung des Kindes nach der Geburt.

6.1 Schwangerschaft und Selbsterfahrung

Selbst wenn die Frau bereits hochschwanger ist, kann noch über die Reaktionen der Eltern auf die Schwangerschaft gesprochen werden, über ihre Beziehung zu ihrem ungeborenen Kind und über die Veränderungen in ihrer Selbstwahrnehmung und in den Beziehungen zu anderen Menschen. Die Zielsetzungen der Kursleiterin können wie folgt zusammengefaßt werden:

1. Unterstützung der Eltern in der Anpassung an ihre neue Rolle als Mutter oder Vater

2. Förderung des Aufbaus einer Beziehung zu dem ungeborenen Kind

3. Förderung einer positiven Einstellung gegenüber dem Elternsein

In den neun Monaten der Schwangerschaft verändert sich die Weltsicht der werdenden Eltern. Sie entwickeln ein stärkeres Verantwortungsgefühl, überprüfen ihre Vorstellungen von persönlicher Freiheit sowie ihre Prioritäten. Das Verhältnis zu den eigenen Eltern verändert sich und wird nun eher zu einer Beziehung zwischen gleichberechtigten Erwachsenen als zwischen Eltern und Kindern.

Diese Veränderungen können so minimal sein, daß sie von den Eltern selbst oder von anderen kaum wahrgenommen werden, sie können aber auch ganz dramatische Ausmaße annehmen. Ein Mann, der vor noch nicht allzu langer Zeit an einem Geburtsvorbereitungskurs der Autorin teilgenommen hat, erzählte, daß er bisher an seinem Arbeitsplatz immer sehr angepaßt gewesen sei, immer darauf bedacht, keinen Unfrieden zu stiften und immer bereit, Überstunden zu machen, wenn sein Chef es verlangte. Seit seine Partnerin schwanger war, hätte er bei sich eine bisher nicht gekannte Bestimmtheit entdeckt, die ihn sein Arbeitsleben komplett umorganisieren ließ. Seine Frau hingegen, die bisher sehr weltoffen war und eher den dominierenden Part in der Beziehung innehatte, sagte, daß sie sich völlig von der Außenwelt zurückgezogen hätte und sich nur auf ihre Schwangerschaft konzentriere.

In dem Maße, in dem Eltern sich über die subtilen emotionalen Veränderungen während der Schwangerschaft bewußt werden, beginnen sie zu erkennen, wie sehr das ungeborene Kind bereits ihr Leben beeinflußt. Die emotionale Arbeit während der Schwangerschaft ist wichtig für einen gesunden Übergang zum Elternsein.

«Die Schwangerschaft scheint die für den Beginn der Entwicklung der elterlichen Persönlichkeit wichtigste Zeit zu sein. (Antonucci und Mikus, 1988, S. 70)»

Geburtsvorbereitung kann den Eltern die Veränderungen, die sie während der Schwangerschaft mehr oder weniger bewußt erleben, deutlicher machen und ihnen helfen, sie zu verstehen. In einer Umgebung, in der werdende Eltern befürchten müssen, für ihre Gefühle verurteilt zu werden oder in der sie keine Wertschätzung ihrer Erfahrungen erleben, werden sie ihre Zweifel, Ängste und negativen Gefühle hinsichtlich der Schwangerschaft nicht äußern. Es ist daher sehr wichtig, daß die Eltern sich innerhalb des Kurses «sicher» fühlen. Die Kursleiterin kann den Eltern zu Beginn des Kurses anbieten, über diese Gefühle zu sprechen und darauf hinweisen, daß es in späteren Sitzungen weitere Gelegenheit für solche Gespräche geben wird. Möglicherweise wird es ihnen leichter fallen, offen über ihre Ansichten zu sprechen, wenn sie sich untereinander besser kennengelernt haben.

Wie haben Sie sich gefühlt, als Sie feststellten, daß Sie schwanger sind?

Zielsetzung

- Bewußtmachen der eigenen Einstellungen der Eltern und der anderer hinsichtlich der Schwangerschaft

Lernziel

- Die TeilnehmerInnen werden mit den möglichen Reaktionen auf die Feststellung einer Schwangerschaft vertraut sein

Fordern Sie die TeilnehmerInnen auf, sich entweder in der großen Gruppe oder in Kleingruppen darüber zu unterhalten, wie sie sich gefühlt haben, als sie von ihrer Schwangerschaft erfuhren.

Bitten Sie um Rückmeldung. Arbeiten Sie die häufigsten Aspekte heraus.

Wenn es den TeilnehmerInnen schwer fällt, über ihre Gefühle zu sprechen, kann die Kursleiterin Situationskarten einsetzen, die in der großen Gruppe oder in den Kleingruppen vorgelesen werden, um das Gruppengespräch zu stimulieren.

Situationskarten (Nolan, 1996)

Gefühle hinsichtlich der Schwangerschaft

«Ich war völlig panisch, weil es so unerwartet war. Mir war gesagt worden, daß ich ohne medizinische Hilfe wahrscheinlich keine Kinder bekommen könnte und wir hatten erst vor ein paar Monaten begonnen, uns darüber Gedanken zu machen, ob wir uns auf die Warteliste für eine künstliche Befruchtung setzen lassen sollten.»

Gefühle hinsichtlich der Schwangerschaft

«Ich war absolut begeistert, überglücklich und hatte Angst.»

Gefühle hinsichtlich der Schwangerschaft

«Ganz tief drinnen hatte ich mir verzweifelt ein Kind gewünscht – und jetzt war ich schwanger!»

Gefühle hinsichtlich der Schwangerschaft

«In der 8. SSW wurde uns gesagt, daß meine Partnerin Zwillinge bekommen würde und der Ultraschall zeigte zwei schlagende Herzen. Ich war außer mir vor Freude und habe sofort überlegt, welches Geschlecht sie wohl haben würden!»

Gefühle hinsichtlich der Schwangerschaft

«Ich hatte immer vorgehabt, es vor der 12. SSW niemandem zu sagen, aber als wir es erfuhren, wollten wir es sofort jedem erzählen.»

Eine solche Aktivität kann starke Gefühle hervorrufen, wenn sich in der Gruppe TeilnehmerInnen befinden, die nach einer Möglichkeit suchen, ihre Ambivalenz oder sogar ihre negative Einstellung gegenüber der Schwangerschaft zum Ausdruck zu bringen. Diese Gefühle müssen gelten dürfen und respektiert werden und sollten in der Gruppe besprochen werden, um deren mögliche Ursache herauszufinden:

- ‹Hegt noch jemand solche ambivalenten Gefühle gegenüber der Schwangerschaft?›

- ‹Sie standen zu Beginn der Schwangerschaft sehr ablehnend gegenüber. Was empfinden Sie jetzt?›

- ‹Warum, glauben Sie, waren Sie so aufgebracht, als Sie von dem positiven Schwangerschaftstest erfuhren?›

Es gibt eine Vielzahl von Möglichkeiten, den Eltern Gelegenheit zu geben, über die schwangerschaftsbedingten Veränderungen in ihrem Leben nachzudenken.

Veränderungen durch die bzw. während der Schwangerschaft

Zielsetzung

* Stärkung des Bewußtseins der TeilnehmerInnen für die Auswirkungen, die die Schwangerschaft auf ihr Selbstbild und ihre Beziehungen haben kann

Lernziele

* Die Eltern werden in der Lage sein, zu sagen, wie sich ihre Eigenwahrnehmung, die Wahrnehmung ihrer Person durch andere und ihre eigene Wahrnehmung anderer Menschen verändert hat.

Fordern Sie die TeilnehmerInnen auf, sich in kleine Gruppen aufzuteilen, und bitten Sie jede Gruppe, über ein anderes Thema zu sprechen:

1. Wie ich mich durch die Schwangerschaft verändert habe.

2. Wie mein/e Partner/in sich durch die Schwangerschaft verändert hat.

3. Wie sich das Verhalten anderer mir gegenüber verändert hat, seitdem ich/meine Partnerin schwanger bin/ist.

Die Eltern können gebeten werden, ihre Ergebnisse dem Kurs mitzuteilen oder die Paare können sich für einige Minuten darüber unterhalten, was ihnen bei dem Gruppengespräch besonders aufgefallen ist.

Aus dieser Aktivität kann sich eine Diskussion über die Veränderung der Beziehung der TeilnehmerInnen zu ihren eigenen Eltern ergeben. Während der Schwangerschaft reflektieren viele Erwachsene ihre eigene Kindheit und Jugend und vielen der werdenden Großeltern wird spätestens jetzt bewußt, daß ihre Kinder erwachsen geworden sind. Ein Kind kann die Generationen einander näher bringen. Es kann sie aber auch weiter voneinander entfernen, wenn die werdenden Eltern die eigenen Eltern aufgrund einer unglücklichen oder traumatischen Kindheit und Jugend von der Schwangerschaft ausschließen. Gespräche in Geburtsvorbereitungskursen sollen dabei helfen, die komplexen Emotionen, die durch eine Schwangerschaft unweigerlich entstehen, zu entwirren und den Eltern bewußt machen, wie ihre eigenen Veränderungen auch andere verändern: Eltern werden zu Großeltern, Arbeitgeber von Personen ohne elterliche Verantwortung zu Arbeitgebern von Menschen mit wichtigen Verpflichtungen außerhalb des Berufs, Freunde eines kinderlosen Paares werden zu Freunden eines Paares, das einen Babysitter braucht, bevor es ausgehen kann.

6.2 Männer und Schwangerschaft

Männern soll in Geburtsvorbereitungskursen die Möglichkeit gegeben werden, ihre Bedürfnisse und Gefühle während der Schwangerschaft zu reflektieren. Wie Raphael-Leff (1993) bemerkt:

> *«In den westlichen Gesellschaften fühlen sich werdende Väter oft vernachlässigt... Obwohl sie, ebenso wie die werdende Mutter, Veränderungen ihres Selbstbildes und ihrer Identität durchmachen, wird ihr Bauch nicht dicker, sie erfahren keine hormonellen oder physischen Veränderungen, die ihr Vaterwerden sichtbar machen. Des weiteren erfährt der Prozeß des Vaterwerdens im allgemeinen nur wenig gesellschaftliche Anerkennung. (S. 158)»*

Der Kursleiterin stehen eine ganze Reihe von Möglichkeiten zur Verfügung, um Männern die Reflexion über die Veränderungen, die die Schwangerschaft in ihr Leben gebracht hat, zu erleichtern:

1. Reine Männergruppen erlauben es Männern, frei zu sprechen, und messen ihrem Erleben der Schwangerschaft den gleichen Stellenwert bei wie dem Erleben der Frauen.

2. Wenn Männer und Frauen das gleiche Thema in getrennten Gruppen behandeln und hinterher ihre Ergebnisse vergleichen, kann das beiden ein besseres Verständnis ihrer Ängste und ihrer Interpretation der Ereignisse ermöglichen.

3. In Gruppengesprächen in der großen Gruppe kann die Kursleiterin Themen ansprechen, die speziell Männer betreffen, wie z. B.:

   - Gelingt es Ihnen, Beruf und Privatleben zu vereinbaren, jetzt wo ihre Partnerin schwanger ist?

   - Können Sie mit anderen Männern über die Schwangerschaft sprechen?

   - Haben Sie männliche Freunde, mit denen Sie darüber sprechen können, wie es ist, bei der Geburt dabei und Vater zu sein?

   - Wie hat sich ihr Verhältnis zu Ihrem eigenen Vater in der letzten Zeit verändert?

6.3 Eltern und ihre ungeborenen Kinder

Ziel der Geburtsvorbereitung ist die Vermittlung von Informationen und die Förderung des Verständnisses der TeilnehmerInnen für sich selbst, für ihr Kind und für die Beziehung zu ihrem Kind. Werdende Eltern, in deren Leben Kinder bisher keine Rolle gespielt haben, brauchen Unterstützung, um sich auf das Leben mit einem Kind einzustellen. Die Kursleiterin kann den Eltern helfen, ein Bild von ihrem Kind als einem eigenständigen Individuum zu entwickeln, das bereits während der Schwangerschaft eine intensive Beziehung zu ihnen aufbaut.

Das Kind im Bauch

Zielsetzung

- Förderung der vorgeburtlichen Beziehung zwischen den Eltern und ihrem Kind zur positiven Beeinflussung der ersten Zeit nach der Geburt

Lernziel

- Die TeilnehmerInnen werden die Entwicklungsstufe ihres Kindes kennen

Fordern Sie die TeilnehmerInnen auf, in einem Brainstorming zusammenzutragen, was ihr Kind zu dem jetzigen Entwicklungszeitpunkt bereits kann. Die Liste kann beispielsweise folgende Punkte beinhalten:

- treten
- Schluckauf
- Purzelbaum
- weinen
- hören
- sehen
- bei einem plötzlichen lauten Geräusch aufschrecken

In der anschließenden Diskussion können die Eltern das Schlaf-Wach-Muster ihrer Kinder beschreiben sowie ihre Art und Weise, mit ihrem Kind zu kommunizieren. Sprechen sie mit ihren Kindern oder singen sie ihnen etwas vor?

Wenn den Eltern bewußt wird, daß ungeborene Kinder bereits über Erinnerungsvermögen und Lernfähigkeit verfügen, kann das ihre Einstellung gegenüber ihrem Ungeborenen stark verändern. Anzuerkennen, daß ihr Kind bereits ein «fertiger» Mensch ist, mit allem was dazu gehört, kann ihren Respekt vor dem Kind steigern und die Beziehung zu ihm/ihr intensivieren. Vielen Eltern werden die letzten Wochen der Schwangerschaft sehr lang. Möglicherweise hilft es ihnen, zu erfahren, daß der Saugreflex sich erst nach der 36. SSW entwickelt oder daß das Kind in den letzten Schwangerschaftswochen Fettreserven aufbaut, von denen es in den ersten Tagen nach der Geburt bis zum Milcheinschuß zehrt. Möglicherweise fällt es ihnen dann leichter, zu akzeptieren, daß jedes Kind seine/ihre eigene Zeit hat und braucht, bis es auf die Welt kommt.

6.4 Auswirkungen der Schwangerschaft auf den Körper der Frau

Sogenannte leichte Beschwerden in der Spätschwangerschaft werden häufig als unbedeutend abgetan, für die Frau aber, die unter ihnen leidet, sind sie von unmittelbarer Bedeutung. Die Frauen werden sowohl psychisch wie auch praktisch besser mit ihnen umgehen können, wenn sie die Ursachen ihrer Beschwerden kennen. Es ist sicher nicht sinnvoll, in einem Geburtsvorbereitungskurs ausführlich auf Anatomie und Physiologie der Schwangerschaft einzugehen. Die Eltern werden es jedoch zu schätzen wissen, wenn ihnen das Zusammenspiel der verschiedenen inneren Organe oder die Auswirkungen des kindlichen Wachstums auf die Verdauungsorgane und das Zwerchfell der Mutter erklärt wird. Frauen, die nur wenig über ihren Körper wissen, sind weniger gut in der Lage, für sich und ihren Körper zu sorgen und Strategien im Umgang mit den Beschwerden zu entwickeln.

Auswirkungen der Schwangerschaft auf den Körper der Frau

Zielsetzung

- Verbesserung und Förderung des Verständnisses und Bewußtseins der Frau für ihren Körper

Lernziel

- Die TeilnehmerInnen werden einige Auswirkungen, die die Schwangerschaft auf den Körper der Frau hat, kennen.

Bitten Sie die TeilnehmerInnen, anhand eines großen Posters, das den Querschnitt einer schwangeren Frau zeigt, die verschiedenen Organe zu benennen. Oder bereiten Sie Kärtchen vor, die Sie mit ‹Uterus›, ‹Plazenta›, ‹Nabelschnur›, ‹Anus›, ‹Blase›, ‹Harnröhre›, ‹Scheide›, ‹Darm›, ‹Lunge›, ‹Zwerchfell› beschriften und bitten Sie die TeilnehmerInnen, die Kärtchen an das Poster zu heften.

(Diese Übung kann für Kurse mit TeilnehmerInnen, die bestimmten ethnischen Minderheiten angehören und die die Benennung bestimmter Körperteile für anstößig halten, nicht geeignet sein. (Schott und Henley, 1996, S. 158))

Fordern Sie die TeilnehmerInnen mit verschiedenen Fragen auf, zu überlegen, auf welche Weise die Schwangerschaft den weiblichen Körper beeinflußt:

- Welche Körperteile, glauben Sie, sind von dem zunehmenden Gewicht des Kindes besonders betroffen?

- Welche Schmerzen und Beschwerden, die Sie während der Schwangerschaft erlebt haben, können durch dieses Bild vielleicht erklärt werden? Wie gehen Sie mit ihnen um?

Mit dieser einführenden Aktivität kann die Kursleiterin gut zu praktischen Übungen für Rücken und Beckenboden in der Spätschwangerschaft und für die Zeit nach der Geburt überleiten.

Wenn die Kursleiterin im Umgang mit ihrem eigenen Körper entspannt und selbstsicher genug ist, die Übungen selbst vorzuführen, wird sie wahrscheinlich keine Schwierigkeiten haben, die Frauen/Paare zur Teilnahme an den Übungen zu motivieren. Andernfalls ist es unwahrscheinlicher, daß die Eltern von der Übung profitieren werden (s. Kap. 3.5.6)

Eine Kursleiterin, die von der Theorie einer optimalen Positionierung des Kindes überzeugt ist (Sutton, 1996), wird den Frauen zeigen wollen, was sie dafür tun können. Ab der 35. SSW soll die Frau sich mehrmals am Tag für eine bestimmte Zeit so hinsetzen, daß ihre Knie tiefer sind als ihre Hüften bzw. die Knie-Ellenbogen-Lage einnehmen, um das Kind zu veranlassen, in anteriorer Stellung in das Becken einzutreten.

Kursleiterinnen stehen Beckenbodenübungen in gemischten Kursen oft skeptisch gegenüber. Sie haben das Gefühl, daß diese Übungen für Männer nicht wichtig und ihnen möglicherweise unangenehm sind. Andere hingegen meinen, daß Beckenbodenübungen späteren Prostataproblemen vorbeugen können und die Übungen daher für alle TeilnehmerInnen sinnvoll sind. Des weiteren kann das Verständnis für die Bedeutung dieser Übungen für die Gesundheit ihrer Partnerin

Männer veranlassen, ihre Partnerinnen in der Durchführung zu unterstützen. Außerdem kann ein Ausschluß der Männer von bestimmten Übungen dem Gemeinschaftsgefühl des Kurses abträglich sein.

In manchen gemischten Kursen wird die gemeinsame Durchführung von Beckenbodenübungen kein Problem darstellen; in anderen kann sie ein ungeeigneter Rahmen für diese Art von Übungen sein. Wenn sich die Kursleiterin hinsichtlich der Einbeziehung von Männern in diese Übungen unschlüssig ist, kann sie sich mit Kolleginnen beraten und die Übungen bis dahin in einer reinen Frauengruppe durchführen.

Vor Beginn der Übungen sollte erklärt werden, um welche Muskeln es sich handelt und welche kurz- und langfristigen Vorteile das Beckenbodentraining hat. Mit diesem Wissen ist es wahrscheinlicher, daß die Übungen tatsächlich auch regelmäßig durchgeführt werden.

Übungen für den Rücken

Zielsetzung

• Minimieren der Risiken für langfristige, durch die Schwangerschaft verursachte Rückenprobleme

Lernziele

• Die TeilnehmerInnen werden die Bedeutung einer korrekten Haltung in der Spätschwangerschaft kennen und diese Haltung einnehmen

Fordern Sie jede Frau auf, sich mit dem Rücken an die Wand zu stellen und die Knie leicht zu beugen, so daß die Schulterblätter und der Po die Wand berühren. Dann soll sie ihr Becken nach vorne kippen, so daß sich das Hohlkreuz abflacht und nach Möglichkeit der ganze untere Rücken die Wand berührt. Um festzustellen, ob sie die Übung korrekt ausführt, können Sie ihren Partner oder ihre BegleiterIn auffordern die Hand zwischen den unteren Rücken der Frau und die Wand zu legen. Dann soll er/sie der Frau sagen, ob er/sie spürt, wie sich ihr Rücken gegen die Hand abflacht, wenn sie ihr Becken nach vorne kippt.

(Bei dieser Übung können auch die Rollen getauscht werden und der Mann oder die Begleitperson stellt sich an die Wand und die Schwangere gibt das Feedback.)

Wenn sich alle TeilnehmerInnen in der Durchführung der Übung sicher fühlen, bitten Sie sie, sich in den Raum zu stellen und die Übung mit gestreckten (aber nicht durchgestreckten) Knien zu wiederholen. Erinnern Sie die TeilnehmerInnen daran, während der ganzen Übung ruhig weiterzuatmen. Erklären Sie, daß diese Übung einem übermäßigen Hohlkreuz und daraus resultierenden chronischen Schmerzen im Bereich des unteren Rückens vorbeugt.

Erspüren der Beckenbodenmuskulatur

Zielsetzung

- Kurz- und langfristige Stärkung der Beckenbodenmuskulatur

Lernziel

- Die TeilnehmerInnen werden in der Lage sein, ihre Beckenbodenmuskeln zu erspüren

Bitten Sie die TeilnehmerInnen, zwei Fäuste zu machen und sie vor den Mund zu nehmen. Wenn sie nun in die Fäuste husten, sollten sie die Bewegung der Beckenbodenmuskeln spüren.

Zeigen Sie anhand eines Beckenmodells, wo sich die Beckenbodenmuskeln befinden.

Fordern Sie die TeilnehmerInnen auf, sich eine Situation vorzustellen, in der sie zur Toilette müssen, diese aber besetzt ist. Die Muskeln, die sie nutzen, um «auszuhalten» sind ihre Beckenbodenmuskeln.

Das Training der Beckenbodenmuskulatur ist am einfachsten im Stehen, vorgebeugt auf einen Stuhl oder Tisch gestützt, zu lernen. In dieser Position läßt sich das Anspannen und Entspannen der Muskeln am besten erspüren und führt daher während der Übung am ehesten zu einem Erfolgserlebnis.

Beckenbodenübungen

Zielsetzung

- Kurz- und langfristige Stärkung der Beckenbodenmuskulatur

Lernziel

- Die TeilnehmerInnen haben gelernt, die verschiedenen Muskeln des Beckenbodens zu trainieren

Fordern Sie die TeilnehmerInnnen auf, erst die Muskeln um den Anus und dann die Muskeln um die Vagina bzw. den Penis anzuspannen, so als ob sie das Abgehen von Winden unterdrücken wollten. Dann bitten Sie sie, die Muskeln immer stärker anzuspannen; sie sollen sich dabei einen Fahrstuhl vorstellen, der bei normaler Entspannung im Erdgeschoß ist und den sie jetzt vom ersten, über den zweiten bis in den dritten Stock hochfahren lassen. In jedem Stockwerk sollen sie den Beckenboden intensiver anspannen.

Erinnern Sie die TeilnehmerInnen daran, während der ganzen Übung normal weiterzuatmen.

Nun sollen die TeilnehmerInnen im dritten Stock eine kurze Pause machen, um den Fahrstuhl dann wieder Stockwerk für Stockwerk hinunter fahren zu lassen und dabei in jedem Stockwerk den Beckenboden etwas mehr entspannen, bis sie schließlich im Erdgeschoß angekommen sind und der Beckenboden wieder ganz entspannt ist.

Nach einer kurzen Pause sollen sie mit dem Fahrstuhl in den Keller fahren, d. h. bewußt Druck auf den Beckenboden auszuüben.

Erklären Sie, daß sie bei der Geburt ihres Kindes genau diesen Druck auf den Beckenboden ausüben müssen.

Nun bitten Sie die TeilnehmerInnen einige Male tief und ruhig durchzuatmen, die Schultern fallenzulassen und sich bei jeder Ausatmung zu entspannen. Anschließend fordern Sie sie auf, die Beckenbodenmuskeln in schnellem Wechseln anzuspannen und wieder zu entspannen.

Hierzu sollen sie ‹eins›, ‹zwei›, ‹eins›, ‹zwei› zählen und dabei auf ‹eins› die Beckenbodenmuskulatur so fest anspannen wie sie können, um sie dann auf ‹zwei› wieder zu entspannen. Diesen Wechsel zwischen Anspannen und Entspannen sollen sie zehnmal wiederholen.

Die Meinungen darüber, wie oft Beckenbodenübungen durchgeführt werden sollen, gehen sehr weit auseinander. Es ist wahrscheinlich nicht sinnvoll, den Frauen zu sagen, daß sie die Übungen 100mal am Tag wiederholen sollen; die meisten werden auf eine solche Aufforderung reagieren, indem sie gar keine Beckenbodenübungen durchführen. Die TeilnehmerInnen sollten eher nach Möglichkeiten suchen, wie sie sich motivieren können, jeden Tag regelmäßig zu üben. Ideen hierfür könnten sein:

1. Die Übungen zu festen Tageszeiten durchzuführen, z. B.:

   - jeden Morgen gleich nach dem Aufwachen und

   - in der Mittagspause und

   - jeden Abend vor dem Einschlafen.

2. Die Beckenbodenübungen mit einer Tätigkeit kombinieren, die täglich mehrmals ausgeführt wird:

   - Spielzeug aufräumen

   - Anhalten an einer roten Ampel

   - Abwaschen

   - eine Tasse Kaffee trinken.

6.5 Präeklampsie

Wenn Eltern mit der von Hebammen und Ärzten benutzten Terminologie vertraut sind und die Kriterien kennen, die von medizinischem Personal zur Beurteilung einer gesunden Schwangerschaft herangezogen werden, werden sie sich aktiver an den Entscheidungsprozessen beteiligen können. Die Kursleiterin sollte daher mit den TeilnehmerInnen unverständliche Eintragungen im Mutterpaß besprechen und ihnen den Sinn und Zweck der einzelnen Untersuchungen erklären. Die Eltern sollten vor allem in der Lage sein, Warnsignale einer Präeklampsie zu erkennen. Die Kursleiterin sollte die Eltern fragen, was sie bereits über dieses Thema wissen, um eventuelle Fehlinformationen zu korrigieren:

- ‹Kennen Sie eine Frau, die eine Präeklampsie hatte? Was ist passiert?›

- ‹Was haben Sie bereits über Präeklampsie gehört?›

Am Ende dieser oder einer späteren Sitzung sollte jede Frau die Symptome kennen und wissen, daß sie bei deren Auftreten ihre Hebamme oder ihren Arzt aufsuchen muß. Die Kursleiterin sollte versuchen, die Frauen in einer Weise zu informieren, die ihnen keine Angst macht.

6.6 Effektiv kommunizieren

Die Schwangerschaft ist eine Zeit, in der Menschen nach Informationen suchen; sie haben möglicherweise ein größeres Informationsbedürfnis als zu irgendeinem anderen Zeitpunkt in ihrem Leben. Information ermöglicht es den Eltern, an den Entscheidungen über ihre Betreuung aktiv teilzuhaben, und fördert ihr Vertrauen in ihre Fähigkeit, ein Kind auf die Welt zu bringen und ‹gute Eltern› zu sein. Hier kann ein Geburtsvorbereitungskurs, dessen Kursleiterin die Eltern ermutigt, Fragen zu stellen, und offen für ihre Ideen und Vorstellungen ist, sehr hilfreich sein. Die Bereitschaft der Kursleiterin, den Fragen der Eltern zuzuhören, sie nach ihren Vorstellungen zu fragen und sie mit umfassender und ausgewogener Information zu versorgen, wird die Eltern ermutigen, von den anderen Personen, die sie in der Schwangerschaft, der Geburt und der Zeit danach begleiten, einen ebensolchen Umgang zu erbitten.

Eine effektive Kommunikation mit dem Betreuungspersonal erleichtert die aktive Beteiligung an Entscheidungsprozessen während der Geburt und verhindert, daß die Eltern das Gefühl haben, die Kontrolle über die Geburt zu verlieren. Die Forschung zeigt, daß die Frauen zu den normalen Entscheidungen, die während der Geburt getroffen werden müssen, befragt und am Entscheidungsprozeß beteiligt werden wollen:

1. *‹Die meisten Frauen wollten, daß wenigstens die Entscheidungen, bei denen es sich nicht um eine Notfallsituation handelte, mit ihnen besprochen werden und wollten bei den durch das Personal vorgenommenen Interventionen nicht das Gefühl haben, die Kontrolle über die Situation verloren zu haben.›*

2. *‹Die Mehrzahl der Frauen wollte soviel wie möglich über das, was während der Geburt passieren kann, wissen.›* (Green et al., 1988, Kapitel 4)

Daher sollten Übungen für eine effektive Kommunikation Bestandteil des Geburtsvorbereitungskurses sein.

Fragen stellen

Zielsetzung

- Ermöglichen informierter Entscheidungen der Frauen und ihrer Begleitpersonen

Lernziel

- Die TeilnehmerInnen werden sich Fähigkeiten angeeignet haben, um die Information, die sie brauchen, von dem medizinischen Betreuungspersonal zu erhalten

Bitten Sie die TeilnehmerInnen an einem einfachen Rollenspiel teilzunehmen. Den Text stellen Sie zur Verfügung. Erklären Sie, daß es in dem Rollenspiel um drei Begegnungen zwischen einem Paar, ihrem Arzt und ihrer Hebamme geht. Die Frau hat starke Wehen, aber ihr Muttermund öffnet sich nur zögerlich. Der Arzt schlägt vor, die Fruchtblase zu eröffnen.

Bitten Sie die TeilnehmerInnen, die nicht an dem Rollenspiel teilnehmen, darauf zu achten, wie der Vater die Informationen erhält.

1. Szene (Charaktere: ÄrztIn, Vater, Mutter)

ÄrztIn: Die Geburt geht nur langsam voran. Ich denke, daß wir die Fruchtblase eröffnen sollten.

Vater: Oh je. Glaubst Du, daß das in Ordnung ist?

Mutter: Ich weiß es nicht.

Vater: Also wenn es das ist, was Sie für richtig halten, dann tun Sie es.

Ärztin: Gut. Wir können gleich damit beginnen.

2. Szene (Charaktere: ÄrztIn, Vater, Mutter)

ÄrztIn: Die Geburt geht nur langsam voran. Ich denke, daß wir die Fruchtblase eröffnen sollten.
(Der Vater reagiert sehr verärgert, er steht auf und stellt sich dicht vor den/die ÄrztIn.)

Vater: Ganz sicher nicht! Uns geht es gut und wir wollen keine Interventionen. Dem Kind geht es doch gut, oder?

ÄrztIn: Ähm, ja, aber …

Vater: Gut. Es gibt also keinen Grund einzugreifen.
(Der Arzt/die Ärztin seufzt und geht hinaus.)

3. *Szene* (Charaktere: ÄrztIn, Vater, Mutter, Hebamme)

ÄrztIn: Die Geburt geht nur langsam voran. Ich denke, daß wir die Fruchtblase eröffnen sollten.

Vater: Gut. Aber kann ich Sie vorher noch ein paar Dinge fragen, damit wir es uns überlegen können? Ist dies hier eine Notfallsituation?

ÄrztIn: Nein. Aber die Geburt geht sehr langsam voran. Dem Baby geht es gut und ihre Partnerin kommt sehr gut zurecht.

Vater: Warum müssen wir dann überhaupt eingreifen?

ÄrztIn: Wenn wir die Fruchtblase eröffnen, werden die Wehen vielleicht wieder effektiver und die Geburt wird schneller vorangehen. Und das bedeutet, daß ihre Partnerin und ihr Kind sich nicht völlig verausgaben müssen.

Vater: Gibt es irgendwelche Risiken?

ÄrztIn: Ein paar. Die Wehen könnten kräftiger werden und ihre Partnerin dann möglicherweise Dolantin oder eine PDA brauchen. Die meisten haben nach der Eröffnung der Fruchtblase keine Probleme, aber manche finden es schwierig mit dem anderen Wehenrhythmus zurecht zu kommen. Für das Kind können die stärker werdenden Wehen möglicherweise anstrengend werden. Und es besteht ein gewisses Risiko einer Infektion.

Hebamme (zur Mutter): Wir könnten einige andere Positionen ausprobieren und sehen, ob die Wehen dadurch wieder effektiver werden. Warum stehen Sie nicht auf und gehen während der Wehenpause etwas umher?

Vater: Können wir uns das Eröffnen der Fruchtblase noch eine Stunde überlegen?

ÄrztIn: In Ordnung. Lassen Sie uns noch etwas warten und sehen was passiert. Ist das Ihre Entscheidung?

Mutter: Ja.

ÄrztIn: Gut.

Fordern Sie die TeilnehmerInnen nach jeder Szene auf, zu diskutieren, was passiert ist und ob sie sich vorstellen können, in einer Situation, in der sie mit ÄrztInnen oder anderem Gesundheitspersonal zu tun haben, ähnlich zu reagieren.

Die Kursleiterin kann eine solche Übung vielseitig nutzen. Sie kann den TeilnehmerInnen den Unterschied zwischen passiver, aggressiver und bestimmender Kommunikation verdeutlichen, die unterschiedlichen Rollen der Hebamme und des Arztes aufzeigen, Verhalten bei Notfallentscheidungen und solchen, die keinen Notfall darstellen, besprechen und sie ganz nebenbei über die Vor- und Nachteile der Amniotomie informieren.

Schlußfolgerung

Traditionellerweise nehmen Eltern und ihre Begleitpersonen erst in der Spätschwangerschaft an Geburtsvorbereitungskursen teil. Informationsaustausch und Gespräche über die Schwangerschaft haben zu diesem Zeitpunkt für sie möglicherweise keine so große Bedeutung mehr, und sie möchten vor allem über die Geburt und die ersten Wochen danach sprechen. Dennoch sollten die Eltern verstehen, daß die Geburt nur einen Mosaikstein in dem Prozeß des Elternwerdens darstellt, der mit der Konzeption begonnen hat und für den die Schwangerschaft eine wichtige Zeit darstellt. Die Fähigkeit der Eltern, eine Beziehung zu ihrem ungeborenen Kind aufzubauen und sich auf die Elternschaft vorzubereiten, wird gefördert, wenn im Geburtsvorbereitungskurs die komplexen körperlichen und emotionalen Anpassungen und Veränderungen, die in der Schwangerschaft stattfinden, zur Sprache kommen. Die Fähigkeit zu einer effektiven Kommunikation mit dem medizinischen Personal ist von zentraler Bedeutung, wenn Eltern informierte Konsumenten der angebotenen Betreuung rund um die Geburt sein und Kontrolle über ihre Betreuung haben wollen.

Zusammenfassung

1. Geburtsvorbereitung bietet Eltern die Möglichkeit, sich über ihre Reaktionen auf die Schwangerschaft, ihre Gefühle für ihr ungeborenes Kind, die Veränderungen in den Beziehungen zu anderen und in ihrer Selbstwahrnehmung klar zu werden.

2. Die Kursleiterin will den Eltern, die keine Erfahrungen mit Kindern haben, die Realität ihres Kindes näher bringen und sie in der Umstellung ihrer Lebensweise und ihres Denkens darauf, daß sie bald ein Kind haben werden, unterstützen.

3. Die Fähigkeit zur effektiven Kommunikation mit dem medizinischen Personal ermöglicht es den Eltern, aktiver an den Entscheidungsprozessen während der Geburt und in den ersten Wochen danach teilzunehmen.

Literaturverzeichnis

Antonucci TC; Mikus K: (1988) Personality and attitudinal changes. In: Michaels GY; Goldberg WA (Hrsg): *The Transition to Parenthood: Current Theory and Research,* 62–84. Cambridge: Cambridge University Press.

Green J; Coupland V; Kitzinger J: (1988) *Great Expectations: A Prospective Study of Women's Expectations and Experiences of Childbirth,* Bd. 1. University of Cambridge: Child Care and Development Group.

Nolan M: (1996) *Being Pregnant, Giving Birth,* S. 1, 3. Cambridge: National Childbirth Trust in association with HMSO.

Raphael-Leff J: (1993) *Psychological Processes of Childbearing.* London: Chapman and Hall.

Schott J; Henley A: (1996) *Culture, religion and Childbearing in Multiracial Britain.* Oxford: Butterworth-Heinemann.

Sutton J: (1996) *Understanding and Teaching Optimal Foetal Positioning.* Tauranga, New Zealand: Birth Concepts.

7. Praktische Übungen für die Geburt

Themenübersicht

- Schmerzwahrnehmung
- Gründe für praktische Übungen
- Entspannungsübungen
- Atemtechniken
- Positionen während der Wehen und Gebärpositionen
- Massage
- Wehensimulation
- «Generalprobe»

7.1 Schmerzwahrnehmung

Viele Frauen nehmen an Aerobic-Kursen teil, gehen regelmäßig ins Fitneßstudio oder üben andere Sportarten aus, und doch wissen sie oft erstaunlich wenig über die Funktionsweise ihres Körpers. Frauen, die die Pille nehmen, haben oft keinen Bezug mehr zu ihrem Zyklus und viele Frauen haben Schwierigkeiten im Umgang mit Schmerzen und Krankheit. Der Körper wird eher als etwas betrachtet, das kontrolliert werden muß, als mit dem es zu arbeiten gilt. Wenn sie dann ein Kind gebären sollen, sind diese Frauen gleich doppelt benachteiligt: Zum einen fehlt ihnen das Verständnis für ihren eigenen Körper und zum anderen stehen sie Schmerzen sehr ambivalent gegenüber.

Schmerz wird in westlichen Gesellschaften im allgemeinen als unerwünscht und erniedrigend betrachtet (Eggers, 1995). Aufgrund des medizinischen Fortschritts im 20. Jahrhundert spielen Schmerzen heute eine viel geringere Rolle in unserem Leben als früher. Dennoch bleibt der Gedanke an eine PDA – die die Möglichkeit, wenn nicht gar die Garantie für eine schmerzfreie Geburt bietet – für viele Frauen problematisch. Da Frauen heutzutage nicht mehr soviele Schwangerschaften durchleben wie früher, ist es für sie besonders wichtig, daß ihr Kind die Schwangerschaft, die Geburt und die ersten Lebenstage unter optimalen Bedingungen erlebt. Seitdem medizinisches Wissen einer immer breiteren gebildeten Öffentlichkeit verfügbar geworden ist und Konsumentengruppen vermehrt auf Nebenwirkungen von während der Geburt verabreichten Medikamenten hinweisen, sehen sich die Frauen zunehmend hin- und hergerissen zwischen der Angst vor Schmerzen, die ein Teil ihrer Sozialisation ist, und dem Bewußtsein über mögliche Nebenwirkungen medizinischer Interventionen während der Geburt. Die Mediziner sind ebenfalls in zwei Lager gespalten. Die einen sehen Schmerzlinderung als einen wichtigen Teil ihrer Aufgabe, die anderen unterscheiden zwischen physiologischem und pathologischem Schmerz:

> «Ein Blickwinkel unter dem man die geburtshilfliche Anästhesie betrachten kann, läßt sich mit folgendem Zitat zusammenfassen: ‹Während der Geburt haben die Frauen extreme Schmerzen. Es gibt keine andere Situation, in der schwere Schmerzen, die unter der Aufsicht eines Arztes auf sichere Weise gelindert werden können, als akzeptabel betrachtet werden. Der Wunsch der Mutter ist ein ausreichender Grund für Schmerzlinderung während der Geburt.› Dennoch betonen viele, die im medizinischen Bereich tätig sind und viele Frauen, daß der Geburtsschmerz physiologisch ist, nie Krankheit oder Tod verursacht hat und daher nicht als pathologisch angesehen werden sollte. Tod und chronische Erkrankung aber sind, wenn auch nur sehr geringe, Risiken der Periduralanästhesie. Diese Betrachtungsweise wurde von einem Anästhesisten sehr gut zusammengefaßt: ‹Der Umgang mit der geburtshilflichen PDA ist einzigartig in der Medizin. Hier wird eine invasive und potentiell gefährliche Intervention gesunden Frauen als humanitäre Hilfe bei einem physiologischen Vorgang angeboten›. (Thorp und Breedlove, 1996, S. 81)»

Umgang mit Wehenschmerzen ist im allgemeinen das erste Thema, das Frauen angeben, wenn sie gefragt werden, welche Themen sie im Rahmen ihres Geburtsvorbereitungskurses behandeln möchten. Viele möchten während der Geburt nach Möglichkeit keine Schmerzmittel in Anspruch nehmen, zweifeln aber daran, ob sie mit den Schmerzen werden umgehen können. Diese Haltung findet sich in ihrer Einstellung zum Stillen wieder: Viele wollen ‹versuchen›, ihr Kind zu stillen, besorgen aber dennoch alles, was sie zur Flaschenernährung benötigen, ‹nur für den Notfall›. Es läßt sich generell ein Zweifel an den natürlichen Funktionen des Körpers feststellen, sei es hinsichtlich des Umgangs mit den Schmerzen während der Geburt oder hinsichtlich der Fähigkeit, ausreichend Nahrung für das Kind zur Verfügung zu stellen.

Angesichts der heutigen Lebensbedingungen und medizinischen Versorgung läßt sich sagen, daß die Geburt nie sicherer war als heute. Das Zusammenspiel der fein aufeinander abgestimmten und für die Geburt notwendigen Funktionen des

Körpers hat noch nie unter so guten Bedingungen stattfinden können wie heute. Das Ziel der Geburtsvorbereitung sollte also sein, die Frauen darin zu unterstützen, ihrem Körper zu vertrauen und an ihre natürliche Fähigkeit zu glauben, ein Kind gebären zu können:

> *«Ich möchte den Frauen Vertrauen in ihre Körper vermitteln, Vertrauen in das, was ihr Körper zu vollbringen vermag, da es der Körper der Frau ist, der das Kind auf die Welt bringen muß und nicht die Hebamme. (Parentcraft Sister, 1995)»*

> *«Mein Ziel ist es, den Frauen eine praktische Erfahrung ihres Körpers zu vermitteln; wie sie ihren Körper während der Wehen und der Geburt nutzen können, da es der Körper ist, der das Kind auf die Welt bringen muß – es arbeitet doch während der Geburt keine einzige Hirnzelle in Ihrem Kopf, oder?! (Active Birth Teacher, 1995)»*

Nach der Philosophie der derzeitigen Gesundheitsversorgung hat die Klientin das Recht, ihre eigenen Entscheidungen hinsichtlich ihrer Betreuung zu treffen. Geburtsvorbereitung steht daher in der Verantwortung, die Frauen zu befähigen, sich für eine Geburt ohne Schmerzmittel zu entscheiden, genauso wie sie über die verfügbaren Methoden zur Schmerzlinderung zu informieren. Frauen, die gerne auf eine medikamentöse Schmerzlinderung verzichten möchten und die nur wenig über ihren Körper wissen oder nur geringes Vertrauen in ihn haben, sollten auf die Möglichkeiten, die ihr eigener Körper ihnen bietet, aufmerksam gemacht werden. Zum jetzigen Zeitpunkt sind viele Frauen nicht in der Lage, eine Entscheidung über Formen der Schmerzlinderung zu treffen. Sie sind mit ihren eigenen Ressourcen zum Umgang mit Schmerzen nicht vertraut und wissen nicht, wie diese den Geburtsverlauf günstig beeinflussen können.

7.2 Gründe für praktische Übungen

Ein gutes Körpergefühl und Vertrauen in den eigenen Körper läßt sich nicht in Gesprächsrunden lernen. Praktischen Übungen ein überzeugendes theoretisches Konzept zugrunde zu legen, kann hilfreich sein, um den Widerwillen zu überwinden, den viele Menschen empfinden, wenn es um die Teilnahme an praktischen Übungen geht. Die Formen des Umgangs mit Schmerzen können sehr unterschiedlich sein und es ist die Aufgabe der Kursleiterin, die Frauen darin zu unterstützen, ihren eigenen Weg zu finden. Jeder erwachsene Mensch hat bereits Erfahrungen mit Schmerzen und ist in der Lage, die Bewältigungsstrategien auf den Umgang mit den Schmerzen während der Geburt zu übertragen (Yerby, 1996). Ein Gespräch, das den Eltern ihre eigenen Bewältigungsstrategien verdeutlicht, läßt sich z.B. durch folgende Frage initiieren: ‹Wenn Sie an eine schmerzhafte Krankheit oder Verletzung zurückdenken, was hat Ihnen damals geholfen?›

Mögliche Antworten können sein:

- laut stöhnen

- eine Wärmflasche oder einen Eisbeutel benutzen

- andere Menschen, die mich unterstützt und beruhigt haben

- die schmerzende Stelle massieren

- hinlegen und zusammenkauern

- Dunkelheit

- eine/n Arzt/Ärztin oder eine Schwester aufsuchen

- Erklärungen über das Ausmaß und die Dauer der Krankheit oder der Verletzung

- Schmerzmittel nehmen

All diese Bewältigungsstrategien lassen sich auch während der Geburt einsetzen, und in der Diskussion sollte deutlich werden, daß die Einnahme von Schmerzmitteln nur eine von vielen Möglichkeiten ist, mit denen die TeilnehmerInnen bereits vertraut sind.

Der Hinweis auf den Unterschied zwischen den Schmerzen einer Krankheit oder Verletzung und dem Geburtsschmerz kann möglicherweise die Einstellung der TeilnehmerInnen zum Geburtsschmerz ändern. Während Schmerz normalerweise ein Zeichen des Körpers ist, daß etwas nicht in Ordnung ist, ist der Geburtsschmerz ein Zeichen dafür, daß der Körper normal funktioniert. Der Geburtsschmerz signalisiert der Frau:

1. Wann die Geburt beginnt und damit, wann es Zeit ist, um einen sicheren Platz (zuhause oder Krankenhaus) aufzusuchen, an dem sie ihr Kind auf die Welt bringen kann und die Menschen herbeizuholen, die bei der Geburt dabei sein sollen (ihr Partner, ggf. andere Menschen, die sie unterstützen sollen und die Hebamme).

2. Wie weit die Geburt schon vorangeschritten ist; wenn die Wehen stärker und die Wehenabstände kürzer werden, rückt die Geburt des Kindes immer näher.

3. Was sie tun kann, um die Geburt ihres Kindes zu erleichtern. Die Frau reagiert auf die Wehen, indem sie Positionen sucht, in denen sie mit den Wehen am besten umgehen kann; indem sie umhergeht und immer wieder die Position wechselt, unterstützt sie die Muttermundseröffnung und hilft ihrem Kind, sich richtig einzustellen und tiefer zu treten.

4. Wann und wie sie mitschieben muß, um das Kind auf die Welt zu bringen. Frauen, die nicht zum aktiven Pressen angeleitet werden und in ihrem eigenen Rhythmus mitschieben dürfen, gebären ihre Kinder in kürzerer Zeit und den Kindern geht es anschließend besser (Caldeyro-Barcia, 1979).

Es ist für die Frauen oft wie eine Offenbarung, wenn sie feststellen, daß sie mit ihren Wehen arbeiten, die Kontrolle über ihre Geburt behalten und ihrem Kind helfen können, auf die Welt zu kommen. Bei der Vorstellung der praktischen Übungen sollte die Kursleiterin:

- genau erklären, was die TeilnehmerInnen tun sollen

- während der Übungen verbale und physische Unterstützung anbieten

- den Nutzen verdeutlichen, den die Eltern von diesen Übungen haben werden

Wenn der Kurs aus mehreren Sitzungen besteht, kann mit den praktischen Übungen gleich in der ersten Sitzung begonnen werden, um von Anfang an hervorzuheben, daß Geburt keine geistige, sondern eine intensive körperliche Erfahrung ist. Je länger die Körperarbeit hinausgezögert wird, umso schwerer werden sich die TeilnehmerInnen zur Teilnahme bewegen lassen.

7.3 Praktische Übungen für die Geburt

Die Effizienz praktischer Übungen ist sehr stark an die Überzeugung der Kursleiterin geknüpft, daß jede Frau fähig ist, in einer angenehmen Umgebung ihr Kind ohne Interventionen zur Welt zu bringen und daß nichtmedikamentöse Formen der Schmerzlinderung während der Geburt wirksam sind. Ohne diese Überzeugung wird die Kursleiterin die TeilnehmerInnen nur schwer von dem Sinn der Übungen überzeugen können.

Selbst wenn die Krankenhausumgebung es den Frauen eher schwer macht, das in den Geburtsvorbereitungskursen Erlernte anzuwenden (die Kreißsäle sind im allgemeinen klein, von dem Kreißbett dominiert und die unpersönliche Klinikumgebung läßt keine wirkliche Privatsphäre zu; die Frauen haben in Krankenhäusern das Gefühl, ‹zu Gast› zu sein; sie sind sich immer bewußt, daß das Legen einer PDA theoretisch möglich wäre), gibt es doch Gründe, warum sie nichtmedikamentöse Formen zum Umgang mit Schmerzen kennenlernen sollten. So wirkt sich das Vertrauen in die Kraft und die Ressourcen des eigenen Körpers während der Geburt positiv auf des Selbstverständnis und Selbstvertrauen der Frauen aus. Und auch wenn Frauen das Erlernte vielleicht bei der Geburt ihres ersten Kindes nicht umsetzen können, werden sie es beim zweiten oder dritten Kind tun. Viele

Frauen sagen, daß sie bei der Geburt ihres zweiten Kindes entspannter waren und ihre Ressourcen besser nutzen konnten. Die Fertigkeiten, die sie sich während der ersten Schwangerschaft angeeignet hatten, ließen sie plötzlich erkennen, über welche Möglichkeiten sie verfügen.

Viele Frauen werden nach der Geburt erzählen, wie phantastisch die PDA geholfen hat oder wie dankbar sie für die Atempause waren, die ihnen die Dolantinspritze während der schwierigsten Phase der Geburt ermöglicht hat. Es ist sehr leicht, sich solchen Äußerungen anzuschließen und dann keinen Sinn mehr in praktischen Übungen zum Umgang mit Wehenschmerzen zu sehen. Dennoch gibt es auch andere Berichte von Frauen, wenn auch nicht so häufig:

> *«Ich habe versucht, mich während der Wehen zu entspannen. Ich hatte meinen Walkman dabei und wir hatten meine Lieblingslieder aufgenommen, die ich mir wieder und wieder anhörte und das half mir, mich zu entspannen.»*

> *«Als ich Wehen hatte, mußte ich immer jemandens Hand halten. Mir wurde Lachgas und Sauerstoff angeboten, aber ich drückte lieber die Hand einer anwesenden Person, als das Lachgas und den Sauerstoff zu nehmen. Das hat mir geholfen.»*

> *«Was mir wirklich geholfen hat, war die Massage – ich wollte immer mehr und immer fester und fester massiert werden. Es war wunderbar. Ich nehme an, daß es den Druck verstärkt hat, es hat ihn aber gleichzeitig auch genommen. Es war phantastisch. (Nolan, 1996, S. 101, 102, 104)»*

7.4 Das Konzept der Entspannung

Aus der Literatur (Strychar et al., 1990) geht klar hervor, daß Frauen während der Schwangerschaft besonders offen für Veränderungen ihres Lebensstils sind. Sie reagieren häufig sehr positiv, wenn ihnen die Vorteile, die bestimmte Veränderungen für sie und ihr Kind haben können, in einer für sie verständlichen Weise auseinandergesetzt werden. Viele Frauen geben während der Schwangerschaft das Rauchen auf oder reduzieren die Anzahl der Zigaretten. Während eine Ernährungsberatung oder die Aufklärung über die Schädlichkeit von Nikotin am besten schon vor oder zu Beginn der Schwangerschaft stattfinden sollte, bieten Geburtsvorbereitungskurse, die meist erst sehr viel später stattfinden, doch eine wunderbare Möglichkeit, die Eltern mit Entspannungstechniken vertraut zu machen. Die Schwangeren von heute, geboren und aufgewachsen in der Ära nach Dick-Read, erwarten in der Regel, daß in den Geburtsvorbereitungskursen die Themen «Entspannung» und «Atmung» besprochen werden und sind offen für die Information der Kursleiterin zu diesem Thema.

Die Vorteile der Entspannung müssen normalerweise nicht groß erklärt werden. Die TeilnehmerInnen kennen sie bereits, selbst wenn sie noch nicht bewußt darüber nachgedacht haben oder Entspannungsübungen nicht zu ihrem Alltag gehören. Bei einem Brainstorming zu der Frage «Wie fühlen Sie sich, wenn Sie entspannt sind?» wird fast alles angesprochen werden, was zu diesem Thema wichtig ist:

- ich fühle mich glücklich/zuversichtlich

- ich fühle mich wohl mit mir selbst

- ich fühle mich voller Energie

- ich mache mir keine Gedanken mehr über die Arbeit

- ich habe das Gefühl, gut zurechtzukommen

- ich bekomme Abstand zu den Dingen

All diese Aussagen lassen sich auf die Situation der Geburt beziehen. Es kann ein Bewußtsein dafür geschaffen werden, wie Entspannung den Eltern helfen kann, mit der Geburtssituation besser zurecht zu kommen, ihre Kräfte einzuteilen, weniger Angst zu haben, effektiver mit dem medizinischen Personal zu kommunizieren und die Geburt des Kindes besser genießen zu können.

Viele Menschen denken bei Entspannung an Visualisierung oder Mantras, an Dehnungs- oder Entspannungsübungen. Hierbei handelt es sich um spezielle Techniken, die den Frauen (und ihren Begleitern) die Entspannung während der Geburt erleichtern können, aber es gibt noch viele andere Dinge, die die Entspannung beeinflussen.

Das Konzept der Entspannung

Zielsetzung

- Förderung des Bewußtseins für die Rolle, die Streß und Entspannung in unserem Alltag spielen

Lernziele

Die TeilnehmerInnen werden:

- sagen können, wie sich Streß bei ihnen bemerkbar macht

- eine Reihe von Entspannungstechniken für den Alltag kennen

- die Entspannungstechniken für den Alltag der Geburtssituation anpassen können

> Nehmen Sie drei Blätter des Flipcharts, kleben Sie sie aneinander und bitten Sie eine oder einen Freiwilligen, sich auf den Blättern auf den Rücken zu legen (erklären Sie, daß sie den Umriß eines Menschen zeichnen wollen). Verteilen Sie einige Stifte an die TeilnehmerInnen und bitten Sie sie, den Umriß der oder des Freiwilligen nachzuzeichnen.
>
> Wenn die TeilnehmerInnen fertig sind, kann der oder die Freiwillige aufstehen und die Gruppe wird gebeten, auf dem Umriß mit Pfeilen oder Zeichnungen die Stellen des Körpers zu markieren, die ihrer Meinung nach von Streß betroffen sind.
>
> Bitten Sie die TeilnehmerInnen, oben auf dem Papier einige Gründe für Streß in ihrem Leben aufzuschreiben. Am unteren Ende sollen Sie dann die Dinge aufschreiben, die ihnen helfen sich zu entspannen.
>
> Besprechen Sie die Auswirkungen von Anspannung: Wenig Adrenalin bewirkt, daß Menschen unter Druck ihr Bestes geben, aber zuviel Adrenalin ist kontraproduktiv. Stellen Sie eine Beziehung zwischen Streß und Geburtsarbeit her und diskutieren Sie die Auswirkungen auf Mutter und Kind.
>
> Fragen Sie die TeilnehmerInnen, wie sie ihre Entspannungstechniken für den Alltag während der Geburt einsetzen könnten.

Es gibt einiges, was die Eltern bereits vor der Geburt tun können, um die Geburt entspannter zu erleben. Sie können sich z. B. über das Krankenhaus informieren, sich die Menschen aussuchen, die bei der Geburt dabei sein sollen und sich überlegen, wie sie sich die Geburt vorstellen.

Viele Menschen führen heutzutage ein sehr hektisches Leben und haben nur wenig Erfahrung damit, wie ihr Körper sich anfühlt, wenn er wirklich entspannt ist. Daher ist es sinnvoll, mit ganz einfachen Entspannungsübungen zu beginnen, die einfach nur den Unterschied zwischen angespannten und entspannten Muskeln deutlich machen. Schon in der ersten Sitzung kann mit einer Übung zur progressiven Muskelrelaxation begonnen werden.

Entspannung

Zielsetzung

- Förderung des Bewußtseins der TeilnehmerInnen für die zahlreichen Faktoren, die die Entspannung während der Geburt beeinflussen

Lernziele

Die TeilnehmerInnen werden:

- die zu treffenden Vorbereitungen nennen können, die sie befähigen, sich während der Geburt entspannen zu können

- mit dem medizinischen Betreuungspersonal während der Geburt erfolgreich kommunizieren und wissen, wie sie von ihnen Informationen erhalten können

Bitten Sie die TeilnehmerInnen, sich an eine Zeit zu erinnern, in der ihnen eine Streßsituation bevorstand, wie z.B.:

- ein Vorstellungsgespräch

- eine umfangreiche Behandlung beim Zahnarzt

- die Teilnahme an einem Marathon

Fragen Sie:

- Wie haben Sie sich darauf vorbereitet?

- Was hat Ihnen währenddessen geholfen, sich zu entspannen?

Notieren Sie auf einen Flipchart in der Mitte das Wort «Entspannung» und schreiben Sie alle Antworten der TeilnehmerInnen in Clustern drumherum:

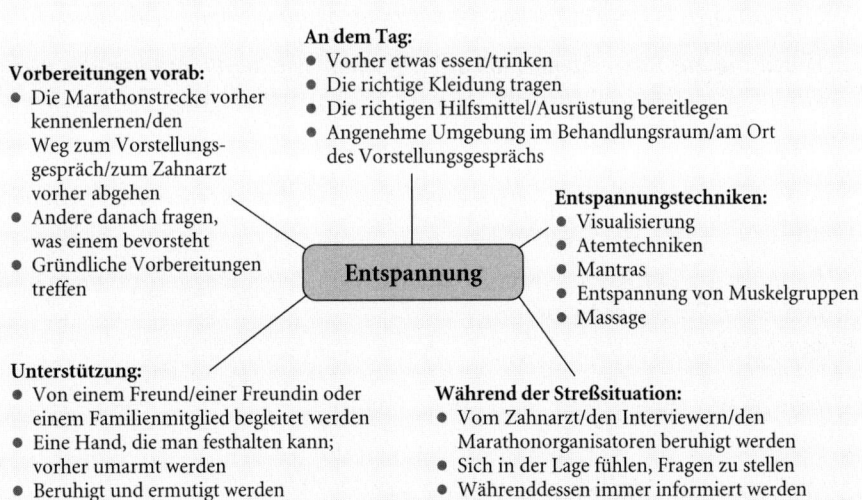

Vorbereitungen vorab:
- Die Marathonstrecke vorher kennenlernen/den Weg zum Vorstellungsgespräch/zum Zahnarzt vorher abgehen
- Andere danach fragen, was einem bevorsteht
- Gründliche Vorbereitungen treffen

An dem Tag:
- Vorher etwas essen/trinken
- Die richtige Kleidung tragen
- Die richtigen Hilfsmittel/Ausrüstung bereitlegen
- Angenehme Umgebung im Behandlungsraum/am Ort des Vorstellungsgesprächs

Entspannungstechniken:
- Visualisierung
- Atemtechniken
- Mantras
- Entspannung von Muskelgruppen
- Massage

Entspannung

Unterstützung:
- Von einem Freund/einer Freundin oder einem Familienmitglied begleitet werden
- Eine Hand, die man festhalten kann; vorher umarmt werden
- Beruhigt und ermutigt werden

Während der Streßsituation:
- Vom Zahnarzt/den Interviewern/den Marathonorganisatoren beruhigt werden
- Sich in der Lage fühlen, Fragen zu stellen
- Währenddessen immer informiert werden

Gehen Sie die einzelnen Punkte durch und beziehen Sie sie auf die Geburt.

Progressive Muskelrelaxation

Zielsetzung

- Verbesserung des Bewußtseins der TeilnehmerInnen für ihren eigenen Körper

Lernziel

- Die TeilnehmerInnen sind in der Lage, ihren ganzen Körper zu entspannen

Seien Sie sich bewußt, daß es schwierig ist, sich in einem Raum voller Menschen zu entspannen (obwohl das der Situation während der Geburt entsprechen kann). Fordern Sie die TeilnehmerInnen auf, soweit wie möglich an der Entspannungsübung teilzunehmen. Erklären Sie, daß die Teilnahme freiwillig ist, aber bitten Sie diejenigen, die nicht teilnehmen wollen, die anderen nicht abzulenken.

Dimmen Sie das Licht (wenn möglich), erklären Sie, daß helles Licht Unterhaltungen, Aktivitäten und die aktiven Zentren des Gehirns stimuliert und fordern Sie die TeilnehmerInnen auf, es sich in ihren Sitzgelegenheiten oder auf dem Boden so bequem wie möglich zu machen.

Sprechen Sie leise aber deutlich und führen Sie die TeilnehmerInnen durch eine kurze Entspannungsübung:

Schließen Sie die Augen, wenn Ihnen das bei der Entspannung hilft. Sie können Sie auch offen lassen, aber sehen Sie nach unten, um niemanden abzulenken.

Hören Sie auf Ihren Atem. Nehmen Sie wahr, wie die Einatmung die Ausatmung ausbalanciert. Nehmen Sie wahr, wie rhythmisch Ihr Atem ist.

(Pause)

Nun werde ich Sie bitten, verschiedene Muskeln Ihres Körpers anzuspannen und dann wieder zu entspannen.

Beginnen Sie mit Ihren Füßen. Krallen Sie Ihre Zehen langsam zusammen – und lassen Sie sie wieder los.

(Pause)

Spannen Sie die Muskeln Ihrer Oberschenkel an – und lassen Sie sie wieder locker.

Spüren Sie, wie schwer Ihre Beine jetzt sind.

(Pause)

Spannen Sie Ihre Bauchmuskeln an – und entspannen Sie sie wieder.

(Pause)

Machen Sie mit beiden Händen eine Faust und spüren Sie die Spannung – nun lassen Sie die Hände wieder locker, die Finger sind leicht gebeugt.

(Pause)

Ziehen Sie die Schultern hoch. Spüren Sie wie dies Ihre Atmung erschwert und unangenehm macht. Entspannen Sie die Schultern und atmen Sie wieder frei.

(Pause)

Nun spannen Sie alle Gesichtsmuskeln an, so als ob Sie sehr ärgerlich wären. Nun entspannen Sie langsam wieder alle Gesichtmuskeln, so daß das Gesicht ganz ausdruckslos ist.

(Pause)

Spüren Sie nach, ob Ihr ganzer Körper entspannt ist. Ihre Stirn ist glatt und entspannt. Ihr Kiefer ist locker, der Mundraum weit, der Mund kann leicht geöffnet sein. Ihre Schultern sind locker und fühlen sich leicht an, Ihre Arme und Hände sind schwer und entspannt. Der Bauch ist auch entspannt. Die Beine und die Füße sind schwer. Sie fühlen sich warm und friedvoll.

(Pause)

Während Sie so entspannt sind, denken Sie für einen Moment an Ihr Kind. Wie warm und sicher es in Ihrem Bauch ist. Wie sehr Sie sich darauf freuen, Ihr Kind kennenzulernen.

(Pause)

Nun werde ich von 5 bis 1 zurückzählen. Räkeln Sie sich dabei, strecken Sie sich, gähnen Sie, öffnen Sie Ihre Augen, kommen Sie zurück und setzen Sie sich wieder hin.

5 – 4 – 3 – 2 – 1.

Wenn die Kursleiterin noch nicht viel Erfahrung damit hat, Gruppen durch Entspannungsübungen zu führen, ist es sehr hilfreich, möglicherweise sogar notwendig, daß sie vor Beginn ihres Kurses mit ihrem Partner, Freunden oder Kolleginnen übt und sie um eine ausführliche Rückmeldung bittet, besonders über das Tempo, in dem sie durch die Übung führt.

Die Versuchung, viel zu schnell durch eine Übung zu gehen, ist sehr groß. Die Person, die durch die Übung führt, empfindet die Pausen viel länger, als diejenigen die an der Übung teilnehmen, aber die TeilnehmerInnen brauchen viel Zeit, um auf einen Satz zu reagieren, bevor sie dem nächsten zuhören können.

Am Ende der Entspannungsübung sollte die Kursleiterin die TeilnehmerInnen um Rückmeldung bitten. Hat Ihnen die Übung gefallen? Fühlen Sie sich jetzt entspannt? Wie haben die Kinder während der Entspannungsübung reagiert? Wenn die Frau völlig entspannt ist, bekommt das Kind reichlich Sauerstoff und hat viel Energie, sich zu bewegen. Die Frauen können also auch eine Beziehung zwischen ihrem physischen und psychischen Befinden und den Reaktionen des Kindes herstellen.

Es ist wichtig, daß Eltern lernen, wie sie sich in einer ruhigen Umgebung entspannen können, wenn Sie die Zeit haben, sich auf die einzelnen Körperteile nacheinander zu konzentrieren. Entspannungsübungen sollen aber auch in ganz anderen Situationen effektiv eingesetzt werden können: während der Geburt, bei der Betreuung von Neugeborenen, Säuglingen und fordernden Kleinkindern, Kindern und Teenagern. Die TeilnehmerInnen können verschiedene Techniken ausprobieren, die ihnen im Umgang mit Streßsituationen helfen sollen, in denen sie nur wenige Sekunden oder Minuten zur Entspannung haben.

Schnelle Entspannungsübungen

Zielsetzung

* Stärkung des Vertrauens der TeilnehmerInnen in ihre Fähigkeit, in den Wehenpausen oder in Streßsituationen zu entspannen

Lernziele

* Die TeilnehmerInnen werden in der Lage sein, sich in kurzer Zeit zu entspannen

Übung 1

Erklären Sie den TeilnehmerInnen, daß diese Übung dazu gedacht ist, ihnen zu helfen, sich in Streßsituationen zu entspannen, so z. B., wenn die Wehen in kurzen Abständen kommen oder wenn sie wegen eines schreienden Kindes mit ihren Nerven am Ende sind.

Bitten Sie die TeilnehmerInnen aufzustehen, tief einzuatmen und dann mit einem tiefen Seufzer wieder auszuatmen. Sie sollen sich vorstellen, wie beim Ausatmen ihre Anspannung mit der Atemluft davongetragen wird, von den

Schultern, den Händen, dem Bauch und den Beinen. Erinnern Sie die TeilnehmerInnen daran, daß sie den Atem nicht herauspressen, sondern ihn herausfließen lassen. Sagen Sie Ihnen, daß sich ihre Lungen von ganz alleine in ihrem eigenen Rhythmus wieder mit Luft füllen werden.

Wiederholen Sie die Übung.

Übung 2

Schreiben Sie auf einen Flip-Chart fünf Worte, die mit Entspannung assoziiert sind:

- schütteln
- schwingen
- streichen
- dehnen
- lächeln

1. Bitten Sie die TeilnehmerInnen, aufzustehen und ihre Hände leicht zu schütteln. Bitten Sie sie, sich auf eine Stuhllehne zu stützen und jeden Fuß einzeln leicht zu schütteln.

2. Dann sollen sie ihre Arme zuerst nach rechts und dann nach links schwingen, dabei den Oberkörper mitnehmen, die Füße aber stehenlassen.

3. Bitten Sie sie, mit den Fingern von der Nasenwurzel zu den Schläfen zu streichen.

4. Anschließend sollen sie sich dehnen, in dem sie die Arme und Hände in die Luft strecken und dabei auf die Zehenspitzen gehen, wenn sie dies möchten.

5. Schließlich bitten Sie sie zu lächeln und erklären Sie, daß es schwer ist, angespannt oder schlechtgelaunt zu sein, wenn man entspannt und freundlich lächelt.

Übung 3

Erklären Sie, daß Frauen während der Geburt oft physischen Kontakt zu denen, die sie bei der Geburt unterstützen, brauchen und daß diese Übung dazu dient, durch Berührung jemandem zu helfen, sich zu entspannen.

Bitten Sie alle, aufzustehen, wobei sich die Frauen mit dem Rücken zu ihren Partnern oder BegleiterInnen stellen sollen. Jeder Partner, jede Begleitperson soll seine oder ihre Hände auf den Kopf der Frau legen und von dort sanft, aber bestimmt von den Wangen über die Schultern, an den Armen entlang bis zu den Fingerspitzen streichen. Dann soll er oder sie die Hände auf die Schultern der Frau legen und von dort aus rechts und links der Wirbelsäule, an den Beinen entlang bis zu den Zehen streichen.

Dann bitten Sie die TeilnehmerInnen, die Rollen zu tauschen, so daß jeder den entspannenden Effekt des Ausstreichens kennenlernt.

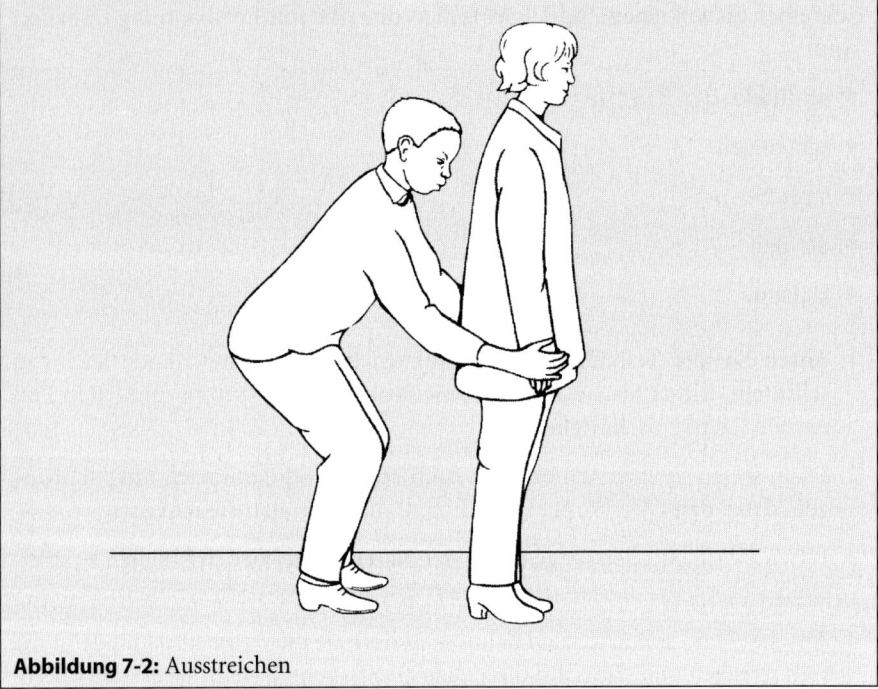

Abbildung 7-2: Ausstreichen

Den Eltern fallen sicher noch viele weitere Situationen ein, in denen eine schnelle Entspannungsübung nützlich sein kann, z. B. kurz bevor ein Streit ausbricht, wenn ihr Kind gerade die Tapete abgerissen hat, wenn die Hebamme genau dann vorbeikommt, wenn das Kind gerade eingeschlafen ist …

7.5 Atemübungen für die Geburt

Die Atmung ist einer der grundlegenden Lebensrhythmen. In Streßsituationen, wie die Geburt sie darstellt, kann dieser Rhythmus gestört werden, Hyperventilation kann sich negativ auf Mutter und Kind auswirken. Entspannung mit Hilfe bestimmter Atemtechniken kann nicht nur während der Geburt, sondern auch in anderen Streßsituationen hilfreich sein. Der erste Schritt, um bestimmte Atemtechniken, z. B. zur Schmerzlinderung während der Geburt, einsetzen zu können, ist ein Bewußtsein für die eigene Atmung.

Atmung und Entspannung

Zielsetzung

- Verbesserung des Verständnisses der TeilnehmerInnen für den Zusammenhang zwischen Atmung und Entspannung

Lernziel

- Die Eltern und die BegleiterInnen werden ihren Atemrhythmus zur Entspannung einsetzen können

Fordern Sie die TeilnehmerInnen auf, an einer Entspannungsübung teilzunehmen, die sich speziell auf Atemtechniken konzentriert. Fragen Sie, ob die Eltern einverstanden sind, daß Sie das Licht dämpfen, um eine ruhigere und entspanntere Atmosphäre zu schaffen. Führen Sie durch die folgende Übung:

Machen Sie es sich bequem. Sollte Ihre Position zu irgendeinem Zeitpunkt unbequem werden, ändern Sie sie einfach.

(Pause)

Konzentrieren Sie sich auf Ihre Atmung. Achten Sie auf das Gleichgewicht zwischen Ihrer Ein- und Ausatmung.

(Pause)

Ihrer Ein- und Ausatmung.

(Pause)

Lassen Sie jedesmal, wenn Sie ausatmen, Ihre Schultern fallen und entspannen Sie sich.

(Pause)

Wenn der Zeitpunkt gekommen ist, füllen sich die Lungen von selbst mit Luft. Helfen Sie nicht nach, lassen Sie den Atem einfach fließen.

Entspannen Sie sich beim Ausatmen.

(Pause)

Jedesmal wenn Sie ausatmen, fühlen Sie sich ein bißchen entspannter, ein bißchen schwerer, ein bißchen wärmer.

(Pause)

Ich werde Sie nun bitten, sich vorzustellen, daß Sie durch verschiedene Teile des Körpers atmen. Bei jedem Ausatmen entspannen Sie diesen Teil des Körpers.

Beginnen Sie mit Ihrem rechten Bein. Stellen Sie sich vor, durch Ihr rechtes Bein einzuatmen (Pause) und wieder auszuatmen, dabei entspannen Sie das Bein.

(Pause)

Nun wechseln Sie zu Ihrem linken Bein. Atmen Sie durch das Bein ein (Pause) und wieder aus, dabei entspannen Sie das Bein.

(Pause)

Nun kommt der Bauch: Stellen Sie sich vor, durch den Bauch einzuatmen (Pause) und wieder auszuatmen. Dabei entspannen Sie den Bauch.

(Pause)

Nun gehen Sie zu Ihrem rechten Arm und der rechten Hand. Stellen Sie sich vor, durch sie einzuatmen (Pause) und wieder auszuatmen. Dabei entspannen Sie sie.

(Pause)

Nun wechseln Sie zu Ihrem linken Arm und Ihrer linken Hand. Stellen Sie sich vor, durch sie einzuatmen (Pause) und wieder auszuatmen. Dabei entspannen Sie sie.

(Pause)

Nun gehen Sie zu den Schultern. Atmen Sie durch die Schultern ein (Pause) und wieder aus. Entspannen Sie die Schultern dabei.

(Pause)

Nun noch der Kopf. Atmen Sie durch Ihren Kopf ein (Pause) und wieder aus, entspannen Sie ihn beim Ausatmen.

(Pause)

Konzentrieren sich für einen Moment auf Ihren Atem. Denken Sie beim Einatmen «Ent-» und beim Ausatmen «-spannen».

(Pause)

Kommen Sie in Ihrem eigenen Rhythmus zurück, räkeln Sie sich, öffnen Sie die Augen und setzen Sie sich wieder auf.

Wenn alle wieder bereit sind, bitten Sie die TeilnehmerInnen um Rückmeldung:

- Hat Ihnen die Übung gefallen?
- Wie haben Sie sich dabei gefühlt?
- Was können Sie über Ihre Atmung im Verlauf der Übung sagen?

Der Wert verschiedener Atemtechniken im Umgang mit dem Wehenschmerz wird nach wie vor kontrovers diskutiert. Die Lamaze-Methode, die über viele Jahre besonders in den USA einen der Eckpfeiler der Geburtsvorbereitung darstellte, legt besonders großen Wert auf das genaue Erlernen von bestimmten Atemtechniken durch die Frau und ihren Partner. In Großbritannien ist das Vermitteln verschiedener Atemtechniken aus der Mode gekommen. Kursleiterinnen befürchten, daß, wenn der Schwerpunkt in den Kursen auf dem Erlernen verschiedener Atemtechniken liegt, Frauen möglicherweise das Gefühl haben, versagt zu haben, wenn sie während der Geburt auf medikamentöse Formen der Schmerzlinderung zurückgreifen mußten. Manche Frauen haben das Gefühl, daß ein flaches Atmen über die Wehenspitze hinweg, wie es bei der Lamaze-Methode empfohlen wird, eher die Hyperventilation fördert, andere vergessen mit dem Einsetzen kräftiger Wehen alles, was sie gelernt haben.

Es gibt Kursleiterinnen, die den Frauen nicht, in welcher Form auch immer, vorschreiben wollen, was sie während der Geburt tun sollen. Sie ermutigen die Frauen, auf ihren Körper zu hören und das zu tun, was er ihnen sagt. Diejenigen, die weiterhin Atemtechniken für die Geburt als Thema in ihren Kursen anbieten (und die Autorin ist eine von ihnen), hoffen, damit den Eltern etwas an die Hand zu geben, das ihnen hilft, mit dem Wehenschmerz umzugehen. Es geht im wesentlichen darum, wie sich ein Atemrhythmus halten und die Hyperventilation vermeiden läßt. Während der Geburt wird dieser Rhythmus durch Konzentration auf das Ausatmen erreicht, da es in Streß- oder Paniksituationen die Ausatmung ist, die entweder zurück- oder sehr kurz gehalten wird und damit der Hyperventilation Vorschub leistet – mit den klassischen Symptomen des Kribbelns der Hände, des Schwindelgefühls und schließlich der ‹Pfötchenstellung› der Hände.

Menschen, die wissen, wie sie mit aufsteigender Panik umgehen können, behalten die Kontrolle über die Situation, während sie sonst von der Hilfe anderer abhängig wären. Zu wissen, was in einer kritischen Situation, z. B. mit einem panischen Kind zu tun ist, ist sehr wertvoll.

Als Einstieg in das Thema kann über die Lokalisation der Lunge und die Vielseitigkeit der Atmung gesprochen werden.

Atemmuster

Zielsetzung

- Verbesserung des Verständnisses der TeilnehmerInnen für den physiologischen Prozeß der Atmung

Lernziel

- Die TeilnehmerInnen werden wissen, wo sich die Spitze und die Basis der Lunge befinden, und sie werden in der Lage sein, sowohl flach als auch tief zu atmen

Fordern Sie die TeilnehmerInnen auf, sich zu zweit zusammenzutun, wobei sich die Schwangere seitlich auf einen Stuhl setzen soll. Ihr Partner legt seine Hände in ihre Taille und bittet sie, tief in seine Hände zu atmen. Dann legt er die Hände in die Mitte ihres Rückens und sie atmet wieder in seine Hände. Schließlich legt er seine Hände direkt unterhalb ihrer Schultern auf den Rücken und die Frau atmet ganz flach in seine Hände. Folgende Punkte können anhand dieser Übung herausgearbeitet werden:

- die Lunge nimmt beachtlich viel Raum in unserem Körper ein

- oft nutzen wir nicht ihre ganze Kapazität

- Atmung ist im wesentlichen rhythmisch. Egal wie tief oder flach die Atmung ist, sie ist nur angenehm, wenn Ein- und Ausatmung im Gleichgewicht sind.

Ausgehend von dieser Übung kann die Kursleiterin die Eltern fragen, was mit ihrer Atmung passiert, wenn sie Angst oder Schmerzen haben. Wie fühlen sie sich, wenn ihre Atmung kurz und flach wird? Folgende Punkte sollen dabei herausgearbeitet werden:

- es ist in Streßsituationen, wie der Geburt, normal, flacher zu atmen

- eine flache Atmung ist in Ordnung, solange sie gleichmäßig ist

- wenn Menschen stark unter Streß stehen, halten sie ihre Ausatmung oft zurück. Daher ist es wichtig, sich während der Geburt auf das Ausatmen zu konzentrieren. Das Einatmen geschieht dann ganz von selbst.

Es gibt verschiedene Übungen für einen gleichmäßigen Atemrhythmus während der Geburt. Das Einüben verschiedener Techniken während des Geburtsvorbereitungskurses stärkt das Vertrauen der Eltern, sich während der Geburt selbst helfen zu können.

Atemtechniken

Zielsetzung

- Das Vertrauen der Eltern stärken, daß sie körpereigene Ressourcen zum Umgang mit Streßsituationen wie der Geburt haben

Lernziel

- Die TeilnehmerInnen werden Atemtechniken beherrschen, die sich auf die Ausatmung konzentrieren, die wiederum die Einatmung steuert

1. Atemtechnik

Fordern Sie die TeilnehmerInnen auf, die Augen zu schließen, durch die Nase einzuatmen und langsam durch den Mund wieder auszuatmen. Sie sollen nicht forciert ausatmen, sondern langsam und sanft, bis sie von ganz alleine wieder einatmen wollen. Sie sollen sich etwa eine halbe Minute auf diese Form der Atmung konzentrieren und bei jedem Ausatmen die Schultern fallenlassen.

2. Atemtechnik

Fordern Sie die TeilnehmerInnen auf, die Augen zu schließen und sowohl bei jedem Ein- als auch bei jedem Ausatmen bis drei zu zählen. Wenn sie mit drei Zählern nicht zurechtkommen, sollen sie eine andere Zahl wählen, die ihrem Atemrhythmus besser entspricht. Erinnern Sie die TeilnehmerInnen, bei jedem Ausatmen die Schultern fallen zu lassen.

---

3. Atemtechnik

Fordern Sie die TeilnehmerInnen auf, ihre Augen zu schließen und entspannt einzuatmen. Während sie ausatmen, sollen sie leise ‹a-u-s› sagen, sich entspannen und die Schultern fallenlassen.

Für die BegleiterInnen ist es sehr wertvoll, Wege zu kennen, wie sie Frauen helfen können, wenn diese erste Anzeichen von Panik zeigen. Es ist möglich, daß manche von ihnen anderen bereits durch Panikattacken geholfen haben oder selbst eine solche erlebt haben. Anhand dieser Erfahrungen kann mit einem Brainstorming herausgearbeitet werden, was ein Mensch bei aufkeimender Panik braucht:

- engen körperlichen Kontakt

- Beruhigung

- Augenkontakt

- praktische Hilfe

Anschließend sollen die BegleiterInnen die Hände der Frauen nehmen, Augenkontakt halten und die Frauen bitten, mit ihm oder ihr gemeinsam durch die Nase ein- und durch den Mund wieder auszuatmen und sich dabei die Luft gegenseitig ins Gesicht zu blasen.

7.6 Positionen während der Wehen und der Geburt

Aus der Literatur geht klar hervor, daß Frauen, die sich während der Wehen frei bewegen können und die zur Geburt ihres Kindes die Position einnehmen können, die ihnen am angenehmsten ist, weniger Schmerzmittel brauchen und eine kürzere Geburtsdauer haben als Frauen, die während der Wehen nur liegen dürfen und die sich zur Geburt ihres Kindes in Rückenlage oder in eine halbliegende Position begeben müssen:

«Die Ergebnisse der vorliegenden kontrollierten Untersuchungen zeigen, daß bei Frauen, die zum Stehen, Laufen oder aufrechten Sitzen aufgefordert wurden, die Geburtsdauer im Schnitt kürzer war als bei Frauen, die flach auf dem Rücken liegen sollten … Frauen, die der aufrechten Position zugeordnet worden waren, benötigten weniger zentral wirksame Analgetika oder Periduralanästhesien, und sie erhielten weniger Wehenmittel zur Wehenunterstützung.

Frauen scheinen Bewegung vorzuziehen, wenn sie ihnen erlaubt ist. Wenn sie die Möglichkeit haben, während ihrer Wehentätigkeit jede Position innerhalb oder außerhalb des Kreißbettes frei wählen zu können, nehmen Gebärende häufig aufrechte Positionen wie Sitzen, Stehen und Gehen ein. (Enkin et al., 1995, S. 205, 248)»

Dennoch dominiert das Bett immer noch viele Kreißsäle und suggeriert den Frauen, daß sie während der Wehen und der Geburt liegen sollen. Es ist noch ein weiter Weg, um im Bewußtsein der Eltern das medizinische Modell der Geburt, in dem die Frau eine passive Rolle inne hat und die BetreuerInnen ihre Geburt leiten, durch ein neues, dynamisches Modell zu ersetzen, in dem die Frau aktiv ist und die Kontrolle über ihre Geburt hat. Damit die praktischen Übungen zu Positionen während der Wehen und der Geburt effektiv sind, sollten die Eltern folgende Dinge wissen:

- durch den Druck des kindlichen Kopfes auf den Muttermund werden Wehenhormone freigesetzt

- die Gebärmutter stellt sich während einer Wehe auf und dies gelingt viel leichter, wenn die Frau sich in der Vertikalen befindet und sich leicht nach vorne beugt

- das Becken bietet mehr Raum für das Kind, wenn die Frau steht, kniet oder umher läuft

Oft probieren die TeilnehmerInnen zuerst nur sehr ungern Positionen oder andere praktische Übungen für die Geburt aus. Es ist leichter, sie zu praktischen Übungen zu motivieren, wenn sie bereits stehen. Dazu kann die Kursleiterin selbst aufstehen und dabei die TeilnehmerInnen auffordern, ebenfalls aufzustehen. Wenn überhaupt, werden sich nur wenige weigern. Dann kann sie mit ihrer Übung beginnen: «Unter Berücksichtigung dessen, was wir darüber gesagt haben, was man tun kann, um dem Kind soviel Platz wie möglich im Becken zu schaffen und die Muttermundseröffnung zu beschleunigen, was glauben Sie, welche Positionen während der Geburt hilfreich sind?»

Wenn ein Vorschlag gemacht wird, kann die Kursleiterin die TeilnehmerInnen auffordern, diese Position auszuprobieren, anschließend um neue Vorschläge bitten oder selbst Positionen demonstrieren.

Während die TeilnehmerInnen die Positionen ausprobieren, kann die Kursleiterin den Moment nutzen und einige offene Fragen stellen, um die Bedeutung dieser Übung zu unterstreichen:

‹Wie würden Sie sich fühlen, wenn Sie diese Position im Kreißsaal einnehmen würden?›

‹Wie glauben Sie, würde Ihre Hebamme reagieren, wenn Sie diese Position einnehmen?›

‹Was sollte im Kreißsaal vorhanden sein, um das Einnehmen verschiedener Positionen zu erleichtern?›

‹Welche Position würden Sie einnehmen, wenn Sie müde wären und die Geburt schon lange dauerte?›

‹Können Sie sich eine Position vorstellen, die bei Rückenschmerzen hilft?›

‹Was glauben Sie, wie sich Ihr Kind während der Geburt fühlt?›

Die BegleiterInnen können sich schnell überflüssig vorkommen, wenn die Frauen verschiedene Positionen ausprobieren und es ist wichtig, daß die Kursleiterin sie so weit wie möglich integriert, sie um ihre Meinung fragt und sie auffordert, sich zu überlegen, was sie sich vorstellen könnten, während der Wehen zu tun.

‹Was könnten Sie tun, um es der Frau angenehmer zu machen?›

‹Wo könnten Sie stehen oder sitzen, um Augenkontakt mit ihr zu halten oder ihre Hand zu nehmen, wenn sie sich in dieser Position befindet?›

‹Wie fühlen Sie sich, wenn die Frau diese Position einnimmt?›

7.7 Massage

Die Personen, die die Frau bei der Geburt begleiten, haben meist schon davon gehört, daß sie den Rücken der Frau massieren sollen. Da sie auf diese Weise eine aktive Rolle annehmen, sind sie meist sehr darauf bedacht, es zu lernen. Es bietet sich an, zu Beginn nach möglichen Erfahrungen der TeilnehmerInnen mit Massage zu fragen. Auf der Grundlage dieser Erfahrungen, wie auch immer sie sein mögen, kann gemeinsam überlegt werden, wie eine Massage durchgeführt werden sollte und welchen Effekt sie während der Geburt haben kann. Das Erlernen der Massage soll die BegleiterInnen ermutigen, der Frau während der Geburt körperlich nah zu sein, auch wenn die Geburt in einer Umgebung stattfindet, die Nähe und Intimität nicht fördert. Dies wird nur gelingen, wenn den BegleiterInnen die Gelegenheit gegeben wird, die Frau in einer Weise zu halten und zu berühren, die ihr hilft, sich zu entspannen.

Es ist sowohl für die Kursleiterin als auch für die TeilnehmerInnen am ‹sichersten› mit der Massage eines ‹neutralen› Körperteils zu beginnen, wie z. B. der Hand. Die Kursleiterin kann um eine oder einen Freiwilligen bitten und unter Zuhilfenahme eines Öls, wie z. B. Mandelöl, zeigen, wie man gleichmäßig über die Hand streicht, dabei sanft die Finger einzeln ausstreicht, wie man mit kleinen kreisförmigen Bewegungen die Handfläche massiert und sanft den Handrücken ausstreicht. Dabei soll gezeigt werden, daß:

- die Person, die massiert, selbst entspannt sein muß, wenn die Massage effektiv sein soll

- während der Massage der physische Kontakt immer aufrecht erhalten werden soll

- Massage sanft und kontinuierlich sein soll

- es wichtig ist, die Person, die massiert wird, um Rückmeldung zu bitten, um sicher zu stellen, daß die Massage an der richtigen Stelle und mit dem richtigen Druck durchgeführt wird

- Öle für die Massage gut, aber nicht unbedingt notwendig sind, daß Öle aus der Aromatherapie nur nach Rücksprache mit qualifizierten Aromatherapeuten eingesetzt werden sollten

- Massage angenehm sein soll, und wenn sie es nicht ist, man damit aufhören oder eine andere Form ausprobieren soll

Wenn genügend Zeit zur Verfügung steht, wäre es gut, wenn alle TeilnehmerInnen die Gelegenheit bekämen, einmal selbst zu massieren und einmal massiert zu werden. Wenn die Gruppe mit der Massage vertrauter wird, kann die Kursleiterin die Massage der Schultern, des Rückens, der Kreuzbeins, der Hüften und der Oberschenkel vorführen und mit den TeilnehmerInnen üben, wobei sie immer jeweils die Vorteile der entsprechenden Massage während der Geburt erklärt (s. **Abb. 7-3 a–e** auf S. 166):

Schultern	Wenn die Schultern entspannt sind, wird die Frau nicht hyperventilieren.
Rücken	Rückenmassage ist besonders in der Eröffnungsphase entspannend und hilft der Frau, ruhig zu bleiben und ihre Kräfte einzuteilen.
Kreuzbein	Der Wehenschmerz ist häufig im Bereich des unteren Rückens besonders stark, hier kann der Gegendruck im Bereich des Kreuzbeins sehr hilfreich sein.
Hüften	Frauen sagen manchmal, daß sie das Gefühl haben, daß ihre ‹Hüften auseinanderbrechen›, und dann ist eine Massage der Hüften sehr angenehm.
Oberschenkel	Frauen können das Gefühl haben, daß ihre Beine ganz kalt sind oder ihre Oberschenkel beginnen bei starken Wehen zu zittern; ein kräftiges Ausstreichen der Oberschenkel hilft gegen die Kälte und das Zittern

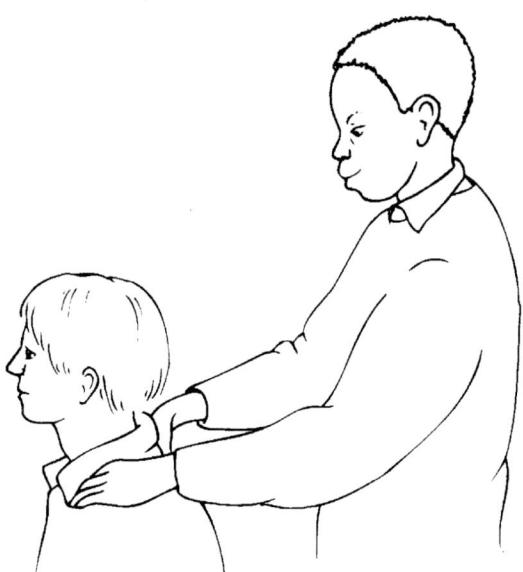

Abbildung 7-3 a: Massage der Schultern

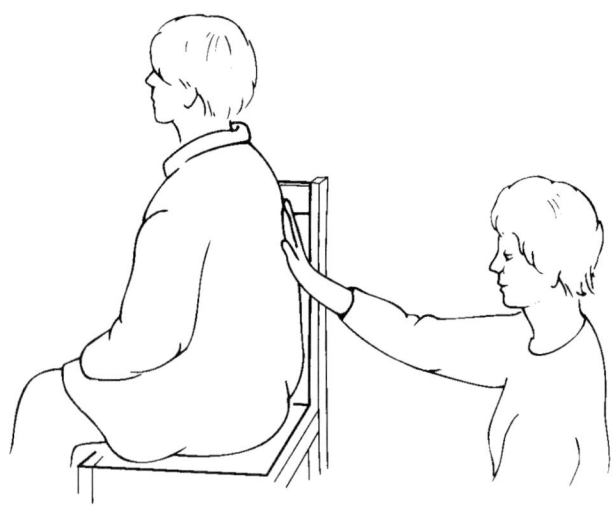

Abbildung 7-3 b: Massage des Rückens

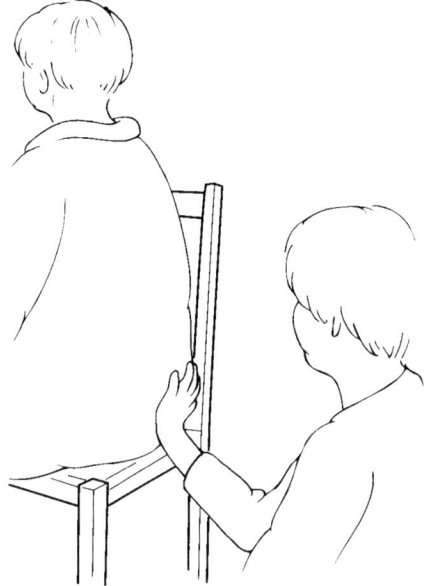

Abbildung 7-3 c: Massage des Kreuzbeins

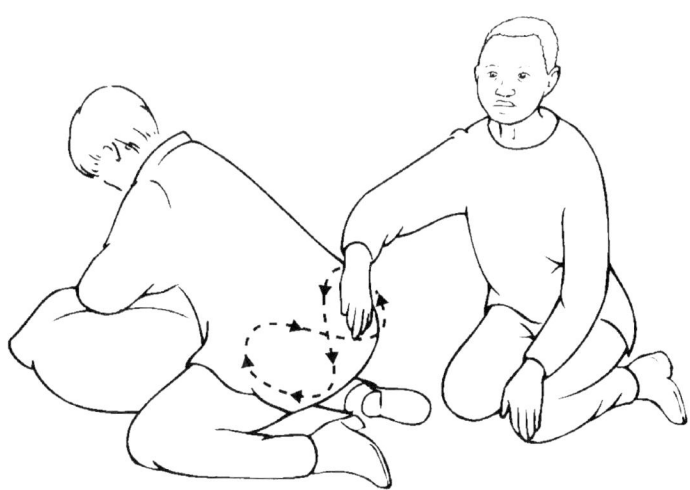

Abbildung 7-3 d: Massage der Hüften

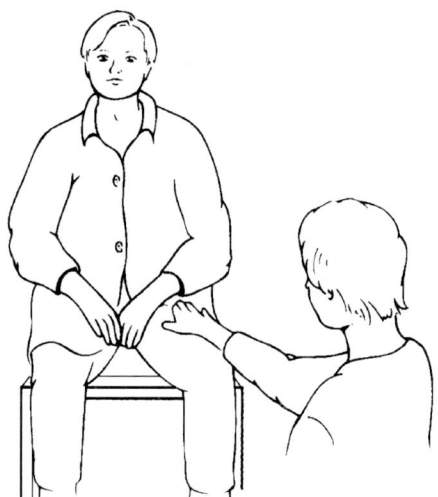

Abbildung 7-3 e: Massage der Oberschenkel

7.8 Wehensimulation

Über die Jahre wurde in den Geburtsvorbereitungskursen mit unterschiedlichsten Formen der Wehensimulation experimentiert, im Bemühen eine realistische Vorstellung der Geburtsarbeit zu vermitteln. Einige davon sind ausgesprochen ungeeignet, wie z. B. Frauen Eiswürfel als Schmerzstimulus in die Hand zu geben, wobei sie die Eiswürfel ganz fest halten und dabei Atemtechniken üben sollen. Bei einigen Frauen hat diese Übung zu Nervenverletzungen geführt. Manchmal wurden die BegleiterInnen aufgefordert, die Frauen zu kneifen oder während die Schwangere im Schneidersitz sitzt, ihre Knie fest in Richtung Boden zu drücken. Solche Übungen sind gefährlich, sowohl physisch als vielleicht auch psychisch, weil sie das Bild vermitteln, daß die BegleiterInnen (meistens Männer) den Frauen Schmerzen zufügen.

Es gibt aber durchaus andere Möglichkeiten, Wehen zu simulieren, die den TeilnehmerInnen ihre Ressourcen zur Bewältigung von Streßsituationen deutlich machen können. Mit «Streßpositionen» läßt sich gut veranschaulichen, wie eine gleichmäßige Atmung, Massage und Zuspruch eine anstrengende Situation erträglicher machen können. Eine solche Position ist die Reiterstellung, bei der die TeilnehmerInnen sich mit dem Rücken an die Wand stellen und dann an der Wand heruntergleiten bis die Oberschenkel parallel zum Boden sind **(Abb. 7-4 a, b)**. Im Laufe einer Minute nimmt der Schmerz in den Oberschenkeln in einer Art und Weise zu, die dem des Wehenschmerzes nicht unähnlich ist.

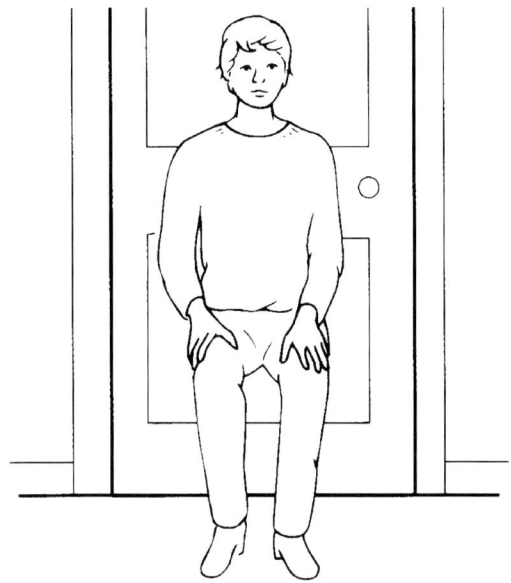

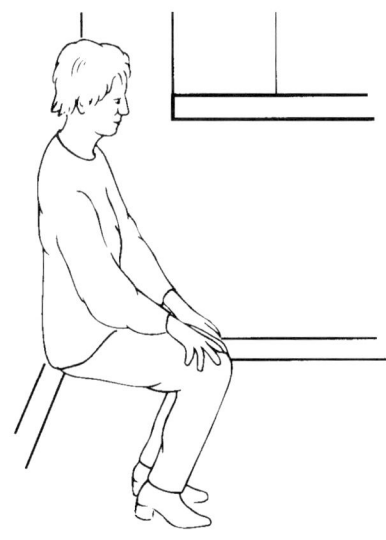

Abbildung 7-4 a,b: Reiterposition

Umgang mit Streß

Zielsetzung

* Stärkung des Vertrauens der TeilnehmerInnen in die Effizienz natürlicher Methoden der Schmerzlinderung

Lernziel

* Die TeilnehmerInnen werden Zuspruch, Massage und Atemtechniken einsetzen können, um den Umgang mit Schmerzen erträglicher zu gestalten

Fordern Sie *alle* auf, die Reiterposition einzunehmen und für eine Minute in dieser Position zu bleiben, betonen Sie aber, daß jede/jeder die Position auch schon vorher wieder aufgeben kann, wenn sie zu anstrengend wird.

Bitten Sie die TeilnehmerInnen um Rückmeldung. Wie hat sich die Atmung während der Übung verändert? Was haben sie während der Übung gedacht?

Nun bitten Sie die TeilnehmerInnen, sich zu zweit zusammenzutun. Die Frau nimmt die Reiterposition ein, während der Partner ihr über die eine Minute hinweghilft, indem er ihr kräftig die Oberschenkel massiert, dabei Augenkontakt hält, sie auffordert, gleichmäßig weiterzuatmen und ihr Mut zuspricht. Danach werden die Rollen getauscht.

Fragen Sie, ob die Position diesmal leichter über die Zeit zu halten war, und was dabei geholfen hat. Folgende Punkte werden wahrscheinlich angesprochen:

* die Zeit schien schneller vorbei zu gehen, dadurch, daß jemand mit mir gesprochen hat

* die Massage hat den Schmerz erträglicher gemacht

* die Konzentration auf die Atmung hat mich abgelenkt

Die Kursleiterin kann nun die wichtigen Punkte nochmals zusammenfassen: die Bedeutung von Unterstützung während der Geburt, der Nutzen von Massage und ganz einfachen Atemtechniken und die Notwendigkeit, sich auf eine Wehe zur Zeit zu konzentrieren, und in den Wehenpausen zu entspannen.

In eine Übung zur Wehensimulation können viele Dinge, die im Laufe des Kurses gelernt wurden, integriert werden. Um den Eltern eine Vorstellung davon zu vermitteln, wie lange eine Wehe dauert, wie kurz die Wehenpause sein kann und wie Wehen langsam stärker werden, ihren Höhepunkt erreichen und schließlich wieder nachlassen, kann die Kursleiterin Musik zur Hilfe nehmen, die sie langsam lauter dreht und dann wieder leiser werden läßt. Sie kann auch in die Hände klatschen und dabei das Klatschen entsprechend lauter und wieder leiser werden lassen oder sie kann die TeilnehmerInnen durch eine Wehensimulation führen. Um eine solche Wehensimulation effektiv durchführen zu können, sollte die Kursleiterin sie vorher selbst und mit Kolleginnen üben, wobei sie vor allem darauf achten sollte, daß sie durch die Lautstärke und den Tonfall ihrer Stimme das langsame Zunehmen der Wehe vermittelt, ebenso wie die Gefühle und die Empfindungen, die die Frau während einer Wehe haben kann.

Wehensimulation

Zielsetzung

- Stärkung des Vertrauens der TeilnehmerInnen in ihre Fähigkeit, mit Wehen umgehen zu können

Lernziel

- Die TeilnehmerInnen werden in der Lage sein, verschiedene Fertigkeiten zu kombinieren, um mit den Wehen zurechtzukommen

Fordern Sie die Schwangeren auf, eine Position einzunehmen, von der sie sich vorstellen können, daß sie sie während einer starken Wehe einnehmen. Bitten Sie die BegleiterInnen, ihnen dabei zu helfen.

Führen Sie die Gruppe durch eine ‹Wehe›, die 60 bis 90 sec dauert (genau auf die Zeit achten):

Sie spüren, daß die Wehe beginnt. Atmen Sie tief ein und wieder aus, lassen Sie dabei die Schultern fallen. Die Wehe wird langsam stärker und stärker; es ist eine sehr kräftige – beängstigend. Konzentrieren Sie sich darauf, sich zu entspannen, während Sie ausatmen. Lassen Sie Ihre Schultern fallen. Die BegleiterInnen machen sich möglicherweise Sorgen über die starken Schmerzen und fragen sich, ob alles in Ordnung ist. Massieren Sie der Frau einfach weiter den Rücken oder sprechen Sie ruhig mit ihr. Bleiben Sie nah bei ihr. Die Frau merkt, daß die Wehe jetzt fast ihren Höhepunkt erreicht hat; sie ist sehr stark, die stärkste bis jetzt. Konzentrieren Sie sich auf das Ausatmen – denken Sie daran, daß Sie auch für Ihr Kind atmen, das die Wehe ebenfalls mitbekommt. Vielleicht atmen Sie inzwischen schon sehr laut, möglicherweise wollen Sie sehr laut werden. Das ist in Ordnung, achten Sie nur darauf gleichmäßig weiterzuatmen. Konzentrieren Sie sich auf die Ausatmung, lassen Sie Ihre Schultern fallen. Die

> *BegleiterInnen – seien Sie einfach da, Sie helfen ihr wirklich durch diese Wehe zu kommen. Und sie läßt langsam nach. Sie ist gleich vorüber, sie ist schon fast weg. Jetzt ist sie vorbei. (90 sec)*
>
> *Die Wehe ist vorbei und Sie alle drei (vergessen Sie Ihr Kind nicht) müssen sich wieder entspannen. Machen Sie es sich bequem. Achten Sie darauf, daß Ihre Stirn glatt, Ihr Kiefer entspannt ist. Die Schultern sind locker, ebenso wie die Hände und Finger.*
>
> *Möchte einer von Ihnen etwas zu trinken oder einen kalten Schwamm, um sich das Gesicht abzuwischen? Achten Sie auf sich selbst.*
>
> *Entspannen Sie sich. Machen Sie sich keine Gedanken über die nächsten Wehen. Genießen Sie die Pause und nutzen Sie sie so gut wie möglich, damit Sie und Ihr Kind wieder bereit sind für die nächste. (3 min)*
>
> *Die nächste Wehe beginnt. Suchen Sie sich eine angenehme Position. Atmen Sie tief ein und wieder aus …*

Es kann gut sein, daß bei dieser Übung beim ersten Mal viel gelacht und gesprochen wird. Wenn dabei auch Bemerkungen fallen wie:

‹Ich bin jetzt schon völlig fertig›

‹Nicht nochmal!›

‹Kommen Wehen wirklich so schnell hintereinander?›

‹Ich werde es kaum schaffen, ihren Rücken über Stunden zu massieren›

weiß die Kursleiterin, daß die Übung ihr Ziel erreicht hat.

7.9 «Generalprobe»

Für ein realistisches Bild der Geburt kann die Kursleiterin den TeilnehmerInnen eine Reihe von Ereignissen schildern, die vom Beginn der Wehen bis zur Geburt des Kindes passieren können. Um die Fähigkeiten und das Wissen, das sich die Eltern während des Kurses angeeignet haben, zu festigen, kann die Kursleiterin verschiedene Geburtssituationen beschreiben und die Eltern nach ihren Gefühlen dazu befragen. Sie kann die Eltern bitten, sich über verschiedene Entscheidungen, die sie möglicherweise treffen müssen, Gedanken zu machen und die verschiedenen Methoden, mit den Wehen umzugehen, auszuprobieren. Die «Generalprobe» erfordert von der Kursleiterin einige Phantasie und schauspielerische Begabung, aber wenn sie sich diese Übung zutraut, wird sie für die Eltern von großem Nutzen sein.

«Generalprobe»

Zielsetzungen

- Festigung des über die Geburt erworbenen Wissens
- Förderung des Vertrauens der TeilnehmerInnen in ihre Fähigkeit zum Umgang mit den Wehen

Lernziele

Die TeilnehmerInnen werden:

- verschiedene Methoden zum Umgang mit den Wehen kombinieren können

- die verschiedenen Gefühle, die Menschen während der Geburt erleben können, kennen

- sich Fähigkeiten angeeignet haben, die ihnen helfen, Informationen zu erhalten und Entscheidungen zu treffen

Erklären Sie, daß diese Generalprobe eine Mischung aus praktischen Übungen und Gesprächen sein wird. Fordern Sie die TeilnehmerInnen auf, daran teilzunehmen.

(Die folgende Sequenz muß verändert werden, wenn einige TeilnehmerInnen eine Hausgeburt planen.) Beschreiben Sie eine mögliche Situation des Wehenbeginns – die Frau ist zuhause, die Wehen kommen alle 15 min – ihr Partner oder ihr/ihre BegleiterIn ist nicht da.

(Zu den Müttern)
Wie fühlen Sie sich?

Beschreiben Sie eine Wehe der frühen Eröffnungsperiode während die Schwangeren sich auf einen Tisch oder eine Stuhllehne stützen. Die Frau erreicht ihren Partner oder ihren/ihre BegleiterIn.

(Zu den Partnern/ den BegleiterInnen)
Wie fühlen Sie sich, wenn Sie erfahren, daß die Geburt begonnen hat?

Der Partner/ die BegleiterIn kommt zu der Frau nach Hause.

Wie lange möchten Sie beide warten bis Sie ins Krankenhaus gehen?

Beschreiben Sie eine Wehe von 40 Sekunden Dauer auf dem Weg zum Krankenhaus. Fordern Sie die Frauen auf, sich leicht den Rücken zu massieren.

(Zu den Partner/BegleiterInnen)
Wie fühlen Sie sich während dieser Fahrt?

Die Frau und ihr Partner oder ihr/ihre BegleiterIn kommen im Krankenhaus an. Nach den üblichen Aufnahmeprozeduren werden sie allein gelassen. Die Wehen werden langsam stärker. Die Hebamme kommt und untersucht die Frau, deren Muttermund jetzt 6 cm eröffnet ist. Sie schlägt vor, die Fruchtblase zu eröffnen.

Welche Informationen benötigen Sie jetzt?
Welche Entscheidung werden Sie treffen?

Beschreiben Sie eine starke Eröffnungswehe, die 90 Sekunden dauert. Fordern Sie die Frauen auf entsprechende Positionen einzunehmen, mit den Hüften zu kreisen, durch die Nase ein- und durch den Mund langsam wieder auszuatmen. Fordern Sie die Partner/die BegleiterInnen auf, der Frau Massage anzubieten, sie zu ermutigen und ihr zuzusprechen.

(Zu den Partnern/BegleiterInnen)
Was können Sie tun, um der Frau in den Wehenpausen zu helfen?

Die Frau und ihr Partner oder ihr/ihre BegleiterIn sind jetzt seit fünf Stunden im Krankenhaus.

Wie fühlen Sie beide sich?
Wünschen Sie ein Schmerzmittel?

Die Austreibungsphase hat nun begonnen.

Beschreiben Sie eine Preßwehe. Fordern Sie die Frau auf, sich eine Position zu suchen, die die Geburt des Kindes erleichtert.

7.10 Schlußfolgerung

Atmung, Massage, Entspannung und Positionen während der Geburt sind spannende Themen. Der Glaube der Kursleiterin an den Nutzen dieser Methoden und ihr Selbstvertrauen in die Vermittlung dieser praktischen Fertigkeiten haben einen wesentlichen Einfluß darauf, wie wohl sich die TeilnehmerInnen bei diesen Übungen fühlen und mit welcher Wahrscheinlichkeit sie in der Lage sein werden, sie während der Geburt einsetzen zu können. Wenn Wehensimulationen auch meilenweit von dem entfernt sind, was während der Geburt tatsächlich passiert, ist es dennoch sehr wichtig, daß Geburtsvorbereitung sich nicht allein auf Diskussionen und Vorträge beschränkt. Sonst kann leicht der Eindruck entstehen, daß die Geburt im Kopf stattfindet.

Zusammenfassung

1. Das Ziel der Geburtsvorbereitung sollte es sein, das Vertrauen der Frauen in ihren Körper und in ihre natürliche Fähigkeit, ein Kind zu gebären, zu stärken sowohl aus psychologischen wie auch aus sozialen und politischen Gründen.

2. Die Geburtsvorbereitung soll die Frauen befähigen, sich für eine Geburt ohne Medikamente zu entscheiden, genauso wie sie über die verschiedenen verfügbaren Methoden der Schmerzlinderung zu informieren.

3. Viele Frauen, die an Geburtsvorbereitungskursen teilnehmen, können keine Entscheidung über die von ihnen bevorzugte Form der Schmerzlinderung während der Geburt treffen, weil sie sich ihrer Ressourcen zum Umgang mit Schmerz nicht bewußt sind und nicht wissen, wie diese für einen normalen Geburtverlauf sorgen können.

4. In Gesprächsrunden können Frauen keine Körperarbeit erlernen.

5. Das medizinische Modell der Geburt, bei der die Frau nur eine passive Rolle spielt, während ihre BetreuerInnen die Kontrolle über ihre Geburt haben, durch ein dynamisches Modell zu ersetzen, bei dem die Eltern eine aktive Rolle inne und die Kontrolle über ihre Geburt haben, stellt eine große Aufgabe dar.

6. Das Vertrauen der TeilnehmerInnen in ihre eigenen Ressourcen ist sehr stark an die Überzeugung der Kursleiterin geknüpft, daß jede Frau fähig ist, in einer angenehmen Umgebung ihr Kind ohne medizinische Interventionen zur Welt zu bringen.

Literaturverzeichnis

Caldeyro-Barcia R: (1979) The influence of maternal bearing-down efforts during second stage on fetal well-being. *Birth and the Family Journal* 6 (1): 17–20.

Eggers P: (1995) Pain is not a four letter word. *International Journal of Childbirth Education* 10 (4): 4–5.

Enkin M; Keirse MJNC; Renfrew M; Neilson J: (1995) *A Guide to Effective Care in Pregnancy and Childbirth,* 2. Aufl. Oxford: Oxford University Press.

Nolan M: (1996) *Being Pregnant, Giving Birth.* London: HMSO in collaboration with the National Childbirth Trust.

Strychar IM; Griffith WS; Conry RF; Sork TJ: (1990) How pregnant women learn about selected health issues: learning transaction types. *Adult Education Quarterly* 41 (1): 17–28.

Thorp JA; Breedlove G: (1996) Epidural analgesia in labor: an evaluation of risks and benefits. *Birth* 23 (2): 63–83.

Yerby M: (1996) Managing pain in labour. *Modern Midwife* 6 (3): 22–24.

8. Das Kind ist da

Themenübersicht

- Zum Mythos um Elternsein und kleine Kinder

- Förderung einer guten Kommunikation zwischen den Partnern

- Lösen von Problemen

- Soziale Unterstützung

- Postnatale Depression

- Verlust und Trauer

- Sex nach der Geburt

- Rückkehr in den Beruf

Häufig steht im Rahmen eines Geburtsvorbereitungskurses nicht ausreichend Zeit zur Verfügung, um die Vielzahl der wichtigen Themen der Zeit nach der Geburt anzusprechen oder gar ausführlich zu behandeln. Manche Kursleiterinnen meiden postnatale Themen bewußt auch in einem 6- bis 8-wöchigen Kurs, da sie der Meinung sind, daß sich werdende Eltern nicht mit diesen Themen beschäftigen wollen. Es erscheint jedoch seltsam, daß sich Geburtsvorbereitung nur auf den einen Tag im Leben einer Frau konzentrieren soll an dem sie ihr Kind auf die Welt bringt, und die Herausforderungen und Komplexität der nächsten 18 Jahre, wenn sie, allein oder mit ihrem Partner, für die Erziehung eines neuen Mitglieds der Gesellschaft verantwortlich ist, ignoriert. Regierung und Medien fordern immer wieder eine bessere Erziehung durch die Eltern, um so der Probleme in unseren Schulen Herr zu werden, und um das Sozialverhalten sowie die psychische und sexuelle Gesundheit der Jugendlichen zu verbessern. Es werden jedoch keine Möglichkeiten angeboten, um werdende Eltern auf diese Aufgabe vorzubereiten.

Für viele Erwachsene stellen Geburtsvorbereitungskurse die einzige Möglichkeit dar, um sich Wissen und Kompetenzen für die enorme vor ihnen liegende

Aufgabe anzueignen. Eine gute Geburtserfahrung ist für Frauen und ihre Familien von essentieller Bedeutung, da die Selbstwertschätzung und das Selbstvertrauen der Frauen sehr eng mit dieser Erfahrung verbunden sind (Green et al, 1988; Thune-Larsen und Moller-Pedersen, 1988; Simkin, 1991, 1992). Dennoch stellt die Geburt nur den Beginn der Elternschaft dar, und die wirkliche Aufgabe der Eltern beginnt erst mit dem Tag der Geburt ihres Kindes. In den Kursen sollte deutlich werden, wie die Fähigkeiten, die die Eltern sich zur Vorbereitung auf die Geburt aneignen, auch in den ersten Tagen und Wochen danach eingesetzt werden können.

Es ist ein Mythos, daß werdende Eltern nicht über den Tag der Geburt hinausblicken können. Die Wünsche der Eltern an die Geburtsvorbereitungskurse umfassen immer auch die Behandlung postnataler Themen und das Erlernen der Säuglingspflege. Die Forschung hat gezeigt (Hillan, 1992; O'Meara, 1993), daß Eltern mit Geburtsvorbereitungskursen, die sich nicht auch mit postpartalen Themen befassen, unzufrieden sind: «*Geburtsvorbereitungskurse sollten versuchen, einen Eindruck von dem Leben mit einem Neugeborenen zu vermitteln.* (Rogers et al, 1996, S. 53)»

Möglicherweise scheuen sich manche Kursleiterinnen, dieses große Gebiet anzugehen. Wenn man sich jedoch die Berichte von Eltern über die ersten Wochen und Monate mit dem Kind anhört, läßt sich gut erkennen, welche Themen aus diesem Bereich in einem Geburtsvorbereitungskurs behandelt werden sollten:

> *«Ich hätte mehr Informationen über die Zeit direkt nach der Geburt gebraucht – über den Umgang mit meinem Kind im Krankenhaus und dann zuhause. Die Gefühle, mit denen man nach der Geburt konfrontiert ist, sollten in Geburtsvorbereitungskursen angesprochen werden.»*

> *«Ich hätte gerne mehr über die Gefühle und Empfindungen in den ersten Wochen nach der Geburt gewußt, auch über die Probleme, die beim Stillen auftreten können und daß es keinen Grund gibt, sich schuldig zu fühlen, wenn man nicht zurecht kommt. Es wäre hilfreich gewesen, wenn etwas darüber gesagt worden wäre, wie bald es zwischen meinem Mann und mir wieder so werden würde wie vorher, vor allem was Berührung und Stillen angeht. Den Männern muß gesagt werden, wie Frauen sich in den ersten Wochen nach der Geburt fühlen.»*

> *«Geburtsvorbereitungskurse sollten praktische Übungen zur Säuglingspflege beinhalten. Realistische Gespräche über die Gefühle von Eltern in den ersten Wochen nach der Geburt. Postnatale Depression.»*
> (Von der Autorin aufgenommene Interviews, 1995)

Einige Eltern können ganz spezielle Bedürfnisse hinsichtlich der Zeit nach der Geburt haben. Für Eltern, die behindert sind, kann Sicherheit eine große Rolle spielen, für Eltern mit strengen kulturellen und religiösen Ansichten kann es wesentlich sein, darüber zu sprechen, wie sich ihr traditionelles und das hiesige

Verständnis vom Wochenbett der Mutter und der Säuglingspflege miteinander vereinbaren lassen. Für Eltern von Mehrlingen wird eines der wichtigsten Themen sein, wie sie die Hilfe bekommen können, die sie mit an Sicherheit grenzender Wahrscheinlichkeit brauchen werden.

Wenn man von diesen speziellen Bedürfnissen einmal absieht (sie werden in Kapitel 10 nochmals ausführlicher behandelt), zeigt sich, daß alle werdenden Eltern bestimmte Themen der Zeit nach der Geburt besprechen wollen.

Postnatale Themen: Was wollen TeilnehmerInnen wissen?

Zielsetzung

- Stärkung des Bewußtseins der Eltern für ihre eigenen Bedürfnisse und für die Bedürfnisse ihres Kindes in den ersten Wochen nach der Geburt

Lernziel

- Die TeilnehmerInnen werden die Vielzahl der Hoffnungen und Ängste, die Eltern hinsichtlich ihrer auf sie zukommenden Aufgabe haben, verstehen

Fordern Sie die TeilnehmerInnen auf, entweder in Kleingruppen oder in der großen Gruppe, drei Dinge zusammentragen, auf die sie sich in den ersten Wochen nach der Geburt besonders freuen und drei Dinge, die ihnen besondere Sorgen bereiten.

Nach den Erfahrungen der Autorin sind folgende postnatale Themen für die Eltern von besonderer Bedeutung:

- Umgang mit schlaflosen Nächten

- Verstehen, warum das Kind schreit

- Zeit für sich selbst/Zeit zu zweit mit dem Partner haben

- Aufteilung der Pflichten zwischen den Partnern

- Finanzieller Aufwand für ein Neugeborenes

- Veränderungen in zwischenmenschlichen Beziehungen

- Rückkehr in den Beruf

- Sex nach der Geburt

- Physische und psychische Gesundheit der Mutter nach der Geburt

Es ist wichtig, den Herausforderungen des Lebens mit einem Neugeborenen und der gesunden Aufregung und Vorfreude auf die bevorstehende Geburt die gleiche Bedeutung beizumessen. Oft stehen die Ängste und Sorgen im Vordergrund, doch die von den Eltern genannten positiven Aspekte sollten ebenso betont werden, wie z. B.:

- eine Familie zu werden

- unser Kind wachsen und sich verändern sehen

- das Kind zu baden

- das Kind anzuziehen

- eine richtige Mutter/ein richtiger Vater zu sein

- keine Umstandskleidung mehr tragen zu müssen

- meinen Partner mit dem Kind zu sehen

8.1 ‹Wirkliche› Eltern und ‹wirkliche› Kinder

Ein Grund für die unzureichende Vorbereitung der Eltern auf die Zeit nach der Geburt ist das Bild, das in den Medien von Babys gezeichnet wird. Es sollte nicht unterschätzt werden, wie schwierig es sein kann, dieses Bild zu entmythologisieren und den Eltern ein realistischeres Verständnis der Zeit nach der Geburt zu vermitteln. Das bedeutet nicht, den Eltern den Eindruck zu vermitteln, daß es in der ersten Zeit nach der Geburt keine Freude gibt. Dennoch ist die Wahrscheinlichkeit, daß die Eltern diese Zeit genießen können, größer, wenn sie die am häufigsten auftauchenden Probleme kennen und zuversichtlich sind, daß sie mit diesen Schwierigkeiten zurecht kommen werden.

Ein Vergleich des von den Medien vermittelten Bildes mit den eigenen Erfahrungen der Eltern aus erster oder zweiter Hand kann sehr anschaulich sein. Die daraus entstehende Diskussion kann Ausgangspunkt für Themen wie psychische Gesundheit nach der Geburt, Unterstützung und ‹gute› Eltern sein.

Perfekte Kinder und perfekte Eltern

Zielsetzung

- Vermeiden von Streß, der durch unrealistische Erwartungen an Kinder und Elternsein verursacht wird

Lernziel

- Die Eltern werden verschiedene Aspekte des Verhaltens von Neugeborenen und des Elternseins kennenlernen

Die TeilnehmerInnen sollen entweder in reinen Männer- und Frauengruppen oder in gemischten Gruppen eine Anzeige für das ‹perfekte Kind› und für die ‹perfekten Eltern› entwerfen. Anschließend sollen sie einen kurzen Absatz, beginnend mit «In Wirklichkeit sind Kinder …» und «In Wirklichkeit sind Eltern …» formulieren.

Nachdem die Anzeigen verglichen wurden, kann anhand folgender Fragen eine Diskussion initiiert werden:

- Von welchen Aspekten des perfekten Kindes möchten Sie am liebsten, daß sie wahr wären?

- Welche Aspekte des perfekten Kindes machen Ihnen am meisten Sorgen?

- Über welche Eigenschaften der perfekten Eltern möchten Sie am liebsten verfügen?

- Welche Unterstützung brauchen Eltern ihrer Meinung nach, um ‹gut genug› zu sein?

In Geburtvorbereitungskursen können werdende Eltern sich damit auseinandersetzen, was sie nach der Geburt ihres Kindes brauchen werden und was sie möglicherweise jetzt schon dafür tun können.

Während noch vor 100 Jahren, aufgrund der hohen Müttersterblichkeit, die Hauptsorge der Gesellschaft dem Wohlergehen der Frauen galt, steht heute das Kind so stark im Mittelpunkt, daß es zu verstehen ist, wenn Eltern denken, daß alle nur noch an ihren Kindern, aber nicht an ihnen interessiert sind. Die Situation der Eltern läßt sich mit einem wassergefüllten Krug vergleichen, dessen Inhalt auf verschiedene Becher verteilt wird. Es wird von ihnen erwartet, daß sie ihre physischen und emotionalen Ressourcen ausschließlich für ihre Kinder einsetzen. Es gibt aber einen Punkt, an dem der Krug leer ist und wieder aufgefüllt werden muß. In einem Kurs der Autorin wurden folgende Bedürfnisse von Eltern in der Zeit nach der Geburt herausgearbeitet:

- Zeit zu zweit

- Geduld

- Raum für sich selbst

- Schlaf
- eine Fluchtmöglichkeit
- grundlegende Kenntnisse in der Betreuung eines kleinen Kindes
- Selbstvertrauen
- Zeit zur Eingewöhnung
- Anerkennung
- Organisationstalent
- Flexibilität
- finanzielle Sicherheit
- Hilfe im Haushalt
- Humor
- Babyausstattung
- gute Tips

Eine solche Liste bietet unzählige Anknüpfungspunkte für Gespräche, um Eltern in die Lage zu versetzen, ihre Wünsche mit Bestimmtheit zu vertreten und sich über die von ihnen benötigte Unterstützung von medizinischem Personal, Freunden und Verwandten klar zu werden und sie einzufordern.

Die Schwangerschaft ist eine Zeit, in der Eltern oft ihre eigene Kindheit reflektieren und sie mit ihren eigenen Vorstellungen von Erziehung vergleichen:

> «Vertreter einer psychodynamischen Theorie sagen, daß die Grundlagen für die Kindererziehung in der eigenen Kindheit gelegt werden, wenn die Identifikation mit den Eltern stattfindet. Daher beeinflußt die eigene Erziehung die Art und Weise, wie Kinder erzogen werden. (Antonucci und Mikus, 1988, S. 70)»

Das gesteigerte Bewußtsein für die Verantwortung, die ein Kind mit sich bringt, führt dazu, daß werdende Eltern sich über die Stärken und Schwächen der eigenen Erziehung Gedanken machen. Die Eltern in diesen Überlegungen zu bestärken, bedeutet, die Entwicklung eines eigenen Erziehungskonzeptes durch die Eltern zu unterstützen, damit sie in ihren Entscheidungen konsistent sein können.

Die Stärken und Schwächen der eigenen Erziehung können gut mit Hilfe von Eisbrechern und in Kleingruppen erarbeitet werden. Von diesen Ergebnissen ausgehend kann darüber gesprochen werden, was die TeilnehmerInnnen in der Beziehung zwischen Eltern und ihren Kindern am wichtigsten erachten, warum Erziehung in der Praxis immer wieder inkonsistent sein wird und welche Unterstützung Eltern brauchen, um ihre Aufgabe gut bewältigen zu können.

8.2 Miteinander reden

Als häufigsten Grund von Beziehungsproblemen geben Paartherapeuten Kommunikationsprobleme zwischen den Partnern an (Litvinoff, 1991). Diese Kommunikationsprobleme können ihren Grund in den Anforderungen und dem Tempo unseres Lebensstils haben. Sie können aber auch in der Angst vor Konflikten begründet liegen. Die Beziehung eines Paares kann oberflächlich solange intakt erscheinen, bis eine Krisensituation, wie sie beispielsweise die Geburt eines Kindes darstellt, eintritt:

> «*Es hat sich gezeigt, daß Elternschaft mit erhöhten Belastungen sowohl für Männer wie auch für Frauen verbunden ist ... Besonders die ersten Wochen scheinen sowohl eine Zeit der Zufriedenheit, wie auch eine Zeit des Stresses und der Sorgen zu sein.* (Antonucci und Mikus, 1988, S. 64)»

An diesem Punkt führen Kommunikations-Schwierigkeiten dazu, daß beide Partner nicht in der Lage sind, sich gegenseitig um die Hilfe und Unterstützung zu bitten, die sie brauchen.

Geburtsvorbereitungskurse sind eine gute Gelegenheit für die TeilnehmerInnen, Themen miteinander zu besprechen, die dazu angetan sind, in den Wochen und Monaten nach der Geburt zu Streitpunkten zu werden. Für die Kursleiterin bedeutet das, daß ihr Wissen um die Arbeit mit Kleingruppen auch die kleinste Kleingruppe, das Paar, einschließen sollte. In jeder Sitzung kann den Paaren die Möglichkeit gegeben werden, über ein Thema miteinander zu sprechen, das in der Sitzung als wichtig herausgestellt wurde. Vor Beginn dieser Kleingruppenarbeit bieten sich Übungen an, die die TeilnehmerInnen befähigen, erst allein und dann zusammen mit ihrem Partner/ihrer Partnerin zu arbeiten.

Erwartungen 1

Zielsetzung

- Die Fähigkeit der Paare fördern, miteinander zu reden und sich gegenseitig zu verstehen

Lernziel

- Die Paare werden in der Lage sein, die Arbeit im Haushalt und mit dem Kind so aufzuteilen, daß beide zufrieden sind

Geben Sie allen TeilnehmerInnen den folgenden Bogen und bitten Sie sie, ihn zunächst allein auszufüllen. Nach ein paar Minuten sollen die Partner ihre

Ergebnisse vergleichen und über die Punkte sprechen, in denen sie nicht übereinstimmen.

Arbeitsteilung

Kreuzen Sie bitte an, wer von Ihnen die folgenden Aufgaben nach der Geburt ihres Kindes übernimmt. Wenn Sie einige der Dinge gemeinsam übernehmen wollen, dann machen Sie zwei Kreuze.

	Selbst	*Partner*
Das Kind füttern	☐	☐
Windeln wechseln	☐	☐
Das Kind baden	☐	☐
Einkaufen	☐	☐
Das Abendessen kochen	☐	☐
Abwaschen	☐	☐
Für das Kind nachts aufstehen	☐	☐
Staubsaugen	☐	☐
Bügeln	☐	☐
Das Kind in einem Tragetuch tragen	☐	☐
Den Kinderwagen schieben	☐	☐
Das Kind beruhigen, wenn sie/er schreit	☐	☐
Das Haus saubermachen	☐	☐

Erwartungen 2

Zielsetzung

- Die Fähigkeit der Paare fördern, miteinander zu reden und sich gegenseitig zu verstehen

Lernziel

- Die Paare werden einige Themen benennen, bei denen es zwischen ihnen möglicherweise zu Meinungsverschiedenheiten kommen kann

Kreuzen Sie bitte die Zahl auf der angeführten Skala von 1 bis 10 an, die Ihrer Meinung dem genannten Thema am ehesten entspricht.

Unser Kind wird immer
in unserem Bett schlafen

Unser Kind wird nie
in unserem Bett schlafen

     1   2   3   4   5   6   7   8   9   10

Wir werden unser Kind nie schreien
lassen

Kinder eine Zeit schreien
zu lassen, tut ihnen gut

     1   2   3   4   5   6   7   8   9   10

Wir werden unserem Kind nie
einen Klaps geben

Wir werden unserem Kind immer
einen Klaps geben,
wenn er/sie ungezogen ist

     1   2   3   4   5   6   7   8   9   10

Wie werden unserem Kind nie erlauben,
fern zu sehen

Wir werden unserem Kind
erlauben, jeden Tag fern zu sehen

     1   2   3   4   5   6   7   8   9   10

Unser Kind wird nie gekaufte
Babynahrung bekommen

Wir werden immer gekaufte
Babynahrung verwenden

     1   2   3   4   5   6   7   8   9   10

Wir werden uns vor unserem Kind
nie nackt zeigen

Wir haben nichts dagegen,
wenn unser Kind uns nackt sieht

     1   2   3   4   5   6   7   8   9   10

Wir werden allen sagen, daß unser Kind
keine Süßigkeiten essen soll

Wir werden unser Kind nicht
davon abhalten, Süßigkeiten
zu essen

     1   2   3   4   5   6   7   8   9   10

Wir werden unser Kind vegetarisch
ernähren

Unser Kind wird jeden Tag Fleisch
bekommen

     1   2   3   4   5   6   7   8   9   10

Den Paaren kann auch nach Abschluß eines Themas Raum gegeben werden, sich für ein paar Minuten über das gerade Besprochene auszutauschen. So können diejenigen, die ihre Ansichten nicht in der großen Gruppe dargestellt haben, sie ihrem Partner/ihrer Partnerin erklären und die Paare können sich gemeinsam überlegen, wie in der Diskussion genannte Vorschläge zum Umgang mit bestimmten Situationen in ihr eigenes Konzept passen könnten.

8.3 Lösen von Problemen

Werdende Eltern wissen im allgemeinen bereits um die möglicherweise schwierigen Aspekte des Lebens mit einem Kind. Durch Beobachtung anderer Eltern und/oder anhand eigener Erfahrungen mit kleinen Geschwistern oder mit anderen kleinen Kindern kennen sie auch entsprechende Bewältigungsstrategien. In den Geburtsvorbereitungskursen sollte den Eltern dieses Wissen und diese Erfahrung im Umgang mit Kindern bewußt gemacht werden. Sie sollten das Vertrauen gewinnen, daß sie, auch bei fehlender eigener Erfahrung, über ausreichend gesunden Menschenverstand und Selbstkenntnis verfügen, um mit möglichen Schwierigkeiten zurechtzukommen. Es sollte dabei aber auch deutlich werden, daß es nicht die Aufgabe der Kursleiterin ist, die Probleme der Eltern zu lösen, sondern

«... *der einzelnen Frau/der Familie soviel Hilfe, Unterstützung und Rat zu geben, wie sie wünscht und benötigt; auf die Fähigkeiten der Eltern zu vertrauen, die Signale und Bedürfnisse ihrer Kinder zu verstehen. (Kvist et al, 1996, S. 87)*»

In Kleingruppen können sich die Eltern oft gut über ihre Sorgen hinsichtlich der Zeit nach der Geburt austauschen und nach möglichen Lösungen suchen. Der Austausch untereinander in der Kleingruppe (statt mit der Kursleiterin in der großen Gruppe) verdeutlicht den Eltern ihre Fähigkeit, Wege zu Problemlösungen zu finden ohne dabei gleich auf Experten zurückgreifen zu müssen. Ein Arbeitsblatt mit Fragen kann für die Strukturierung der Diskussion in den Kleingruppen hilfreich sein.

Schlafen: Eltern und Kinder

Wo wird Ihr Kind nachts schlafen?

Wie lange nehmen Sie an, können Sie in der ersten Woche nach der Geburt am Stück schlafen?

Wie werden Sie sich dadurch fühlen?

Welche Auswirkungen wird das haben:

- auf Ihre Beziehung zu Ihrem Partner/Ihrer Partnerin?

- auf Ihre Beziehung zu Ihrem Kind?

Wege mit unterbrochenen Nächten umzugehen:

In einem Kurs der Autorin stellte sich heraus, daß die TeilnehmerInnen sich große Sorgen machten, was sie tun sollten, wenn ihr Kind sehr viel schreien würde. Sie diskutierten das Thema in Kleingruppen und suchten nach Möglichkeiten zum Umgang mit der Situation. Die Ergebnisse waren sehr umfassend und pragmatisch.

Wenn unser Kind viel schreit, sollten wir:

- Ruhig bleiben

- Eine Pause einlegen (unser Kind in ihr/sein Bett legen, die Zimmertür schließen und uns an einen Platz zurückziehen, wo man ihn/sie nicht hören kann)

- Alle Beruhigungsmethoden ausprobieren, die wir kennen (unser Kind im Kinderwagen spazierenfahren, ihn/sie im Auto herumfahren, wickeln, Musik vorspielen, unser Kind im Kindersitz auf die laufende Waschmaschine stellen, unser Kind massieren, sie/ihn baden …)

- Unsere Hebamme/unseren Arzt fragen, ob mit unserem Kind etwas nicht in Ordnung ist

- Andere Eltern um Rat fragen

- Unser Kind jemand anderem geben und uns hinlegen/etwas essen/spazierengehen/weinen

- Uns bei der Beruhigung mit jemandem abwechseln oder jemand anderen unser Kind beruhigen lassen

Letzte Auswege:

- Eine Selbsthilfegruppe für Eltern mit Schreikindern anrufen

- Einen Osteopathen aufsuchen (besonders gut, wenn die Geburt schwierig war)

Statt eines solchen Arbeitsbogens können auch ‹Situationskarten› eingesetzt werden, auf denen die typischen Gedanken, Gefühle und Aktivitäten im Leben mit einem Neugeborenen vermerkt sind. Diese Karten können von der Kursleiterin selbst geschrieben werden, um die Themen anzusprechen, von denen sie festgestellt hat, daß sie den TeilnehmerInnen Sorgen bereiten. Oder sie können Aussagen von Eltern mit einem Neugeborenen beinhalten. Es können auch Zitate aus

Büchern, Gedichten oder Zeitungsartikeln sein. Solche Karten können der Einführung sensibler Themen, wie Sex nach der Geburt, postnatale Depression oder Kindesmißhandlung, dienen.

Situationskarten

Zielsetzung

• Förderung realistischer Vorstellungen von der Zeit nach der Geburt

Lernziel

• Die TeilnehmerInnen werden wissen, wie unterschiedlich die Gefühle und Erfahrungen in den ersten Wochen nach der Geburt sein können

Fordern Sie die TeilnehmerInnen auf, sich in kleinen Gruppen zusammenzufinden, und geben Sie jeder Gruppe ein oder zwei Situationskarten. Gehen Sie zwischen den Gruppen umher, um zu hören, was in den einzelnen Gruppen gesagt wird (aber beteiligen Sie sich nicht an dem Gespräch), um so herauszufinden, welche Themen noch eingehenderer Behandlung bedürfen.

Situationskarten – Beispiele

Gesundheitsfürsorgerin berichtet darüber, daß ihr Kind kaum schläft:
Diese Dinge passieren doch eigentlich nur den ‹KlientInnen› und nicht den Experten... Ich habe mich an Verwandte und Freunde gewandt, habe in unzähligen Büchern gelesen, um Hilfe zu finden. Das euphorische Gefühl der Mutterschaft verlor langsam seinen Glanz, als mir erzählt wurde, ich würde mein Kind überfüttern, nicht genug füttern, nicht oft genug aufstoßen lassen, zu oft aufstoßen lassen. Entsprechend habe ich sie weniger gefüttert, mehr gefüttert, ihr auf den Rücken geklopft, ihr nicht auf den Rücken geklopft. Am Ende waren wir beide völlig fertig und durcheinander.... (Jackson, 1990, S. 40)

Die Wiederaufnahme einer sexuellen Beziehung nach der Geburt verzögert sich oft aufgrund der Erschöpfung. Nach einem Tag mit Windeln wechseln, Füttern eines schreienden Kindes, unerwünschtem Besuch, Schmerzen am Damm und ohne einmal Zeit und Ruhe für sich selbst zu haben, ist eine aufregende Liebesnacht das Letzte, was eine Mutter im Sinn hat, wie sehr sie ihren Partner auch lieben mag. Das einzige Mittel gegen Erschöpfung ist Schlaf, den die Mutter sich immer dann gönnen sollte, wenn das Kind auch schläft. Sex miteinander zu haben, wenn beide Partner wach sind und Lust haben, ist möglicherweise die einfachste Lösung, was nicht immer vor dem Zubettgehen der Fall sein wird. (Evans, 1992, S. 17)

Ich liebe es, die Mutter dieses kleinen Kindes zu sein. Ich liebe es, Mutter zu sein. Geoff haßt es. Er findet es sehr schwer. Wenn er manchmal morgens aufwacht und das Kind weint, stöhnt er nur «Oh, nein…». Er wünscht sich, daß das Kind … nun ja, wenn nicht weg, so doch noch nicht geboren wäre. Oder daß jemand anders da wäre, um sich um das Kind zu kümmern. Er hat das Gefühl, daß es zwischen uns steht und stört. (McGrail, 1996, S. 135)

Als das Kind geboren wurde, stellte ich fest, daß ich ihm gegenüber nur negative Gefühle hatte. Erst im Nachhinein erkennt man, wie wichtig eine gute Geburtserfahrung auch für einen Mann ist, um eine Bindung zu dem Kind aufzubauen und wie sehr dies durch eine traumatische Krankenhausgeburt beeinträchtigt werden kann. Es hat einen sehr negativen Einfluß. Es macht den Start nicht gerade leicht. (Rogers et al, 1996, S. 51)

Susan war eine besonders stolze Hausfrau und Mutter. Ihr Haus war perfekt in Ordnung und durch ihre enormen Anstrengungen blieb das auch nach der Geburt ihrer Zwillinge so … Die Kinder waren immer perfekt angezogen und saßen in ihren Kindersitzen oder in ihrem Laufstall. Nichts war in Unordnung, nicht einmal die Zwillinge. Als die Kinder ein Jahr alt wurden, wurde Susan klar, daß sie soviel Energie auf ihren Haushalt verwandt hatte, daß sie die Zeit mit ihren Kindern nicht hatte genießen können – und die Kinder die Zeit mit ihr auch nicht. Sie begriff, daß sie diese wertvolle Zeit nie würde nachholen können. (Bryan, 1984, S. 83)

8.4 Veränderung von Beziehungen

Situationskarten sind eine von vielen Möglichkeiten, um konstruktive Umgangs-
formen in Beziehungen zu anderen gemeinsam zu entwickeln. Im Rahmen des
«Knopfspiels» können TeilnehmerInnen sich damit auseinandersetzen, wie die
Geburt ihres Kindes ihr soziales Netzwerk beeinflussen kann.

Veränderung von Beziehungen

Zielsetzung

- Förderung der Fähigkeit der TeilnehmerInnen, mit sich verändernden
  Beziehungen umzugehen

Lernziel

- Die Eltern werden erkannt haben, welche Rolle wichtige Personen bisher in
  ihrem Leben gespielt haben und welche Rolle sie möglicherweise nach der
  Geburt des Kindes einnehmen werden

Reichen Sie einen Kasten mit Knöpfen verschiedener Farbe und Größe herum
und bitten Sie jede/n TeilnehmerIn, sich eine Handvoll herauszunehmen. Ein
Knopf soll das Paar (oder die Mutter) darstellen. Der Rest steht für die wichtigen Personen in ihrem Leben und wird in unterschiedlichen Abständen um
den ‹Paar- (Mutter-) Knopf› nach Wichtigkeit angeordnet (je wichtiger desto
näher).

Wenn das Muster der derzeitigen Beziehungen ‹gelegt› ist, dann wird ein
weiterer Knopf ausgesucht, der das Kind darstellen soll. Die Eltern sollen überlegen, wie der ‹Kind-Knopf› die Anordnung der Knöpfe möglicherweise verändern wird.

Im Rollenspiel können die Veränderungen in Beziehungen durch die Geburt eines
Kindes ebenfalls gut verdeutlicht werden. Wahrscheinlich wird den meisten TeilnehmerInnen der Gedanke an Rollenspiele erst einmal unangenehm sein. Es hat
sich bewährt, Rollenspiele zu entwerfen, bei denen die einzelnen Charaktere nur
wenig Text haben. Wenn die TeilnehmerInnen mit ihren Rollen vertrauter werden, entwickelt sich daraus manchmal ein ausgedehnter Dialog.

Familienphotos
(Beziehungen vor und nach der Geburt des Kindes)

Ziel

- Förderung der Fähigkeit der TeilnehmerInnen, mit sich verändernden Beziehungen umzugehen

Lernziel

- Die TeilnehmerInnen werden verstehen, wie ihr Kind ihre Beziehung zu anderen Menschen verändern wird

Nachdem sich die TeilnehmerInnen in kleine Gruppen von sechs oder acht Personen aufgeteilt haben, bitten Sie sie, sich eine der folgenden Rollen auszusuchen. Die der Mutter muß in jedem Fall besetzt werden.

Mutter, Vater, Großmutter mütterlicherseits, Großvater mütterlicherseits, Großmutter väterlicherseits, Großvater väterlicherseits, bester Freund/beste Freundin der Mutter, bester Freund/beste Freundin des Vaters, Arbeitgeber des Vaters und alle anderen Menschen, die die TeilnehmerInnen in ihrem Leben als wichtig empfinden.

Bitten Sie die TeilnehmerInnen, die folgenden Sätze aus der Sicht der Person, für deren Rolle sie sich entschieden haben, zu beantworten. Sie sollen spontan antworten, ohne lange darüber nachzudenken und ohne sich mit den anderen zu beraten.

Ich bin ....(die Person, deren Rolle ich spiele)

Jetzt wo das Kind geboren ist, fühle ich mich . . . .

Ich würde gerne . . . .

Ich würde ungern . . . .

Manchmal scheint es . . . .

Das Kind ist . . . .

Wenn alle ihre Sätze beendet haben, sollen sich die TeilnehmerInnen einigen, in welcher Reihenfolge sie sprechen wollen. Anschließend sollen sie sich wie für ein Familienphoto aufstellen, wobei sie sich überlegen sollen, wo sie in Relation zur Mutter stehen.

Bitten Sie die TeilnehmerInnen in der Reihenfolge, auf die sie sich geeinigt haben, den ersten Satz vorzulesen. Danach lesen alle den zweiten Satz vor, dann den dritten, usw.

Diskutieren Sie, wie die einzelnen Personen des sozialen Netzwerkes der Eltern von der Geburt des Kindes, direkt oder indirekt, betroffen sind. Fordern Sie die TeilnehmerInnen auf, die Einblicke, die sie durch diese Übung gewonnen haben, der Gruppe mitzuteilen.

Ein solches Rollenspiel kann starke Emotionen hervorrufen. Die Kursleiterin sollte daher darauf achten, wie die TeilnehmerInnen mit der Rolle, die sie sich ausgesucht haben, zurechtkommen und ob sich jemand sehr unwohl fühlt. Es ist dennoch für die Eltern oft sehr hilfreich, sich in die Rolle der für sie wichtigen Freunde und Familienmitglieder hineinzuversetzen. Gegenseitige Erwartungen können in ein realistisches Licht gerückt werden und durch die Antizipation möglicher Schwierigkeiten können die Eltern schon vorab über bestimmte Bewältigungsstrategien nachdenken.

8.5 Unterstützung und psychische Gesundheit

Die Bedeutung sozialer Unterstützung nach der Geburt darf nicht unterschätzt werden:

> «*Die Mütter, die in den ersten Wochen nach der Geburt relativ wenig Unterstützung hatten, litten eher unter postnatalen Depressionen als die, die über ein gutes soziales Netzwerk verfügten.* (McIntosh, 1993, S. 248)»

Die Eltern sollten sich im Verlauf des Kurses darüber Gedanken machen, von wem sie nach der Geburt Unterstützung erwarten können (Polomeno, 1996). Für manche Frauen, die für ihr Kind einen Ganztagsberuf aufgeben, gehen Freundschaften verloren, die an den Arbeitsplatz geknüpft waren. Manche Frauen oder Paare leben weit entfernt von ihren Familien. Andere sind möglicherweise gerade in eine andere Stadt umgezogen. Wieder andere sind aufgrund von Behinderung, Jugendlichkeit oder ethnischer Zugehörigkeit isoliert. Einige Menschen, die bisher eine enge Beziehung zu den werdenden Eltern hatten, distanzieren sich möglicherweise in dem Moment von ihnen, in dem diese aufgrund des Kindes nicht mehr soviel Zeit haben. Andere werden dagegen sehr froh sein, ihre Beziehung zu den Eltern nach der Geburt des Kindes zu intensivieren (Gottlieb und Pancer, 1988).

Die Forschung hat gezeigt, daß Eltern in den ersten Wochen nach der Geburt vor allem praktische Unterstützung bei der Betreuung und Pflege ihres Kindes, im

Haushalt, beim Einkaufen und Kochen benötigen (Gottlieb und Pancer, 1988). Besucher, die nur das Kind sehen wollen, keine Hilfe im Haushalt anbieten und eine Bewirtung durch die Eltern erwarten, stellen eher eine Belastung dar. Eltern sind in dieser Zeit sehr empfänglich für Hinweise zur Versorgung und zum Umgang mit dem Neugeborenen. Widersprüchliche Ratschläge von unterschiedlichen Seiten sind daher besonders unangebracht, da sie das Selbstvertrauen der Eltern unterminieren.

Postnatale Depression tritt heute sehr häufig auf. Längsschnittstudien gehen davon aus, daß 8 bis 14 % aller Frauen nach drei Monaten postpartum unter einer depressiven Neurose leiden. Das Thema psychische Gesundheit nach der Geburt sollte daher unbedingt zur Sprache kommen, besonders da es Warnsignale für eine postnatale Depression gibt. Bis vor kurzem wurden biologische und psychologische Gründe als Hauptursache postnataler Depression angesehen. Forschungsarbeiten zum Einfluß sozialer Faktoren auf die postnatale Depression haben diese Ansicht in Frage gestellt. Inzwischen wird angenommen, daß das Fehlen unterstützender sozialer Netzwerke, eine schlecht funktionierende Beziehung, mangelndes Wissen über die Versorgung und den Umgang mit einem Kind und einschneidende Veränderungen, wie sie häufig mit der Geburt einhergehen (Veränderung der finanziellen Situation, Aufgabe des Berufs, Veränderung der eigenen Lebensweise, sexuelle Probleme) einen hochsignifikanten Einfluß auf das Entstehen postnataler Depression ausüben (Kendall et al, 1981; Cooper und Stein, 1989).

Die Vorbereitung der Eltern auf die Geburt und die Zeit danach kann einen Beitrag zur Vorbeugung einer postnatalen Depression leisten. Die Eltern sollten vor der Geburt ihres Kindes insbesondere folgende Dinge überdenken:

1. Unterstützende Netzwerke:

- Veränderungen in Beziehungen nach der Geburt
- Verfügbare Hilfe durch medizinische Experten
- Kontakt mit anderen Müttern/Vätern kleiner Kinder
- Arrangements zur Kinderbetreuung
- Kommunale Mittel für Eltern mit kleinen Kindern

2. Prioritäten setzen:

- Haushalt
- Schlafen
- Essen
- Zeit ohne das Kind

3. Kommunikation mit dem Partner

Der folgende Fragebogen kann von jedem/jeder TeilnehmerIn allein ausgefüllt werden und anschließend mit dem Partner/der Partnerin oder einem/einer anderen TeilnehmerIn besprochen werden.

Unterstützende Netzwerke

Nach der Geburt Ihres Kindes möchten Sie möglicherweise mit anderen Menschen darüber sprechen, wie Sie sich fühlen und wie sich Ihr Leben verändert hat. Vielleicht ist die Person, mit der Sie am häufigsten sprechen, Ihr Partner/Ihre Partnerin. Dennoch wird Ihr Partner/Ihre Partnerin nicht immer da sein oder nicht die richtige Person sein, um bestimmte Dinge zu besprechen oder aber Sie haben keinen Partner/keine Partnerin. Für unterschiedliche Bedürfnisse gibt es unterschiedliche Menschen.

Sehen Sie sich die folgende Liste an und schreiben Sie die Namen der Menschen auf, an die Sie sich jeweils wenden können:

Erste Person   Zweite Person

Jemand, der/die mich akzeptiert wie ich bin

Jemand, auf den/die ich mich in einer
Krisensituation verlassen kann

Jemand, der/die mir ehrlich sagt, was er/sie denkt

Jemand, der/die mir sagt, wenn ich ungerecht bin

Jemand, dessen/deren Gesellschaft anregend ist

Jemand, mit dem/der ich viel Spaß haben kann

Jemand, dem/der ich sehr intime Dinge
anvertrauen kann

Jemand, der/die mir Selbstvertrauen gibt

Jemand, mit dem/der ich reden kann, wenn es
mir schlecht geht und der/die mich versteht und
der/die das Besprochene für sich behält

Anschließend kann in der ganzen Gruppe darüber gesprochen werden, wie Unterstützung gefördert werden kann:

- Werden diese Menschen tagsüber erreichbar sein, wenn Sie mit dem Kind zuhause sind?

- Haben diese Menschen selbst Kinder? Werden sie daran interessiert sein, wie Sie sich als Mutter/Vater fühlen?

- Welche Selbsthilfegruppen für Eltern gibt es in Ihrer Umgebung?

Die Art, wie die Kursleiterin mit den Beiträgen der TeilnehmerInnen umgeht, der Respekt, den sie jeder Frage entgegenbringt, die Art, wie sie das Wissen und die Erfahrung, die die Eltern bereits haben, anerkennt – all das kann einen Beitrag zur psychischen Gesundheit der Eltern nach der Geburt leisten. Es kann das Selbstvertrauen der Eltern stärken und sie so weniger anfällig für Depressionen machen.

Es sollte besprochen werden, wie sich eine postnatale Depression äußert und, falls die Eltern es nicht bereits wissen, welche Behandlungsmöglichkeiten derzeit zur Verfügung stehen. Vor allem sollte deutlich werden, daß es bei postnataler Depression kein klar umrissenes Krankheitsbild gibt und daß die Symptome nicht bei jeder Frau gleich sind. Um den Zeitpunkt zum Aufsuchen professioneller Hilfe zu erkennen, muß man die Stimmungs- und Verhaltensänderungen erkennen. Da ein Kind aber so viele Veränderungen im Leben einer Frau oder eines Paares mit sich bringt, kann es schwierig sein, zu erkennen, wann die auftretenden Veränderungen das noch normale Maß überschreiten.

Postnatale Depression

Zielsetzung

- Erweiterung des Verständnisses der TeilnehmerInnen für postnatale Depression

Lernziele

- Die TeilnehmerInnen werden die signifikanten Veränderungen im Zusammenhang mit postnataler Depression kennen

- Die TeilnehmerInnen werden einige Strategien kennen, das Risiko für postnatale Depression zu verringern

Legen Sie drei große Karten auf den Tisch auf denen steht:

‹Normal›　　　‹?›　　　‹Depressiv›

Nehmen Sie einen weiteren Kartenstapel, der Karten enthält, auf denen einzelne Symptome, die in Zusammenhang mit postnataler Depression auftreten können, stehen:

‹meidet andere Menschen›; ‹gleichgültig›; ‹hoffnungslos›; ‹Selbsttötungsgedanken›; ‹fühlt sich niedergeschlagen, vor allem morgens›; ‹keinen Appetit›; ‹Gewichtsverlust›; ‹gelegentliche Panikattacken›; ‹kann schlecht einschlafen›; ‹wacht früh auf und kann nicht mehr einschlafen›; ‹zittrig›; ‹kann nicht ertragen, wenn das Kind schreit›; ‹kann sich nicht konzentrieren›; ‹weint viel›; ‹kann nicht klar denken›; ‹ist gierig nach Süßigkeiten und Schokolade›; ‹immer müde›; ‹macht sich Sorgen um kleine Dinge›; ‹Schmerzen›; ‹Kopfschmerzen›; ‹gereizt›; ‹fühlt sich schuldig›; ‹fühlt sich unfähig›; ‹fühlt sich wertlos›.

Geben Sie jedem/jeder TeilnehmerIn einige Karten. Bitten Sie sie, reihum eine Karte laut vorzulesen und sie dann einer der drei großen Karten zuzuordnen.

Es ist wahrscheinlich, daß die Meinungen darüber, was nach der Geburt normal ist und was nicht, auseinandergehen und daß sich Diskussionen darüber entwickeln werden, auf welcher der drei großen Karten die jeweilige kleine Karte abgelegt werden soll. Aus dieser Diskussion können dann die wichtigsten Punkte hervorgehoben werden:

- Die Symptome der postnatalen Depression sind bei den Betroffenen unterschiedlich

- Ausgeprägte Müdigkeit und soziale Isolation können zu vielen Symptomen postnataler Depression führen und dieses sind die ersten Anzeichen, nach denen gesucht werden muß, wenn ein Elternteil sich nach der Geburt niedergeschlagen fühlt

- Wenn die Frau depressiv ist, ist auch der Partner gefährdet

- Es kann schwierig zu diagnostizieren sein, ob jemand unter einer echten Depression leidet; aber die Eltern sollten nicht zögern, ihre Hebamme oder den Arzt/die ÄrztIn um Hilfe zu bitten, wenn sie sich niedergeschlagen fühlen

- Antidepressiva machen nicht süchtig und eine mit einer Medikation kombinierte Therapie hilft den Eltern oder Paaren in der Regel, eine postnatale Depression erfolgreich zu überwinden und anschließend ein normales und erfülltes Familienleben zu führen.

8.6 Sensible postnatale Themen

8.6.1 Verlust und Trauer

Es gibt einige sensible Themen, über die in Geburtsvorbereitungskursen aber dennoch gesprochen werden sollte. Themen wie Behinderung und Tod werden in unserer Gesellschaft gerne verdrängt, in der Gegenwart von Behinderten oder Menschen, die einen Verlust erlitten haben, fühlen wir uns befangen. Die Säuglingsmortalität ist in Großbritannien inzwischen so niedrig (6,1 pro 1000 Lebendgeburten: Hansard: 18. Juni 1996, Col. 412), daß der Tod eines Kindes nicht mehr in der Weise zum Alltag gehört, wie es noch bei unseren Großeltern der Fall war. Im Rahmen der Pränataldiagnostik können inzwischen eine ganze Reihe von Behinderungen erkannt werden. Diese Diagnostik wird den Eltern in der Erwartung angeboten, daß sie sich für eine Abtreibung entscheiden, sollte bei ihrem Kind eine Behinderung diagnostiziert werden. Eltern, die sich gegen eine Abtreibung entscheiden und ein behindertes Kind zur Welt bringen, werden oft mit Unverständnis oder sogar als verantwortungslos betrachtet. Eltern, die ein Kind bekommen, dessen Behinderung in der Schwangerschaft nicht erkannt worden ist, werden bemitleidet. Der Wunsch nach dem perfekten Kind ist inzwischen so dominant, daß es für Eltern, deren Kind behindert ist oder stirbt, zunehmend schwieriger wird, mit der Kluft zwischen ihren ursprünglichen Erwartungen und der Realität zurechtzukommen.

Niemand wird bestreiten, daß diese Eltern Unterstützung brauchen. Geburtsvorbereitung bedeutet, werdende Eltern bei dem Übergang zum Elternsein zu begleiten. Dies kann aber auch bedeuten, Eltern zu begleiten, die ein krankes oder behindertes Kind bekommen oder deren Kind stirbt. Daher sollten die Themen Behinderung und Tod in Geburtsvorbereitungskursen nicht ausgeklammert werden, wie dies in unserer Gesellschaft so gerne getan wird. Geburtsvorbereitungskurse sollten versuchen, eine Akzeptanz dieser Themen zu schaffen, ebenso wie die Bereitschaft, darüber zu sprechen, und sie sollten Unterstützung anbieten.

Dennoch ist es sehr schwierig, mit einer Gruppe glücklicher werdender Eltern, die sich mit ihren größten Ängsten meist nur in ihren Träumen auseinandersetzen, über den unerwarteten Ausgang einer Schwangerschaft oder Geburt zu sprechen. Kursleiterinnen, vor allem wenn sie selbst gesunde Kinder haben, haben oft ein schlechtes Gewissen, wenn sie Themen ansprechen, die die Eltern aufwühlen und ängstigen können. Auch hier sollten sie sich unbedingt wieder zuerst mit ihren eigenen Erfahrungen mit Totgeburt, plötzlichem Kindstod und Behinderung auseinandersetzen, bevor sie diese Dinge in ihren Kursen thematisieren. Nur wenn sie die Ursachen ihrer eigenen Widerstände und Schwierigkeiten im Umgang mit diesen Themen kennen, sind sie in einer Position, die Eltern darin zu unterstützen, sich ihren Ängsten zu stellen.

Manche Kursleiterinnen sehen für die Themen Tod und Behinderung in ihren Kursen bestimmte Übungen vor, andere warten lieber darauf, bis sich eine passende Gelegenheit bietet. Diese Gelegenheiten ergeben sich fast immer. So berichtet vielleicht jemand von einer Fernsehsendung über kranke, behinderte oder sterbende Kinder, oder die Angst vor einem behinderten Kind kommt im Rahmen einer Aktivität zur Sprache. Häufig ist es für die Eltern leichter, über schwierige Themen zu sprechen, wenn sich die Gelegenheit dazu spontan ergibt.

Die beiden folgenden Beispiele zeigen zwei Aktivitäten, um Gespräche über den unerwarteten Ausgang einer Schwangerschaft oder die Geburt zu initiieren. Die Gespräche, die sich daraus ergeben, sollten sich auf die Art der Unterstützung konzentrieren, die Eltern brauchen werden, wenn ihr Kind krank oder behindert ist oder bei der Geburt stirbt und darauf, wo sie diese Unterstützung finden können.

Trauer und Verlust

Zielsetzung

* Verbesserung des Bewußtseins der TeilnehmerInnen für die Gefühle und Bedürfnisse von Eltern, deren Kind totgeboren, krank oder behindert ist

Lernziel

* Die TeilnehmerInnen sollen wissen, welche Formen der Unterstützung Eltern benötigen, deren Kind totgeboren, krank oder behindert ist, und wie diese Unterstützung zu bekommen ist

Malen Sie auf ein Flip-Chart eine große Blume mit einem dicken Stiel und so vielen Blütenblättern wie TeilnehmerInnen im Kurs sind.

Bitten Sie die TeilnehmerInnen, in die Blütenblätter Eigenschaften zu schreiben, von denen sie sich wünschen, daß ihr Kind sie haben wird, wie z. B. ‹Geduld› oder ‹Humor›. In den Stiel sollen die Eltern die Dinge schreiben, die sie in die Lage versetzen, gut auf sich selbst und ihre Kinder achten zu können.

Lesen Sie das Aufgeschriebene vor und weisen Sie auf die große Bandbreite der Eigenschaften hin, die von der Gruppe aufgeführt wurden. Dann suchen Sie sich das Blütenblatt aus, auf dem ‹Gesundheit› steht (wird so gut wie immer genannt), verdecken es und fragen die Eltern, wie sie sich fühlen würden, wenn ihr Kind ohne diese Eigenschaft auf die Welt käme.

Geben Sie den Eltern Zeit und warten Sie bis jemand antwortet.

Die TeilnehmerInnen werden feststellen, daß Eltern eines kranken, behinderten oder toten Kindes genau die gleiche Unterstützung brauchen wie Eltern

eines gesunden Kindes, lediglich in größerem Maße. Sie werden wahrscheinlich auch spezielle Formen der Unterstützung nennen, wie die Kontaktaufnahme mit einer Selbsthilfegruppe, das Aufsuchen von Spezialisten, um zu
erfahren, welche spezielle Behandlung das Kind braucht und das Gespräch mit
anderen Eltern, deren Kind totgeboren, krank oder behindert ist. Schreiben Sie
diese speziellen Formen der Unterstützung auf weitere Blätter, die Sie an den
Blütenstiel anfügen **(s. Abb. 8-1)**.

Es ist sehr schwer, den Eltern *Zeit* zu geben, sich mit der Möglichkeit zu konfron-
tieren, daß ihr Kind mit einer schweren Behinderung auf die Welt kommen,
krank sein oder sterben könnte und darauf zu *warten*, daß jemand das Gespräch
eröffnet, wie sie/er sich in dieser Situation fühlen und welche Unterstützung sie/er
brauchen würde. Die Versuchung, das Schweigen, das unweigerlich eintreten
wird, zu brechen, ist groß. Zu einem realistischen Bild gehören auch die traurigen
Erfahrungen, die manche Eltern erleben. Wenn eine Mutter oder ein Elternpaar
ein krankes, behindertes oder totes Kind bekommt, wird es für sie leichter sein,
sowohl die Hilfe der Kursleiterin als auch die anderer Eltern aus der Gruppe zu
suchen, wenn diese Themen innerhalb des Kurses offen besprochen und akzeptiert worden sind.

Die Geschichte ‹Ferien in Italien› kann als ein weiterer Ausgangspunkt für eine
Auseinandersetzung mit dem Thema unerwarteter Ausgänge der Geburt dienen.
Diese Geschichte kann in Kleingruppen bearbeitet werden, sie kann aber auch von
den einzelnen Paaren gelesen und untereinander besprochen werden. Oder sie
kann von der Kursleiterin vor der ganzen Gruppe vorgelesen werden.

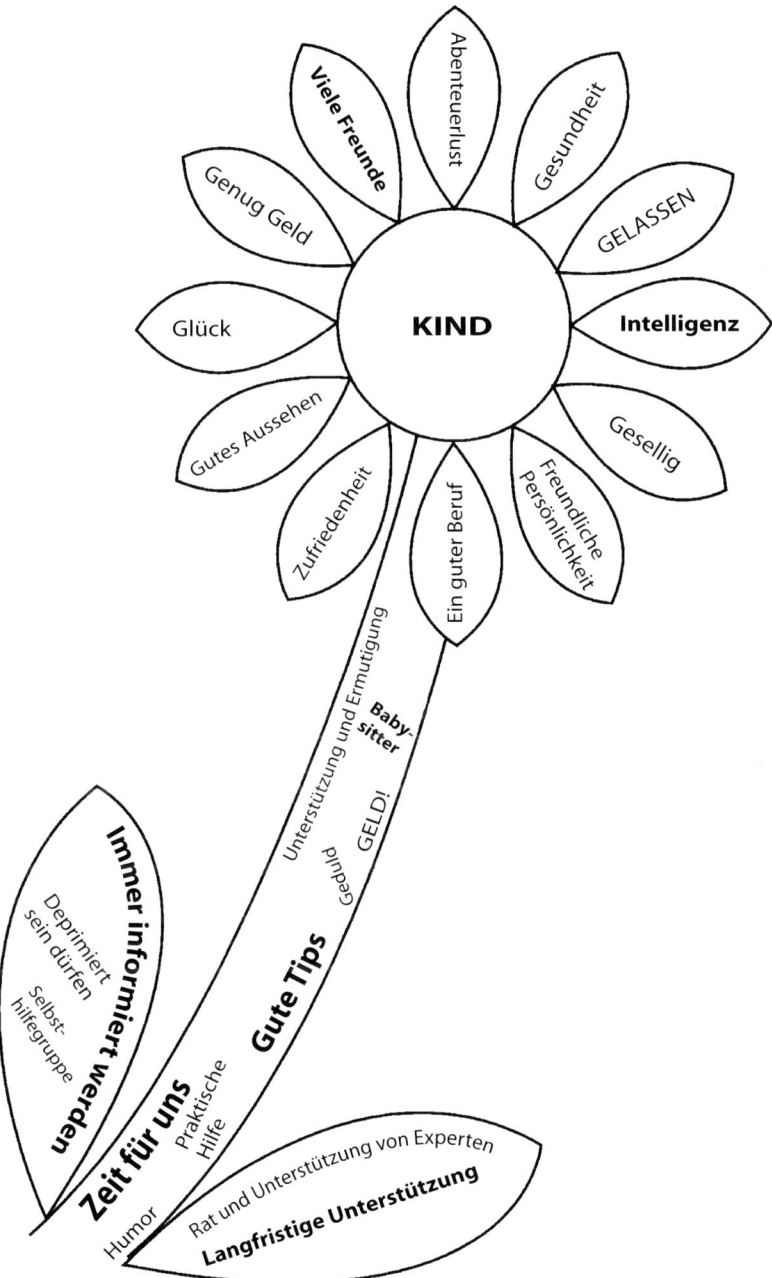

Abbildung 8-1: Flip-Chart-Bild, um Unterstützungsmaßnahmen für Eltern, deren Kind totgeboren, krank oder behindert ist, zu illustrieren

Ferien in Italien

(Teil eines Vortrags von Diane Crutcher, Direktorin, gehalten vor der *USA Down's Syndrome Association*)

Ein Kind zu bekommen ist wie eine Ferienreise nach Italien zu planen. Sie sind ganz aufgeregt – Sie besorgen sich eine Menge Reiseführer und Sie lernen einige Sätze italienisch, damit Sie besser zurechtkommen. Wenn die Zeit gekommen ist, packen Sie Ihre Tasche und eilen zum Flughafen, um Ihre Maschine nach Italien zu erreichen. Erst wenn Sie landen und die Stewardess zu Ihnen sagt: «Willkommen in Holland», schauen Sie sie ungläubig und entsetzt an und sagen: «Holland? Wovon reden Sie? Ich habe einen Flug nach Italien gebucht.»

Dann erklärt Sie Ihnen, daß es eine Änderung der Flugpläne gegeben hat, daß Sie nun in Holland sind und hier auch bleiben müßten. «Aber ich weiß doch gar nichts über Holland!» werden Sie sagen und: «Ich möchte hier nicht bleiben». Aber Sie tun es – Sie gehen los und besorgen sich neue Reiseführer. Sie lernen ein paar neue Sätze und lernen neue Menschen kennen. Das Wichtige ist, daß Sie nicht in einem dreckigen, pestverseuchten Slum voller Krankheit und Hunger gelandet sind. Sie sind lediglich nicht dort angekommen, wo Sie hinwollten. Das Leben hier ist langsamer und nicht so schillernd wie in Italien, aber nachdem Sie erst einmal eine Weile dagewesen sind und Sie etwas Zeit zum Luft holen gehabt haben, werden Sie entdecken, daß es in Holland Windmühlen, Tulpen und Rembrandts gibt!

Es stimmt schon, alle, die Sie kennen, kommen von und gehen nach Italien. Sie werden damit prahlen, was für eine großartige Zeit sie dort verbracht haben und Sie werden für den Rest Ihres Lebens sagen: «Ja, dort wollte ich hin. Das war das, was ich geplant hatte!» Dieser Schmerz wird Sie nie verlassen. Sie werden diesen Schmerz akzeptieren müssen, denn der Verlust dieses Traumes, dieses Plans ist ein sehr, sehr großer Verlust. Aber wenn Sie Ihr Leben damit verbringen, darum zu trauern, daß Sie nicht nach Italien gekommen sind, werden Sie nie die ganz besonderen, die liebenswerten Dinge in Holland genießen können.

In einem Gespräch über Verlust und Trauer kann es auch um die Gefühle von Eltern gehen, deren Geburt ganz anders verläuft, als sie es geplant hatten. Manche mögen sehr enttäuscht sein, wenn die eigenen Wehen nicht ausreichen oder wenn ihr Kind mit Hilfe einer Saugglocke, einer Zange oder per Kaiserschnitt geboren wird. Es kann für eine Frau, die ihr Kind unbedingt stillen möchte, sehr schlimm sein, zu erleben, daß sie so große Schwierigkeiten hat, daß Flaschennahrung die einzige Lösung ist. Es gibt sehr unterschiedliche Formen von Verlust und Trauer, und die Eltern sollten sich nicht schämen, um etwas zu trauern, was andere vielleicht als trivial betrachten.

Jedes Gespräch über diese Themen kann bei den Eltern Sorge und Verzweiflung auslösen. Manche beginnen vielleicht zu weinen und verlassen den Raum. Es ist wichtig, daß die Kursleiterin diese Reaktionen als normal akzeptiert und anerkennt. Vielleicht wird es angebracht sein, einen/eine weinenden/weinende TeilnehmerIn in den Arm zu nehmen und dessen/deren Traurigkeit einfach zuzulassen. Oft unterstützen und trösten sich die TeilnehmerInnen gegenseitig, die sich über die einzelnen Sitzungen hinweg näher gekommen sind. Möglicherweise äußern die TeilnehmerInnen den Wunsch, das Gespräch zu beenden. Die Bedürfnisse können von Kurs zu Kurs sehr unterschiedlich sein. In einem Kurs kann ein sehr kurzes Gespräch über diese Themen ausreichen, während in einem anderen eine ausführlichere Diskussion gewünscht werden kann. Hier ist es wichtig, daß die Kursleiterin erkennt, was in dem jeweiligen Kurs angebracht ist.

8.6.2 Sex nach der Geburt

Im Rahmen des Themas Sex nach der Geburt sollten auch die Rückbildungsvorgänge des weiblichen Körpers nach der Geburt besprochen werden. Frauen sind oft überrascht, daß der Wochenfluß mehrere Wochen anhalten kann, daß ihre Brüste empfindlich sein können, unabhängig davon, ob sie stillen oder nicht, daß die Heilung einer Naht einige Zeit dauern kann und daß sie ihr Ausgangsgewicht erst nach Monaten wieder erreichen werden, auch wenn sie stillen.

Auch hier sollte die Kursleiterin zuerst ihre eigenen Einstellungen zum Thema Sex und ihre Erfahrungen mit Sex nach der Geburt reflektieren, bevor sie es in ihren Kursen behandelt. Manche Kursleiterinnen sehen sich nicht in der Lage, sexuelle Themen in einer Gruppe zu besprechen. Vielleicht sollten sie aber doch versuchen, sich dieser Herausforderung zu stellen:

> «Es scheint, daß nur wenige Hebammen mit den Paaren über die Aufnahme sexueller Beziehungen nach der Geburt sprechen – auch in Geburtsvorbereitungskursen wird darüber nur selten gesprochen und auf Wochenstationen wird dieses Thema, wenn überhaupt, nur gestreift. (Evans, 1992, S. 14)»

Wenn einer der Partner keine Lust verspürt oder die sexuelle Beziehung nach der Geburt unbefriedigend ist, kann das zu Spannungen in der Beziehung führen. Eine Geburtsvorbereitung, die Eltern beim Übergang zu einem emotional erfüllten Elternsein unterstützen will, muß die Bedeutung von Sexualität im Leben der Menschen anerkennen (Robson et al, 1981).

Anhand von Literatur, Gesprächen mit Kolleginnen und Eltern lassen sich die für die Eltern wichtigen Aspekte des Themas Sexualität nach der Geburt ermitteln. Diese Aspekte können umfassen:

- Wann die Paare wieder miteinander schlafen können: nach einer normalen Spontangeburt, einer vaginal-operativen Geburt, einem Kaiserschnitt
- Schmerzen beim Geschlechtsverkehr: Ursachen und Lösungen
- Stillen und Geschlechtsverkehr
- Miteinander über sexuelle Gefühle und Bedürfnisse sprechen
- Verhütung

In einer offenen und vertrauensvollen Kursatmosphäre werden die TeilnehmerInnen das Thema Sexualität möglicherweise von selbst ansprechen. Am Ende einer solchen Diskussion bietet es sich an, den Paaren Gelegenheit zu geben, sich einige Minuten über ihre Vorstellungen und Gefühle untereinander auszutauschen. Auch für dieses Thema können Situationskarten eingesetzt werden.

> Jane's und Matt's Kind ist acht Wochen alt. Jane stillt, was sie sehr befriedigend findet. Sie hat sich von der Geburt völlig erholt und abgesehen davon, daß sie müde ist, fühlt sie sich gesund und gut. Dennoch möchte sie nicht mit ihrem Partner schlafen, sie fühlt sie sich mit dem Kind völlig ausgefüllt. Matt würde gerne wieder mit Jane schlafen, spürt aber ihren Widerstand. Er fragt sich, wie lange es wohl dauern wird, bis sie wieder ein normales Sexualleben haben werden.

Die Themen Beckenboden, Beckenbodenübungen und Sex (vor und) nach der Geburt lassen sich sehr gut kombinieren. Viele Menschen wissen nicht, daß Geschlechtsverkehr für die Frau eine gute Gelegenheit ist, ihre Beckenbodenmuskeln zu testen. «Überraschungskisten» sind eine weitere gute Möglichkeit, das Thema Sexualität einzuführen.

Überraschungskiste

Zielsetzung

- Vorbereitung auf die Realität des Elternseins

Lernziel

• Die Eltern werden mit einigen praktischen Dingen und Gefühlen für die Zeit nach der Geburt vertraut sein

Bereiten Sie eine Kiste mit Gegenständen vor, die mit der ersten Zeit nach der Geburt zu tun haben: Stoffwindeln, Wegwerfwindeln, Schnuller, Babyphon, die Pille, Tube mit Diaphragmagel, Kondom, Stilleinlagen, ein Gläschen Babynahrung, Massageball, lokales Kinoprogramm, Raumthermometer, Talkumpuder, etc.

Reichen Sie die Kiste herum und bitten Sie alle, sich einen Gegenstand herauszunehmen und ihre Assoziationen dazu zu beschreiben.

Verhütungsmittel, Stilleinlagen und Diaphragmagel können Ausgangspunkt für eine Diskussion über Sex nach der Geburt sein. Die TeilnehmerInnen werden möglicherweise alle wichtigen Aspekte selbst ansprechen, andernfalls kann die Kursleiterin Fragen stellen wie «Wie, glauben Sie, kann Stillen Ihr Liebesleben beeinflussen?», «Worüber könnten Sie sich hinsichtlich der Wiederaufnahme Ihres Sexuallebens nach der Geburt Sorgen machen?», «Wie lange, glauben Sie, sollten Sie warten, bis Sie wieder miteinander schlafen?»

«Sprechblasen» können sehr hilfreich sein, wenn es darum geht, die TeilnehmerInnen über komplexe Themen wie Veränderungen in Beziehungen nach der Geburt des Kindes nachdenken zu lassen oder um sich sensiblen Themen zu nähern, wie z. B. Sexualität.

«Sprechblasen»

Zielsetzung

• Förderung der Fähigkeit der Eltern, miteinander über ihre Gefühle zu sprechen

Lernziel

• Die TeilnehmerInnen werden wissen, wie Männer und Frauen sich in einigen alltäglichen Situationen nach der Geburt ihres Kindes fühlen können

Zeichnen Sie auf mehreren großen Blättern verschiedene Köpfe (die entweder als Männer und Frauen erkennbar sein oder aber auch geschlechtsneutral sein können) mit Sprechblasen. Oben auf die Blätter schreiben Sie verschiedene Szenarien, wie z. B.:

- Das Kind ist vier Wochen alt. Ihr Partner/Ihre Partnerin möchte heute nacht mit Ihnen schlafen ...

- Ihr Kind liegt seit drei Tagen auf der Intensivstation, er/sie ist intubiert und wird über eine Magensonde ernährt ...

- Sie kommen gerade von der Arbeit nach Hause und Ihr Partner/Ihre Partnerin geht in der Küche mit dem schreienden Kind auf und ab ...

Geben Sie den Männern Stifte der gleichen Farbe und den Frauen Stifte einer anderen Farbe. Bitten Sie sie, ihre spontanen Assoziationen zu den jeweils geschilderten Situationen in die Sprechblasen zu schreiben. Anschließend bitten Sie sie, unter die Köpfe Möglichkeiten zum Umgang mit der jeweiligen Situation zu schreiben.

8.6.3 Rückkehr in den Beruf

Auch wenn das Thema ‹Rückkehr in den Beruf› im Abschnitt ‹Sensible Themen› behandelt wird, ist es nicht schwierig, in den Kursen darüber zu sprechen. Dennoch wird es oft vernachlässigt. Die Geburtsvorbereitung ist in einer Zeit entstanden, in der Frauen ihren Beruf aufgaben, um Mutter zu werden und sich um den Haushalt und die Familie zu kümmern bis die Kinder erwachsen waren. Heute kehrt ein großer Teil der Frauen nach der Geburt des Kindes wieder in den Beruf zurück. Die Geburtsvorbereitung hat diese Veränderung im Lebensstil der Frauen bisher noch nicht wahrgenommen.

Die gesellschaftliche Meinung über Frauen, die nach der Geburt ihres Kindes wieder in den Beruf zurückkehren, ist nach wie vor sehr gespalten. Einerseits wird das Recht der Frauen auf eine berufliche Karriere und finanzielle Unabhängigkeit anerkannt, andererseits wird davon ausgegangen, daß die Ursache für mindestens die Hälfte aller Probleme von Kindern und Jugendlichen in der Rückkehr der Mutter in ihren Beruf liegt. Frauen, die sich entscheiden, zuhause zu bleiben, werden in dieser Entscheidung allerdings oft auch nicht unterstützt, verlieren gesellschaftliche Anerkennung und müssen sich mit dem Vorwurf auseinandersetzen, daß sie ihre Möglichkeiten nicht voll ausschöpfen. Der Geburtsvorbereitungskurs ist ein idealer Ort, um den Eltern die Gelegenheit zu geben, sich über ihren Standpunkt in dieser Debatte klar zu werden und herauszufinden, welche Form der Unterstützung sie benötigen, ob sie nun ihren Beruf wieder aufnehmen oder nicht.

Die folgenden Fragebögen können als Grundlage für eine Arbeit in Kleingruppen dienen. Sie ermöglichen Gespräche über Themen, wie die Veränderungen in der Identität der Frau, wenn sie Mutter wird, häusliche Isolation, Berufschancen, Familienfinanzen und die Rolle des Partners.

Rückkehr in den Beruf/Zuhause bleiben

Rückkehr in den Beruf

Welches Bild hat unsere Gesellschaft von einer berufstätigen Mutter?

Welche Vorteile bringt die Rückkehr der Mutter in ihren Beruf nach der Geburt des Kindes?

Was kann sie davon abhalten?

Was können Arbeitgeber tun, um die Kombination von Beruf und Kind zu erleichtern?

Welche Unterstützung brauchen die Teilnehmerinnen dieses Kurses, wenn sie in ihren Beruf zurückkehren?

Zuhause bleiben

Welches Bild hat unsere Gesellschaft von einer Hausfrau?

Welche Vorteile hat es, wenn die Mutter zuhause bleibt und sich um das Kind kümmert?

Welche Nachteile können entstehen? Welche Unterstützung brauchen die Teilnehmerinnen dieses Kurses, wenn sie zuhause bleiben?

(Adaptiert übernommen aus Walter, 1996)

Fakt oder Fiktion?

Was halten Sie von den folgenden Aussagen?

- Frauen, die Beruf und Karriere unter einen Hut bringen sind ‹Superfrauen›, während Mütter, die zuhause bleiben, einen Rückfall in die fünfziger Jahre darstellen

- Frauen, die zuhause bleiben, verbringen ihre meiste Zeit mit Hausarbeit und haben viel Freizeit

- Nur wenige Frauen würden sich freiwillig dazu entscheiden, zuhause zu bleiben, um sich um ihre Kinder zu kümmern

- Frauen, die zuhause bleiben, sind einsam und ihre Kinder haben nur wenig Gelegenheit mit anderen Kindern zusammenzukommen

- Frauen teilen sich in zwei Lager: Die Hausfrauen und Mütter und die berufstätigen Mütter

- Frauen können sich nur entscheiden, zuhause zu bleiben und sich um die Kinder zu kümmern, wenn sie einen gutverdienenden Partner haben

(Adaptiert übernommen aus Walter, 1996)

Wenn die Mehrheit der Teilnehmerinnen sich für eine Rückkehr in den Beruf nach der Geburt entschieden hat, sollten die verschiedenen praktischen Implikationen dieser Entscheidung angesprochen werden. Eine typische Liste könnte folgendermaßen aussehen:

- Zeitmanagement

- Anforderungen des Berufs und Bedürfnisse des Partners, des Kindes und die eigenen miteinander vereinbaren

- Kinderbetreuung

- Abpumpen und Aufbewahren von Muttermilch

- Übergang vom Stillen zu Flaschenernährung

- Abpumpen am Arbeitsplatz

8.7 Schlußfolgerung

Geburtsvorbereitungskurse sind eine wunderbare Möglichkeit für werdende Eltern, sich mit den Veränderungen, die die Geburt ihres Kindes mit sich bringt, auseinanderzusetzen. Sie wollen dort sowohl etwas über Wehen und Geburt, als auch über das Leben mit einem Neugeborenen erfahren. Die Art und Weise, wie in Geburtsvorbereitungskursen auf die Zeit nach der Geburt eingegangen wird, kann großen Einfluß darauf haben, wie die Eltern diese Zeit erleben, aber auch allgemein auf die Verbesserung der Situation der Eltern und Kinder in unserer Gesellschaft.

Zusammenfassung

1. Aus Forschungsarbeiten geht hervor, daß Eltern in Geburtsvorbereitungskursen sowohl die Geburt als auch die Zeit danach thematisieren wollen.

2. Die TeilnehmerInnen sollten zwischen dem Bild, das durch die Medien vermittelt wird, und der Realität des Elternseins differenzieren können.

3. Kursleiterinnen können die Eltern unterstützen, sich mit ihren sozialen Netzwerken auseinanderzusetzen und herauszufinden, von wo/wem sie nach der Geburt ihres Kindes Unterstützung erwarten können.

4. Durch Gruppenarbeit in den Kursen kann den Eltern exemplarisch gezeigt werden, wie sie mit Hilfe von anderen Eltern vielen Problemen, die in der Zeit nach der Geburt auftreten können, begegnen können.

5. Gespräche über Verlust und Trauer, Totgeburt, Behinderung, plötzlichen Kindstod und negative Geburtserfahrungen kann die Akzeptanz dieser Themen fördern.

Literaturverzeichnis

Antonucci TC; Mikus K: (1988) The power of parenthood: personality and attitudinal changes during the transition to parenthood. In: Michaels GY und Goldberg WA (Hrsg): *The transition to Parenthood: Current Theory and Research,* 62–84. Cambridge: Cambridge University Press.

Bryan EM: (1984) Twins in the family: a parent's guide. London: Constable.

Cooper PJ; Stein A: (1989) Life events and postnatal depression: the Oxford study. In: Cox J; Paykel E; Page ML (Hrsg): *Current Approaches: Childbirth as a Life Event.* Dorchester: Duphar Medical Relations.

Cox J: (1986) *Postnatal Depression: A Guide for Health Professionals.* London: Churchill Livingstone.

Evans K: (1992) Getting back to nature. *Modern Midwife January/February:* 14–17.

Gottlieb BH; Pancer SM: (1988) Social networks and the transition to parenthood. In: Michaels GY; Goldberg WA (Hrsg): *The transition to Parenthood: Current Theory and Research,* 235–269. Cambridge: Cambridge University Press.

Green M; Coupland VA; Kitzinger JV: (1988) *Great Expectations: A Prospective Study of Women's Expectations and Experiences of Childbirth.* Bd. 1 Cambridge: University of Cambridge, Child Care and Development Group.

Hillan E: (1992) Issues in the delivery and midwifery care. *Journal of Advanced Nursing,* 17: 274–278.

Jackson D (1990): Three in an bed. London: Bloomsbury.

Kendall RE; Rennie D; Clarke JA; Dean C: (1981) The social and obstetric correlates of psychiatric admission in the puerperium. *Psychological Medicine* 11: 341–360.

Kvist LJ; Persson E; Lingman GK: (1996) A comparative study of breastfeeding after traditional postnatal hospital care and early discharge. *Midwifery* 12: 85–92.

Lief H; Payne T: (1975) Sexuality – knowledge and attitudes. *American Journal of Nursing* 75: 2026–2029.

Litvinoff S: (1991) *The Relate Guide to Better Relationships*. London: Ebury Press.

McGrail A: (1996) Becoming a family. Cambridge: HMSO in collaboration with NCT Publishing.

McIntosh J: (1993) The experience of motherhood and the developement of depression in the postnatal period. *Journal of Clinical Nursing* 2: 243–249.

O'Meara C: (1993) A diagnostic model for the evaluation of childbirth and parenting education. *Midwifery* 9: 28–34.

Polomeno V: (1996) Social support during pregnancy. *International Journal of Childbirth Education* 11 (2): 14–21.

Robson KM; Brant HA; Kumar R: (1981) Maternal sexuality during first pregnancy and after childbirth. *British Journal of Obstetrics and Gynaecology* 88: 882–889.

Rogers A; Pilgrim D; Latham M: (1996) Understanding and Promoting Mental Health: A Study of Familial Views. London: Health Education Authority.

Simkin P: (1991) Just another day in a woman's life? Women's long-term perceptions of their first birth experience. Part I. *Birth* 18 (4): 203–210.

Simkin P: (1992) Just another day in a woman's life? Part II: Nature and consistency of women's long-term memories of their first birth experiences. *Birth* 19 (2): 64–81.

Thune-Larsen K; Moller-Pedersen K: (1988) Childbirth experience and postpartum emotional disturbance. *Journal of Reproductive and Infant Psychology* 6: 229–240.

Walter BE: (1996) Childbirth educators can assist new mothers in the stay-at-home choice. *International Journal of Childbirth Education* 11 (1): 31–35.

9. Männer in Geburts-vorbereitungskursen

Themenübersicht

- Rolle des Mannes während der Geburt
- Bedürfnisse von Männern in Geburtsvorbereitungskursen
- Unterrichtskonzeption
- Sprache und Wortwahl
- Männer- und Frauengruppen
- Handouts
- Rolle des Partners/der männlichen Begleitperson während der Geburt
- Geschlecht und Lernstile
- Bonding und Stimulation des Kindes

9.1 Die Rolle der Männer während der Geburt

Verschiedene Organisationen haben sich dafür eingesetzt, daß Männer bei der Geburt dabei sein dürfen und haben dieses Ziel auch erreicht; und zwar bereits einige Jahre bevor in der Geburtsvorbereitung erkannt wurde, daß Männer sich eine Vorbereitung auf ihre Rolle während der Geburt wünschen. Die Anwesenheit von Männern als Begleitpersonen während der Geburt ist in den westlichen Ländern ein völlig neues kulturelles Phänomen. In traditionellen Gemeinschaften ist die Anwesenheit von Männern während der Geburt unbekannt (Raphael, 1973). Frauen erwarten, während der Geburt von Frauen, die selbst bereits geboren haben oder die vorher schon andere Frauen während Geburten betreut haben, unterstützt zu werden. Die Philosophie der Geburt in den westlichen Ländern hat sich radikal verändert: Was einmal ein familienzentriertes, intimes und alltägliches Ereignis war, wird nun als eine gefährliche Zeit betrachtet, in der Frauen mit modernster Technologie engmaschig medizinisch überwacht werden müssen. Das bedeutet, daß Frauen ihre Kinder in einer ihnen fremden Umgebung zur Welt bringen, umgeben von Menschen, die sie nicht kennen. Die Unterstützung von Frauen, wie Schwangere sie in traditionellen Gemeinschaften fanden, ist heutzutage nicht mehr gegeben. In dieser Situation haben Frauen sich an ihre männlichen Partner um die Unterstützung gewandt, die sie während der Geburt brauchen.

Während vielen Männern (aber bei weitem nicht allen) sehr viel daran liegt, bei der Geburt ihres Kindes dabei zu sein, sollte nicht vergessen werden, daß sie nicht das kulturell tief verwurzelte und auch nicht das auf der Gleichheit des Geschlechts beruhende Verständnis für das Wesen der Geburt haben und damit nicht unbedingt wissen, welche Form der Unterstützung eine gebärende Frau braucht. Manche Männer haben dank ihrer Erziehung oder ihrer Persönlichkeit die Fähigkeit, sich völlig in die Frau hineinzuversetzen oder haben ein instinktives Verständnis für die Bedürfnisse der Frau während der Geburt. Manche fühlen sich im Kreißsaal befangen, unsicher über ihre Rolle, verärgert über den Druck, die Partnerin begleiten zu müssen, obwohl sie dies eigentlich lieber nicht täten:

> *«Das instinktive Verhalten von Frauen während der Geburt ist für manche Männer sehr schwierig mitanzusehen, zu akzeptieren und zu verstehen. Daher versuchen sie oft, die Frau daran zu hindern, ihre Selbstkontrolle aufzugeben und sich ganz der Situation zu überlassen. (Odent, 1994, S. 43)»*

Diese Männer sind keine ‹Versager›; tatsächlich sind sie viel repräsentativer für die Rolle, die Männer historisch gesehen während der Geburt gespielt haben, als die, die sich entscheiden, während der Geburt dabei zu sein und mit dieser Entscheidung glücklich sind.

Es ist heute allgemein anerkannt, daß Frauen, die während der Geburt gut betreut werden, diese physisch und emotional besser verarbeiten als die Frauen, bei denen dies nicht der Fall ist. Die Belege hierfür stammen aus verschiedenen bekannten Studien, von denen die erste 1980 von Sosa und Kennell in Guatemala durchgeführt wurde (Sosa et al, 1980). Den Forschern war aufgefallen, daß Frauen, die aus ländlichen Gegenden zur Geburt in ein großes Krankenhaus in Guatemala City kamen, einen sehr protrahierten Geburtsverlauf hatten. Sie stellten fest, daß der medizinische Standard der Betreuung zwar viel höher war, als in ihrer Heimatgemeinde, ihnen aber die Unterstützung durch eine erfahrene Frau fehlte. Sie fragten sich, ob diese Form der Unterstützung einen Einfluß auf die Geburtsdauer hat. Sie verglichen in ihrer Studie eine Gruppe von Erstgebärenden, die eine kontinuierliche Unterstützung durch eine Frau erhielten, die bereits selbst geboren hatte, mit einer Kontrollgruppe, die die im Krankenhaus übliche

Betreuung erhielt, d. h. intermittierende Unterstützung durch eine Hebamme während der Eröffnungsphase und kontinuierliche Betreuung während der Austreibungsphase. Die weiblichen Begleiterinnen wurden ‹Doulas› genannt, ein griechisches Wort für eine Frau, die eine andere während der Geburt und in den ersten Wochen danach unterstützt. Mittels dieser einfachen Intervention reduzierte sich die Geburtsdauer in der ersten Gruppe auf 8 Stunden im Vergleich zu 19 Stunden in der Kontrollgruppe. Außerdem bekamen 26 % der Kontrollgruppe einen Kaiserschnitt und 16 % benötigten wehenfördernde Mittel verglichen mit 6 % bzw. 2 % der ersten Gruppe.

Hinsichtlich der Effektivität der Unterstützung durch Männer während der Geburt ist die Literatur weniger eindeutig. Bertsch et al (1990) verglichen die Unterstützung durch Doulas und durch Väter und stellten fest, daß, während Doulas die Frauen über 95 % der Zeit gestreichelt, massiert und gehalten haben, Männer dies weniger als 20 % der Zeit taten. Chapmans Studie (1992) mit 20 Paaren unterschiedlicher ethnischer Herkunft fand heraus, daß die von den Vätern am häufigsten eingenommene Rolle die des Beobachters war und nicht die eines Coaches oder eines unterstützenden Begleiters und schloß daraus, daß die derzeitigen Erwartungen, die an die Unterstützung der Väter geknüpft werden, nochmals überprüft werden sollten.

Auch wenn es zuviel verlangt wäre, von Männern die intime und instinktive Unterstützung zu erwarten, die eine Frau einer anderen während der Geburt geben kann, so ist es dennoch wichtig, Möglichkeiten aufzuzeigen, wie sie die Frau unterstützen können und sie darauf vorzubereiten, was sie während der Geburt sehen und hören werden. Die Integration von Männern in die Geburtsvorbereitung spiegelt den allmählichen Sinneswandel seit den siebziger Jahren des 20. Jahrhunderts wieder; weg von einer frauen- hin zu einer familienzentrierten Betreuung. Die Frau und ihr Kind werden nicht mehr isoliert betrachtet, sondern im Zusammenhang mit und abhängig von ihren Bezugspersonen. Die wichtigste Bezugsperson ist in den meisten Fällen der Partner der Frau und Vater des Kindes. Peterson und Walls (1991) fassen das neue Ziel einer Geburtsvorbereitung, die die Integration der Männer und ihrer Bedürfnisse anstrebt, folgendermaßen zusammen:

> *«Im Hinblick auf die Förderung der Entwicklung guter Beziehungen innerhalb der Familie sollte das Bonding zwischen dem Vater und dem Kind genauso unterstützt werden, wie das Bonding zwischen der Mutter und dem Kind ... Mit großer Wahrscheinlichkeit ist niemand um das Wohl von Mutter und Kind besorgter als der Vater. Wenn man sich also Gedanken über die Unterstützung während der Geburt macht, darf eine Betrachtung der Familie als eine Einheit nicht fehlen. (S. 38)»*

Eine Familie entsteht in dem Moment, in dem die Frau dem Mann mitteilt, daß sie schwanger ist. So betrachtet werden die Erfahrungen des Vaters mit der Schwangerschaft, der Geburt und der Zeit danach die Beziehung zu seinem Kind genauso beeinflussen, wie sie dies bei der Mutter tun (Duncan and Markham, 1988). Welche Rolle der Vater bei der Geburt auch spielt, seine Teilnahme an der Geburtserfahrung der Frau scheint diese für beide positiv zu beeinflussen (Bennett et al, 1985) und häufig hört man Frauen, die gerade geboren haben, sagen, daß sie «es ohne ihn nicht geschafft» hätten.

9.2 Bedürfnisse von Männern in Geburtsvorbereitungskursen

Bei den Untersuchungen der Autorin hinsichtlich der Bedürfnisse von Männern in Geburtsvorbereitungskursen (Nolan, 1994) kristallisierten sich drei wesentliche Bereiche heraus.

Erwartungen von Männern an Geburtsvorbereitungskurse

1. Informationen über die Geburt und wie sie ihre Partnerin unterstützen können:

   - ‹Wissen, wie ich meiner Partnerin während der Geburt helfen kann›

   - ‹Welche verschiedenen Abläufe und Optionen es gibt›

   - ‹So viel wie möglich darüber lernen, was mit dem Körper meiner Partnerin geschieht›

   - ‹Unwissenheit ist KEIN Geschenk des Himmels!›

2. Auswirkungen der Geburt des Kindes auf den jetzigen Lebensstil:

   - ‹Wie ich meine Partnerin nach der Geburt des Kindes unterstützen kann›

   - ‹Eine Idee davon bekommen, wie es sein wird, wenn das Kind nach Hause kommt›

   - ‹Die ersten Wochen als Vater›

   - ‹Darauf vorbereitet sein, mit dem Kind kompetent und sicher umzugehen›

   - ‹Das Wohlbefinden meiner Partnerin sowie mein eigenes›

---

3. Bedürfnis nach Integration:

- ‹Soviel wie möglich der Verantwortung für die Schwangerschaft mit meiner Partnerin teilen›

- ‹Etwas über meine Verantwortung vor und nach der Geburt erfahren›

- ‹Genug Wissen und Verständnis erlangen, um einen integralen Part in dem ganzen Prozeß zu spielen›

- ‹Andere Menschen treffen, die in der gleichen Situation sind›

Nichols (1993) meint, daß die Geburtsvorbereitung möglicherweise den Bedürfnissen der Väter nicht gerecht wird, weil sie es nicht schafft, sie auf die Realität der Geburt vorzubereiten:

«Geburtsvorbereitungskurse konzentrieren sich oft nur auf die gemeinsamen positiven Erlebnisse während der Geburt und nicht auf Erfahrungen und Gefühle, die von den Vätern möglicherweise als negativ erlebt werden. (S. 105)»

Dies stimmt mit den Ergebnissen anderer ForscherInnen überein, die festgestellt haben, daß Eltern in Geburtsvorbereitungskursen nicht «geschützt» werden wollen und sich eine realistische Darstellung der Geburt und des Lebens mit einem Neugeborenen wünschen (s. Kapitel 1). Nichols (1993) schlägt vor:

«Es wäre nützlich, den Männern, die noch nie bei einer Geburt dabei waren, ein realistischeres Bild von den Erfahrungen und den Schmerzen einer Frau während der Geburt zu vermitteln. (S.106)»

9.3 Unterrichtskonzeption

In einem Schreiben zum allgemeinen jährlichen Treffen des *National Childbirth Trust* 1995 warnt Richard Seel, Autor von *The Uncertain Father* (1987), Kursleiterinnen davor, Väter lediglich als *«mother's little helpers»* zu behandeln. Er wollte damit ausdrücken, daß Väter in Geburtsvorbereitungskursen oft marginalisiert werden; sie lernen wie sie ihre Partnerinnen während der Geburt und der Zeit danach unterstützen können, aber ihre eigenen Bedürfnisse und Wünsche werden nicht berücksichtigt. Seels Ansichten basieren auf den Untersuchungen von Gottlieb und Pancer (1988) zu Lamaze-Kursen:

«Die Lamaze-Methode weist dem Vater zwar eine aktive Rolle, als eine die Frau unterstützende Person zu, sieht aber keine Unterstützung für ihn selbst vor, weder durch andere Väter noch durch den Kurs allgemein. Die Literatur, die sich mit werdenden Eltern beschäf-

tigt, neigt dazu, zu ignorieren, welche Rolle das soziale Netzwerk des Mannes bei seiner Sozialisation als Vater spielt, wie sehr es ihn in seinen Bemühungen, seine neue Rolle in seine Partnerschaft und sein Arbeitsleben zu integrieren, unterstützt oder behindert. (S. 265)»

Dieser Mangel läßt sich vielleicht damit erklären, wenn auch keinesfalls entschuldigen, daß die meisten Kursleiterinnen Frauen sind. Eine weibliche Kursleiterin sollte sich möglicherweise ganz bewußt um die Sichtweise der Männer bemühen und versuchen, sich in ihre Erfahrungen einzufühlen.

Wenn sie sich nicht sicher ist, wie sie den Bedürfnissen der Männer in ihren Kursen begegnen soll oder welcher Art diese Bedürfnisse sind, dann sollte sie die Männer fragen. Eine einführende Übung, in der die TeilnehmerInnen in getrennten Männer- und Frauengruppen ihre Wünsche an den Geburtsvorbereitungskurs erarbeiten, kann der Kursleiterin zeigen, ob und wo es unterschiedliche Schwerpunkte gibt. Der Vergleich der beiden Listen kann sehr interessant sein. Allerdings sollte sich die Kursleiterin bewußt sein, daß die Männer sich möglicherweise selbst nur als *«mother's little helper»* sehen und ihre eigenen Bedürfnisse als Vater völlig außer Acht lassen. Männer sind sich oft nicht bewußt sind, daß sie in ganz eigener Weise emotional in die Geburt ihres Kindes involviert sind und ganz eigene Sorgen haben, die sich von denen ihrer Partnerin durchaus unterscheiden können. Sie haben oft nur wenig Gelegenheit, über die Auswirkungen der Schwangerschaft auf ihr Leben und über ihre Hoffnungen und Ängste für die Zukunft zu sprechen.

9.4 Eine Sprache, die alle erreicht

Schon die Wortwahl kann die Bemühungen der Kursleiterin um eine Integration der Männer zum Ausdruck bringen. Es kann schnell passieren, daß sie die Frauen direkt mit «Sie» anspricht, aber von «die Männer» oder «die Väter» redet, wenn es um die männlichen Teilnehmer geht. Entspannungsübungen können der Integration der Väter ungewollt entgegenwirken, wenn von den Kindern, die «*Sie* in *Ihrem* Bauch heranwachsen lassen» und die «*Ihren* Herzschlag» hören gesprochen wird und so die Beziehung, die die Väter zu ihrem ungeborenen Kind haben, außer acht gelassen wird. Auch die Arbeitsblätter sollten so gestaltet sein, daß Männern Gelegenheit gegeben wird, das entsprechende Thema aus ihrer Perspektive zu betrachten. Das bedeutet z. B., daß eine Frage zum Kaiserschnitt folgendermaßen formuliert werden könnte:

‹Möchten Sie zusammen bleiben, wenn Ihr Kind mit einem Kaiserschnitt geboren werden muß?›

Und nicht:

‹Möchten Sie, daß Ihr Partner bei Ihnen bleibt, wenn Ihr Kind mit einem Kaiserschnitt geboren werden muß?›

Die Kursleiterin kann mit vielen kleinen Dingen ausdrücken, daß sie mit «Sie» wirklich *alle* TeilnehmerInnen meint. So kann sie z. B. während der «Generalprobe» (s. Kapitel 8) fragen:

‹Sie haben beschlossen, daß es jetzt Zeit ist, ins Krankenhaus zu gehen. Wie fühlen Sie sich?› (dabei fordert ihr Blick sowohl die Frauen als auch die Männer zu Antworten auf).

Wenn nur die Frauen auf offene Fragen antworten, kann sie die Männer auch persönlich ansprechen:

‹Wie fühlen Sie sich, Matt?›
‹Würden Sie dem zustimmen was Janine gesagt hat, Melvyn?›
‹Geht dieses Thema auch die Väter an?›

9.5 Kleingruppenarbeit in reinen Männer- und Frauengruppen

Die Kleingruppenarbeit in reinen Männergruppen ermöglicht es den Männern, sich über ihre besonderen Sorgen hinsichtlich der Geburt und der ersten Zeit danach klar zu werden. Diese können sich sehr wohl von denen der schwangeren Frauen unterscheiden. Männer wollen möglicherweise eher über die Zeit nach der Geburt sprechen als Frauen, darüber wie sich ihre Beziehung zu ihrer Partnerin verändern wird, wie sie nach schlaflosen Nächten an ihrem Arbeitsplatz zurechtkommen werden und wie ihre finanzielle Situation aussehen wird. Wo schwangere Frauen sich meist ausschließlich Sorgen um das Wohlergehen ihres Kindes machen, denken Männer an ihre Partnerinnen und ihre Kinder, was ihre Besorgnis mindestens so groß macht wie die der Frauen, wenn nicht größer. (In einer Befragung von 30 werdenden Vätern durch die Autorin (Nolan, 1994) sorgten sich weit über die Hälfte der Männer mehr um die Gesundheit ihrer Partnerinnen, als um die Gesundheit ihrer Kinder.) Die Kleingruppenarbeit in reinen Männergruppen ist daher für die werdenden Väter von großem Wert.

Die Zusammenfassung der wesentlichen Punkte dieser Kleingruppenarbeit kann den Frauen die Ansichten und Gefühle der Männer bewußt machen. Die vorgeschlagenen Bewältigungsstrategien für mögliche Probleme können in einem Handout zusammengefaßt und verteilt werden.

Kleingruppenarbeit in reinen Männergruppen: Arbeitsblätter für Väter

Zielsetzung

- Aufbau eines unterstützenden Netzwerkes für Väter

Lernziel

- Die Väter werden allgemeine und individuelle Sorgen hinsichtlich Schwangerschaft, Geburt und Wochenbett kennen

1. Gefühle hinsichtlich der Schwangerschaft

- Wie haben Sie sich gefühlt, als Sie von der Schwangerschaft Ihrer Partnerin erfahren haben?
- Welcher Aspekt der Schwangerschaft bereitete Ihnen die größten Sorgen?
- Wie fühlen Sie sich, wenn Sie daran denken, daß Sie bei der Geburt Ihres Kindes dabei sein werden?

2. Wehen und Geburt

- Welche drei Dinge machen Ihnen am meisten Angst, wenn Sie an die Wehen Ihrer Partnerin denken?
- Auf welche drei Dinge freuen Sie sich am meisten, wenn Sie daran denken, daß Sie die Geburt Ihres Kindes gemeinsam erleben werden?
- Wie, glauben Sie, werden Sie reagieren, wenn Ihr Kind geboren ist?

3. Nach der Geburt

- Was, glauben Sie, werden Sie am meisten daran genießen, Vater zu sein?
- Was, glauben Sie, werden Sie daran am schwierigsten finden?
- Wie werden Sie mit diesen Schwierigkeiten umgehen?
- Welche Unterstützung werden Sie brauchen?
- Wo werden Sie diese Unterstützung bekommen?

Handouts sind ganz allgemein ein gutes Arbeitsmaterial, weil sie ein sichtbares Ergebnis der Arbeit des Kurses darstellen und das Selbstvertrauen der TeilnehmerInnen stärken können. Ein Handout, das sich sowohl auf die individuellen Bedürfnisse von Männern als auch auf die Möglichkeiten bezieht, wie sie ihre Partnerinnen unterstützen können, kann für sie sehr hilfreich sein. Auch hier ist die Wortwahl und Sprache wieder von großer Bedeutung.

Checkliste für Begleitpersonen bei der Geburt

Position	• Wechselt Ihre Partnerin regelmäßig die Position?
	• Achten Sie darauf, daß Ihre eigene Haltung bequem ist, wenn Sie Ihre Partnerin massieren oder sie während einer Wehe stützen?
Urin	• Geht Ihre Partnerin jede Stunde zur Toilette?
	• Holen Sie ab und zu die Hebamme zur Unterstützung Ihrer Frau, damit Sie auch mal eine Pause machen können, wenn Sie eine brauchen?
Entspannung	• Ist Ihre Partnerin so entspannt wie möglich?
	• Sind Sie so entspannt wie möglich?
Atmung	• Atmet Sie gleichmäßig?
	• Ist Ihre eigene Atmung regelmäßig, Ihre Schultern locker und Ihre Gesichtsmuskeln entspannt?
Ausruhen	• Nutzt Ihre Partnerin die Wehenpause?
	• Erfrischen Sie sich selbst in den Pausen (etwas trinken, Gesicht waschen, Dehnübungen)?
Zuspruch	• Ermutigen Sie Ihre Partnerin, loben Sie sie und sprechen mit ihr? Bitten Sie die Hebamme um die Information und Unterstützung, die Sie benötigen?

Für die Begleitpersonen

Nützliche Dinge für die Geburt

Sie müssen während der Geburt auch für sich selbst sorgen, damit Sie in der Lage sind, Ihrer Partnerin die Unterstützung zu geben, die sie braucht. Denken Sie daran, daß es in Krankenhäusern und besonders in Kreißsälen im allgemeinen sehr warm ist und tragen Sie leichte, bequeme Kleidung. Auch wenn Ihr Kind zu Hause auf die Welt kommt, wird Ihnen durch die Aufregung warm sein. Sie sollten während der Geburt ebenfalls ausreichend trinken und Sie sollten regelmäßig eine Kleinigkeit essen, um nicht körperlich abzubauen.

Folgende Dinge können für Sie oder Ihre Partnerin während der Geburt hilfreich sein:

- Eiswürfel in einer Thermosflasche. Sie können statt Wasser auch Fruchtsaft einfrieren, wenn Sie mögen. Diese Eiswürfel zu lutschen kann in der Wehenpause für Sie beide sehr erfrischend sein.

- Dinge, die Sie beide während der Geburt essen können, wie Nüsse, Obst, Rosinen, Schokolade – was immer Sie für Sie beide für gut halten.

- Warme Socken, ein warmes Tuch oder eine Strickjacke für Ihre Partnerin, falls ihr zwischendurch einmal kalt werden sollte.

- Massageöl – Mandelöl ist hier gut, aber ein qualitativ gutes Pflanzenöl aus dem Supermarkt ist ebenso in Ordnung.

- Ein Schwamm oder ein Waschlappen, um Ihrer Partnerin oder sich selbst das Gesicht abwischen zu können.

- Zusätzliche Kissen (egal, wieviele das Krankenhaus zur Verfügung stellt, sie können nie genug davon haben).

- Einen Kassettenrecorder und Kassetten mit Ihrer Lieblingsmusik, die Ihnen beiden hilft, sich zu entspannen.

- Essen und Trinken (etwas Besonderes!) um die Geburt nachher zu feiern. Viele Frauen haben nach der Geburt einen Heißhunger, möglicherweise geht es Ihnen ebenso.

- Kleingeld zum Telefonieren oder eine Telefonkarte.

- Ihre Kamera und einen Film, um Photos von Ihrem Kind machen zu können.

9.6 Die Rolle des Vaters während der Geburt

Es kann hilfreich sein, sich mit einigen Forschungsarbeiten (z. B. Bertsch et al, 1990; Nichols, 1993) zum Thema der Rolle der Männer während der Geburt vertraut zu machen. Nichols hat Männer, die bei der Geburt ihres Kindes dabei waren, kurze Zeit danach gefragt, was von dem, was sie während der Geburt getan haben, für ihre Partnerin am hilfreichsten war. 40 % nannten Dinge wie ‹ihre Hand halten› oder ‹ihren Rücken massieren›. Sie erwähnten auch die psychologische Unterstützung, die sie geleistet haben – ‹Zuspruch›, ‹Unterstützung› und ‹Ermutigung›. Ein Fünftel der Väter nannte die Bedeutung ‹einfach da zu sein›, andere erwähnten verbale Unterstützung wie: ‹mit meiner Frau sprechen› und ‹ihr zuhören›. Diese Antworten bestätigen die Ergebnisse von Bertsch und Kollegen, die herausfanden, daß nur wenige Männer in der Lage sind, die Rolle des ‹Coaches› zu übernehmen, auf die die Kursleiterinnen sie (vielleicht) vorbereiten wollten. Die meisten haben während der Geburt die Rolle des ‹Beobachters› übernommen und sich darauf beschränkt ‹da zu sein›, wie es auch in Nichols Studie erwähnt wird.

Die Kursleiterin sollte respektieren, daß viele Männer nicht in der Lage sind, ihren Frauen die ganze physische oder sogar emotionale Unterstützung zu geben, die diese brauchen; sie sollte den Männern die «Erlaubnis» geben, ‹einfach da zu sein›. In der Geburtsvorbereitung wird viel darüber gesprochen, wie wichtig es ist, Frauen nicht das Gefühl zu geben, versagt zu haben, wenn sie sich für ein Schmerzmittel während der Geburt entscheiden oder dafür, ihr Kind mit der Flasche zu füttern. Es wird aber kaum darauf eingegangen, wie Männer sich fühlen, wenn sie während der Geburt nicht in der Lage sind, ihren Partnerinnen die Unterstützung zu geben, von der sie gelernt haben, daß sie hilfreich sei. Bei der Durchführung von praktischen Übungen für die Geburt sollte die Kursleiterin darauf achten, daß sie sowohl die Männer anspricht und ermutigt, die gerne gemeinsam mit ihren Frauen verschiedene Positionen und Atemtechniken ausprobieren, als auch die, die sich dafür entscheiden, einfach nah bei ihrer Partnerin zu sein und ihre Hand zu halten.

9.7 Lernstile und Geschlecht

In diesem Buch wird viel Wert auf Kleingruppenarbeit und Diskussionen gelegt. Den Eltern soll dadurch Gelegenheit gegeben werden, ihre Gedanken, Gefühle und Vorstellungen auszutauschen, und sie sollen befähigt werden, sich eher auf andere Menschen in der gleichen Situation zu verlassen als auf medizinisches Personal. Dennoch gibt es Theorien, die sagen, daß Gruppenarbeit eher dem Lernstil von Frauen entspricht als dem von Männern:

«Für Frauen sind interpersonelle Beziehungen ein wichtiges Anliegen, sie stellen eine wesentliche Quelle ihrer Selbsteinschätzung und ihrer persönlichen Entwicklung dar. Entsprechend wird ihnen nachgesagt, daß sie besser voneinander bzw. in der Gruppe lernen können als alleine oder in einer Konkurrenzsituation. Das Geschlecht wird als Hauptgrund für die Bevorzugung dieses Lernstils angesehen. Männer hingegen, von denen angenommen wird, daß sie mehr Wert auf Autonomie und individuelle Leistung als Quelle ihrer Identität und Entwicklung legen, lernen erfolgreicher allein oder in Konkurrenzsituationen. (Hayes und Smith, 1994, S. 212)».

Viele in der Erwachsenenbildung Tätige werden bestätigen, daß Männer gut auf strukturierte Konzepte und die Vermittlung von Faktenwissen ansprechen. Der Grund für die Teilnahme an einem Geburtsvorbereitungskurs ist häufig, daß sie erfahren wollen, ‹was während der Geburt passiert›. Man könnte sagen, daß Männer durch Erlernen von Faktenwissen Vertrauen gewinnen, während Frauen dies durch Gespräche über ihre *Gefühle* tun.

Das bedeutet nicht, daß eine Lernform der anderen überlegen ist. Wenn die TeilnehmerInnen unterschiedliche Lernstile haben, egal ob aufgrund intellektueller Fähigkeiten, Lebenserfahrung oder Geschlecht, liegt es in der Verantwortung der Kursleiterin, diesen Unterschieden Rechnung zu tragen. Jeder Mensch hat sowohl Bedürfnisse, die sich als ‹weiblich› und solche, die sich als ‹männlich› beschreiben lassen. Eine umfassende und ganzheitliche Lernerfahrung wird durch ein Angebot verschiedener Aktivitäten erreicht, die alle Aspekte der Psyche des Individuums berücksichtigen. Das bedeutet, daß sowohl Aktivitäten angeboten werden sollten, in denen es darum geht, sich mit Gefühlen auseinanderzusetzen und die eigene Abhängigkeit von anderen anzuerkennen, sowie solche, die auf die Aufnahme und Verarbeitung von Faktenwissen und den Einsatz dieses Wissens in späteren Entscheidungsprozessen abzielen.

Es kann sowohl Gruppenarbeit angeboten werden, wie auch die wesentlichen Punkte zum Schluß der Sitzung nochmals zusammengefaßt und den TeilnehmerInnen häufig Gelegenheit zur Rekapitulation gegeben werden, um die Aneignung und Verarbeitung von Faktenwissen zu erleichtern. Ein logischer Aufbau jeder Sitzung und des gesamten Kurses erleichtert sowohl den Männern als auch den Frauen das Verständnis z. B. des Geburtsvorgangs oder die Anwendung bestimmter Fertigkeiten während bestimmter Phasen der Geburt. Das Thema Entspannung ist leichter zu verstehen, wenn die Kursleiterin den TeilnehmerInnen zuerst ein grundlegendes Verständnis für den Unterschied zwischen einem angespannten und einem entspannten Muskel vermittelt, um dann zu Entspannungsübungen überzugehen, mit denen versucht werden soll, den Körper über den Verstand zu beeinflussen. Der Umgang mit schwierigen Situationen ist für viele Menschen leichter, wenn sie wissen, wie man strukturiert an sie herangehen kann, d. h. erst zu versuchen, das Problem zu identifizieren, sich dann klar zu machen, um wessen Problem es sich tatsächlich handelt, um sich anschließend entsprechende Bewältigungsstrategien zu überlegen.

Ein Quiz, obwohl als Wettbewerb eher eine «männliche» Lernform, wird mit großer Wahrscheinlichkeit der ganzen Gruppe Spaß machen.

Kinder!

1. Wie oft muß Ihr Kind in den ersten 24 Stunden gefüttert werden?

2. Wie oft muß ein voll gestilltes Kind gefüttert werden, wenn er oder sie zwei Wochen alt ist?

3. In welchem Alter, glauben Sie, wird Ihr Kind einen «Rhythmus» entwickelt haben?

4. Welche Farbe hat der Stuhlgang gestillter Kinder?

5. Welche Farbe hat der Stuhlgang flaschenernährter Kinder?

6. Wieviele Windeln werden Sie in den ersten drei Monaten für Ihr Kind brauchen?

7. Was können Sie vorbeugend gegen den plötzlichen Kindstod tun?

8. Wie alt sollte Ihr Kind mindestens sein, bevor sie oder er erstmals feste Nahrung bekommt?

9. Ab welchem Alter können Sie Ihrem Kind normale Kuhmilch geben?

10. Sollte Ihr Kind mit Seife gewaschen werden?

11. Wie oft sollte Ihr Kind gebadet werden?

12. Gegen welche Krankheiten können Sie Ihr Kind impfen lassen?

9.8 Bonding und Stimulation des Kindes

Studien weisen darauf hin, daß Männer oft besser in der Lage sind, für die Zeit nach der Geburt vorauszuplanen, als ihre Partnerinnen (Nolan, 1994). Die Geburtsvorbereitung spielt bei der Vorbereitung auf ein erfülltes Elternsein eine wichtige Rolle. Ein Aspekt dabei ist, den Vätern ihre Bedeutung für die Entwicklung ihrer Kinder deutlich zu machen. Studien haben gezeigt, daß Männer, die bereits in der Schwangerschaft und in den ersten Tagen nach der Geburt in der Lage sind, eine Beziehung zu ihrem Kind aufzubauen, auch später besser mit ihren Kindern interagieren können:

> *«Allgemein läßt sich sagen, daß Bonding und das Großziehen des Kindes nicht mehr ausschließlich ‹weibliche› Erfahrungen sind, sondern eine Verantwortung und auch Freude, die von beiden Elternteilen geteilt wird.* (Peterson und Walls, 1991, S. 39)»

Entspannungsübungen können für Väter hilfreich sein, um sich ihr Kind in der Gebärmutter der Frau vorzustellen. Es kann für sie interessant sein, zu erfahren, daß Studien gezeigt haben, daß ungeborene Kinder Streicheln und Berührungen durch die Bauchwand der Mutter wahrnehmen können und darauf mit vermehrten Bewegungen in Richtung der berührten Stelle reagieren (Lux Flanagan, 1996). Väter sind oft überrascht, daß es möglich ist, den Herzschlag des Kindes entweder zu hören, indem sie ihr Ohr direkt auf den Bauch der Mutter legen oder indem sie einen Pappzylinder (z. B. das Innere einer Rolle Küchenkrepp) zu Hilfe nehmen.

Bilder von Neugeborenen können eine Diskussion über deren Individualität initiieren. Dabei können Möglichkeiten der Interaktion zwischen Eltern und Kind aufgezeigt werden.

Stimulation des Kindes – Diskussionspunkte

Berührung	Kinder, die viel Hautkontakt mit ihren Eltern haben, entwickeln sich schneller als die, die diesen Kontakt nicht haben.
Hören	Kinder können die Stimmen ihrer Eltern schon sehr früh erkennen. Sie mögen rhythmische Musik, weswegen Kinder- und Schlaflieder auch eine beruhigende Wirkung auf sie haben. Sprechen Sie mit Ihrem Kind mit hoher Stimme, variieren Sie die Melodie häufig.
Sehen	In den ersten sechs Lebensmonaten bevorzugen Kinder schwarz und weiß, da diese Farben den größten Kontrast bieten. Sie betrachten auch gerne die Gesichter ihrer Eltern und die Gesichter anderer Menschen. Zeigen Sie Ihrem Kind sein oder ihr eigenes Gesicht im Spiegel und zeichnen Sie geometrische Formen in schwarz und weiß auf ein Blatt Papier, das er oder sie sich ansehen kann.

Geruch	Kinder mögen süße Gerüche, wie den von Muttermilch oder Früchten. Sie erkennen und mögen den Geruch ihrer Eltern. Es hilft Ihrem Kind sich zu entspannen, wenn Sie in ihr oder sein Bett einen Schal oder eine Strickjacke legen, die einer von Ihnen mehrere Tage getragen hat. In der Küche ist Ihr Kind ebenfalls vielen Gerüchen ausgesetzt, die es mag.
Gleichgewicht	Das Mittelohr Ihres Kindes kann bereits Positionsänderungen registrieren. Sie können den Gleichgewichtssinn und den Bewegungssinn Ihres Kindes trainieren, indem Sie ihn oder sie wiegen, schaukeln, mit ihr oder ihm tanzen oder ihn oder sie in einem Tragetuch umhertragen. Ein Spiel, das Väter oft mit ihren Kindern spielen – mit ihm oder ihr herumspringen oder ihn oder sie in die Luft werfen – ist eine instinktive Antwort auf die Entwicklungsbedürfnisse des Kindes.
	(Verändert übernommen aus Ludington-Hoe, 1985)

Wenn Väter sich bewußt werden, wie wichtig Stimulation für die gesunde Entwicklung und das normale Wachstum ihres Kindes ist, nehmen sie möglicherweise aktiver an den ersten Lebensmonaten ihres Kindes teil:

«Forscher haben betont, wie wichtig die Integration der Väter nicht nur in die Unterstützung der Mutter und in die Erziehung der älteren Kinder, sondern auch in die Betreuung und Versorgung der Säuglinge für ihre eigene Entwicklung und die ihrer Kinder ist. Die Väter selbst haben sich eine aktivere und intensivere Beteiligung am Leben ihrer Kinder gewünscht. (Notman und Nadelson, 1982, S. 132)»

Geburtsvorbereitung hat einen Einfluß, der weit über die Zeit der Geburt hinausgeht und leistet einen Beitrag zu einer gesunden Gesellschaft, indem sie den Eltern einen möglichst guten Start ermöglicht. Eine gelungene Integration der männlichen Teilnehmer wird diesen Einfluß nur unterstützen.

Zusammenfassung

1. Männer werden in Geburtsvorbereitungskursen oft marginalisiert. Sie erfahren, was sie während der Geburt tun können, um ihre Partnerin zu unterstützen, aber ihre eigenen Bedürfnisse werden häufig vernachlässigt.

2. Geburtsvorbereitung wird den Bedürfnissen der Männer möglicherweise nicht gerecht, weil sie es nicht schafft, ihnen ein *realistisches* Bild der Wehen und der Geburt aus ihrer Perspektive zu vermitteln.

3. Kleingruppenarbeit in reinen Männer- und Frauengruppen kann den werdenden Vätern Gelegenheit geben, sich über ihre spezifischen Sorgen hinsichtlich der Geburt und der ersten Zeit danach bewußt zu werden.

4. Viele Männer sind dankbar für eine strukturierte Unterrichtskonzeption mit Schwerpunkt auf ‹Fakten›.

5. Das Selbstwertgefühl der Väter kann gefördert werden, wenn sie verstehen, welche Rolle sie bei der Unterstützung der Entwicklung ihres Kindes spielen können.

Literaturverzeichnis

Bennett A; Hewson D; Booker E; Holliday S: (1985) Antenatal preparation and labor support in relation to birth outcomes. *Birth* 12: 9–16

Bertsch TD; Nagashima-Whalen L; Dykeman S; Kennell J; McGrath S: (1990) Labour support by first time fathers: direct observations with a comparison to experienced doulas. *Journal of Psychosomatic Obstetrics and Gynaecology* 11: 251–260.

Chapman L: (1992) Expectant father's roles during labor and birth. *Journal of Obstetric, Gynaecological and Neonatal Nursing* 21: 114–119.

Duncan S; Markham H: (1988) Intervention programs for the transition to parenthood: current status from a prevention perspective. *Pre- and Peri-Natal Psychology Journal* 2 (1): 25–42.

Lux Flanagan G: (1996) Beginning life. London: Dorling Kindersley.

Gottlieb BH; Pancer SM: (1988) Social networks and the transition to parenthood. In: Michaels GY; Goldberg WA: (Hrsg) *The Transition to Parenthood: Current Theory and Research*, 235–269. New York: Cambridge University Press.

Hayes ER; Smith L: (1994) Women in adult education: an analysis of perspectives in major journals. *Adult Education Quarterly* 44 (4): 201–221.

Ludington-Hoe S: (1985) *How to Have a Smarter Baby*. New York: Rawson Associates.

Nichols MR: (1993) Paternal perspectives of the childbirth experience. *Maternal-Child Nursing Journal* 21 (3): 99–107.

Nolan M: (1994) Caring for fathers in antenatal classes. *Modern Midwife* 4 (2): 25–28.

Notman M; Nadelson C: (1982) Maternal work and children. In: Notman M; Nadelson C (Hrsg): *The Woman Patient, Vol. 2: Concepts of Feminity and the Life Cycle,* 121–136. New York: Plenum Press.

Odent M: (1994) *Birth Reborn,* 2. Aufl. London: Souvenir Press.

Peterson FL; Walls D: (1991) Fatherhood preparation during childbirth education. *International Journal of Childbirth Education* November: 38–39.

Raphael D: (1973) *The Tender Gift: Breastfeeding.* New Jersey: Prentice Hall.

Seel R: (1987) *The Uncertain Father.* Bath: Gateway Books.

Sosa R; Kennell J; Klaus M; Robertson S; Urrutia J: (1980) The effect of a supportive companion on perinatal problems, length of labor, and mother-infant interaction. *New England Journal of Medicine* 303: 597–600.

10. Eltern mit besonderen Bedürfnissen

Themenübersicht

- Eltern mit niedrigem Einkommen
- Angehörige ethnischer Minderheiten
- Stationär aufgenommene Frauen
- Eltern mit Behinderungen
- Taube Eltern
- Blinde oder stark sehbehinderte Eltern
- Eltern im Rollstuhl oder mit eingeschränkter Bewegungsfähigkeit
- Eltern von Zwillingen
- Eltern mit Adoptivkindern
- Sehr junge Eltern
- Lesbische Eltern
- Eltern, die ein zweites oder weiteres Kind erwarten
- Eltern mit geistiger Behinderung

Der Bestreben, für die Eltern, die im allgemeinen an Geburtsvorbereitungskursen teilnehmen und die mit den angebotenen Inhalten zufrieden sind, den Kurs so gut wie möglich gestalten zu wollen, ist völlig legitim. Dennoch sollte nicht vergessen werden, daß damit nur ein sehr kleiner Teil der Eltern erreicht wird (Hancock, 1994; Pugh et al, 1994). Viele der in Großbritannien angebotenen Kurse sind auf weiße Mittelschichteltern zugeschnitten, die ihr erstes Kind erwarten. Eltern, die Zwillinge oder mehr Kinder erwarten, Teenager, Eltern, die ein Kind adoptieren wollen, behinderte Eltern, Eltern, die ihr zweites oder ein weiteres Kind erwarten, Eltern aus ethnischen Minderheiten und Eltern, die arbeitslos, arm oder wenig gebildet sind, nehmen deutlich seltener an Geburtsvorbereitungskursen teil (Sturrock und Johnson, 1990; Young, 1990; Redman et al, 1991; Chadwick, 1994; Meikle et al, 1995). Frauen, die einen großen Teil oder sogar die ganze Schwangerschaft im Krankenhaus verbringen müssen, haben möglicherweise keinerlei Gelegenheit zur Teilnahme an einem Geburtsvorbereitungskurs. Auch die Bedürfnisse von Frauen, die durch künstliche Befruchtung schwanger geworden sind, bleiben in Geburtsvorbereitungskursen sehr oft unberücksichtigt.

Es gib kaum Studien darüber, wie ein Geburtsvorbereitungskurs, der die speziellen Bedürfnisse der oben erwähnten Elterngruppen berücksichtigt, aussehen sollte. Die Literatur zu Kursen für Eltern mit besonderen Bedürfnissen ist sehr lückenhaft und im wesentlichen anekdotisch. Ein Erfahrungsaustausch findet unter den Kursleiterinnen kaum statt, weil die meisten mit Kursen für diese Eltern keine Erfahrung haben.

Daher ist es wichtig, bei der Lektüre dieses Kapitels immer daran zu denken, daß es sich bei den Ideen, wie den speziellen Bedürfnissen dieser Eltern gerecht werden kann, lediglich um Vorschläge handelt, die nicht durch Forschungsergebnisse bestätigt sind. Sie stammen von einigen wenigen Kursleiterinnen, die in der Arbeit mit ‹untypischen› TeilnehmerInnen von Geburtsvorbereitungskursen erfahren sind. Es besteht ein großer Forschungsbedarf auf diesem Gebiet. Bis Ergebnisse verfügbar sind, sollten Kursleiterinnen jede Gelegenheit nutzen, in Kursen für Eltern mit besonderen Bedürfnissen zu hospitieren, mit den Kursleiterinnen zu sprechen und beginnen, Ideen zusammenzutragen, wie Geburtsvorbereitung tatsächlich für alle Eltern attraktiv gestaltet werden kann.

10.1 Eltern mit niedrigem Einkommen

Armut stellt eine wesentliche Ursache neonataler Mortalität dar. Schlechte Ernährungsgewohnheiten können in engem Zusammenhang mit Nikotin- und Alkoholabusus stehen und damit die Gesundheit von Mutter und Kind gefährden. Frauen aus sozial schwachen Verhältnissen haben häufiger eine Frühgeburt, bekommen häufiger ein hypotrophes oder krankes Kind und auch die Rate der perinatalen Mortalität liegt bei ihnen höher (Chadwick, 1994).

Diese Frauen nehmen aber normalerweise nicht an Geburtsvorbereitungskursen teil. Um diese Frauen und ihre Familien zu erreichen, ist ein anderer Ansatz notwendig. Das *Florida Outreach Childbirth Education Project* kann hier möglicherweise als ein gutes Modell dienen (Jeffers, 1992).

Dieses Projekt wurde in den späten achtziger Jahren als Ergebnis einer Umfrage begonnen. Im Rahmen dieser Umfrage wurde festgestellt, daß Eltern mit niedrigem Bildungsstand und geringem Einkommen nicht an den in Florida angebotenen Geburtsvorbereitungskursen teilnahmen. Die Kursleiterinnen waren häufig Gesundheitsberaterinnen ohne entsprechende Weiterbildung und betrachteten Geburtsvorbereitung in sozial schwachen Gegenden nicht als vorrangig. Des weiteren waren nur wenig finanzielle Mittel zum quantitativen und qualitativen Ausbau von Geburtsvorbereitungskursen vorhanden.

Um dieser Situation zu begegnen, wurde eine große Zahl von Kursleiterinnen aus dem privaten Sektor eingestellt und die Ausbildung von Gesundheitsberaterinnen im Bereich Geburtsvorbereitung verbessert. Regionale KoordinatorInnen kümmerten sich um die Ausweitung des Angebots in neue Gegenden und andere Gemeinden. Die Gesundheitsberaterinnen arbeiteten mit einer Reihe von sozialen Organisationen und Wohlfahrtsorganisationen zusammen, um neue Programme zu planen, umzusetzen und zu evaluieren. Wegen der Finanzierung wurde bei Wohlfahrtsorganisationen, kommunalen Weiterbildungsprogrammen, Krankenhäusern und staatlichen Public-Health-Stellen angefragt. Die Kurse fanden hauptsächlich in Erwachsenenbildungs- und Gemeindezentren statt und wurden durch zahlreiche, gut entworfene, bunte und leicht zu lesende Plakate angekündigt.

Die Zielsetzungen wurden klar formuliert, so daß jede Kursleiterin wußte, woran sich ihre Kurskonzeption orientieren sollte.

Die Inhalte der Kurse ergaben sich aus den Wünschen der TeilnehmerInnen. Das schriftliche Unterrichtsmaterial war leicht zu lesen und die Rückmeldung der TeilnehmerInnen wurde mittels Fragebögen ermittelt, die speziell für Personen mit geringen Lese- und Schreibkenntnissen entworfen wurden.

Gemessen an der Anzahl der Eltern mit sehr niedrigem Einkommen, die in Florida jährlich an Geburtsvorbereitungskursen teilnehmen, war das Projekt sehr erfolgreich. Trotz der Unterschiede zwischen dem amerikanischen und britischen Gesundheitssystem lohnt sich eine nähere Betrachtung dieses Projektes hinsichtlich der Anteile, die sich auf Großbritannien übertragen lassen. Eltern niedriger sozialer Schichten zu erreichen, ist in England seit vielen Jahren ein Problem, dessen Lösung dringend innovativer Ideen bedarf.

Lernziele: Das Florida Outreach Childbirth Education Program

1. Ermutigung der Eltern an Erwachsenenbildungsprogrammen teilzunehmen, um so ihre Motivation zur Weiterbildung allgemein zu fördern.

2. Förderung des Verständnisses für die Themenbereiche Gesundheit, fetale Entwicklung, Vorbereitung auf Wehen und Geburt sowie Pflege, Versorgung und Betreuung von Kindern.

3. Förderung des Bewußtseins für die Konsequenzen des eigenen Verhaltens und für die eigenen Entscheidungsmöglichkeiten.

4. Schaffung einer Atmosphäre von Akzeptanz der TeilnehmerInnen in ihrer jeweiligen Situation und positive Bestärkung für Problemlösungsstrategien.

5. Unterstützung eines gesunden Lebensstils und einer positiven Einstellung zum Elternsein.

6. Schaffen von Vertrauen in die eigenen Fähigkeiten, um so die Wahrscheinlichkeit für die bestmögliche Geburtserfahrung zu vergrößern.

10.2 Angehörige ethnischer Minderheiten

Montgomery (1991) beschreibt sehr treffend den Alptraum von Frauen, die kein Englisch sprechen und/oder deren spezielle kulturelle Bedürfnisse im Zusammenhang mit der Geburt von GesundheitsberaterInnen und medizinischem Personal nicht verstanden werden:

«Stellen Sie sich vor, Sie haben gerade ein Kind bekommen. Sie sind in einem fremden Land. Das medizinische Personal spricht eine Sprache, die Sie nicht verstehen. Die geburtshilfliche Praxis ist fremd und beängstigend. Sie sind verwirrt und eingeschüchtert durch das hektische Treiben um Sie herum. Obwohl Sie nur wenig von dem verstehen, was passiert, machen Sie es mit, weil Sie gehört haben, daß es nicht ratsam ist, das medizinische Personal in Frage zu stellen. Sie könnten Schwierigkeiten bekommen. Sie könnten Ihnen sogar Ihr Kind wegnehmen.

Ja, es war eine seltsame Erfahrung, um es einmal so auszudrücken, aber Ihr Kind ist nun endlich da. Das Kind, auf das Sie gewartet haben und das Sie schon geliebt haben, als es in Ihnen heranwuchs und es ist perfekt! Doch, ... Moment! Irgendetwas stimmt hier nicht! Sie haben Ihnen gerade Ihr Kind wieder gebracht und es trägt Trauerkleidung. Wird Ihr Kind sterben? Warum sind alle so unbesorgt? Ihr Kind stirbt und niemand scheint sich darum zu kümmern! (Montgomery, 1991)»

Montgomery weist darauf hin, daß Babykleidung und -decken in westlichen Ländern oft weiß sind, eine Farbe, die in ostasiatischen Kulturen häufig die Farbe der Trauer ist. In Geburtsvorbereitungskursen mit TeilnehmerInnen aus ethnischen Minderheiten ist Sensibilität für kulturelle Besonderheiten grundlegend. Kursleiterinnen sollten sich daher mit den Ansichten und Praktiken der Kultur ihrer Zielgruppe vertraut machen. Sie sollten darauf vorbereitet sein, daß möglicherweise ihre eigenen Ansichten zu Schwangerschaft, Geburt und Elternsein in Frage gestellt werden. Ein Bewußtsein für die kulturellen Besonderheiten einer bestimmten ethnischen Gruppe ist am umfassendsten und ehesten gegeben, wenn die Kursleiterin ebenfalls dieser Gruppe angehört. Diese Kursleiterinnen werden von den TeilnehmerInnen in einer Weise als Vorbild akzeptiert, wie es bei einer Kursleiterin einer anderen ethnischen Gruppe nicht der Fall ist. Die Kurszeiten können sehr wichtig sein. Der Transport kann ebenfalls ein Problem darstellen. Ein sehr erfolgreicher Kurs für Eltern im nordwestenglischen Preston hängt von der Bereitstellung eines Busses ab, der die Frauen von zuhause abholt (Edwards, 1995). Für asiatische Frauen kann es leichter sein, die benötigte Erlaubnis zur Teilnahme an einem Geburtsvorbereitungskurs von ihrer Schwiegermutter zu erhalten, wenn diese auch eingeladen wird, daran teilzunehmen.

Es wird schnell davon ausgegangen, daß asiatische Frauen immer Teil einer großen Familie sind, in der es erfahrene Mütter gibt, die ihnen in den ersten Wochen nach der Geburt zur Seite stehen. Dies muß aber nicht unbedingt der Fall sein, und asiatische Frauen möchten, genau wie weiße Frauen, oft etwas über Säuglingspflege erfahren; darüber, wie sie ihr Kind wickeln, baden, ihn oder sie beruhigen oder hinlegen sollen. Ebensowenig kann man davon ausgehen, daß sie bereits alles über das Stillen wissen. Das Ausmaß an falschen Informationen zur Säuglingsernährung und zum Abstillen kann bei diesen Frauen genauso groß sein wie bei uns. Die Kursleiterin sollte hier genauso versuchen, Fehlinformationen zu berichtigen und auf bereits vorhandenen Erfahrungen und Wissen aufzubauen, um eine korrekte Säuglingsernährung zu fördern.

Arbeitet die Kursleiterin mit einer Sozialarbeiterin oder einer Übersetzerin zusammen, ist es essentiell, daß sie die Inhalte, die Diskussionen, die sie gerne anregen möchte und die praktischen Übungen vorab mit ihnen bespricht. Während des Kurses ist es wichtig, daß sie sich klar und deutlich ausdrückt und daß sie, während die Sozialarbeiterin übersetzt, nicht den Faden verliert. Ebenso sollte sie Geduld haben und Raum für Diskussionen zulassen, auch wenn sie nicht versteht, worüber die TeilnehmerInnen sich unterhalten. Die Sozialarbeiterin sollte in der Lage sein, der Diskussion zu folgen und die Dinge, von denen sie weiß, daß die Kursleiterin sie vertiefen möchte, herauszufiltern und an die Kursleiterin weiterzugeben.

Der Mangel an schriftlicher Information in der Sprache der TeilnehmerInnen ist ein großes Problem. Eine mögliche, wenn auch nicht optimale Lösung könnte das Aushändigen vorhandener Informationsbroschüren sein, mit der Bitte, diese von Freunden oder Verwandten übersetzen zu lassen. Es ist auch schwierig, visuelle Hilfsmittel oder Videos mit nichteuropäischen Kindern und Familien zu finden. Die Kursleiterin kann an die Hersteller herantreten und sie bitten, diesem Mangel zu begegnen und sich selbst eine Sammlung von Bildern, die jeweils für verschiedene ethnische Gruppen geeignet sind, anlegen. Eine innovative Gruppe von Hebammen aus Bradford hat sich mit einer lokalen Videoproduktion zusammengetan. Sie sind nach Urdu und Bengali gefahren, um dort Videos zu drehen, die hier in Geburtsvorbereitungskursen mit asiatischen Frauen verwendet werden können:

«Wir hoffen, daß unsere Videos den asiatischen Frauen ein positives Bild von Schwangerschaft und Geburt vermitteln und daß sie zu Diskussionen anregen. Unser Ziel ist es, dem von uns festgestellten Bedarf nach guter Geburtsvorbereitung nachzukommen und Frauen aus Pakistan und Bangladesh, die in Bradford und anderswo leben, zu ermöglichen, für sie passende Entscheidungen zu treffen und einen aktiven Part in ihrer Betreuung zu übernehmen. (Walker und Pollard, 1995, S. 23)»

Weiteren Initiativen dieser Art sind keine Grenzen gesetzt. Schließlich läßt sich noch sagen, daß es sehr wenig Forschung darüber gibt, ob Menschen anderer ethnischer Gruppen auch andere Lernstile haben. Das, was über Erwachsenenbildung geschrieben wurde, wurde von weißen ForscherInnen geschrieben, die sich mit weißen Erwachsenen beschäftigt haben. In der Psychologie findet man nur wenig über mental gesunde Frauen, geschweige denn über mental gesunde schwarze Frauen. Das Wissen über Bedürfnisse Schwarzer, insbesondere schwarzer Frauen, in der Erwachsenenbildung, ist extrem gering (A. Phoenix, Radiointerview bei Radio 4 am 2. 6. 1996).

10.3 Hospitalisierte Frauen

Während sich in den letzten 25 Jahren die medizinische Versorgung von Hochrisikoschwangeren, ebenso wie die Behandlung von sehr kranken und frühgeborenen Kindern extrem verbessert hat, sind die Bedürfnisse nach Beratung und Betreuung von Frauen, die einen Teil ihrer Schwangerschaft im Krankenhaus verbringen müssen, sehr vernachlässigt worden.

In der Klinik haben Schwangere zwar oft Gelegenheit zu einer Einzelberatung durch die Hebamme auf der Station, aber dennoch haben sie ein starkes Bedürfnis nach Kontakt zu Frauen, die sich in der gleichen Situation wie sie befinden. Auch ihre Partner haben möglicherweise das Bedürfnis, ihre Sorgen und Ängste mit anderen in der gleichen Situation zu teilen. Die Ziele in Kursen für stationär aufgenommene Schwangere sind folgende (Avery und McKenzie, 1987):

● Abbau von Ängsten,

● Förderung der Beziehung der Frauen zu ihrem ungeborenen Kind,

● Förderung des gegenseitigen Verständnisses der Partner für ihre Bedürfnisse.

Inhaltlich werden sich diese Kurse nicht sehr von denen für Frauen mit normalen Schwangerschaften unterscheiden, allerdings verdienen einige Themen besondere Beachtung.

10.3.1 Entspannungstechniken

Entspannungstechniken sind besonders wichtig, weil sie den Frauen ermöglichen können, mit ihren Ängsten umzugehen und ihre Kräfte auf ihr Wohlergehen und das ihres Kindes zu konzentrieren und zwar sowohl während der Geburt als auch während der langen Wochen der Schwangerschaft.

10.3.2 Anzeichen vorzeitiger Wehen

Frauen, die in der Schwangerschaft Probleme haben, sollten die Anzeichen vorzeitiger Wehen kennen und wissen, wie sie reagieren sollten, wenn sie diese Anzeichen während einer Beurlaubung am Wochenende oder nach ihrer Entlassung aus dem Krankenhaus bemerken.

10.3.3 Kaiserschnitt

Risikoschwangere bekommen mit größerer Wahrscheinlichkeit einen Kaiserschnitt. Daher sollte dieses Thema im Rahmen der Geburtsvorbereitung ausführlich behandelt werden, wobei der Schwerpunkt auf der Unterstützung, die die Frau nach der Entlassung aus dem Krankenhaus benötigen wird, liegen sollte.

10.3.4 Spezielle Betreuung des Kindes

Hochrisikoschwangere sollten sich gemeinsam mit ihrem Partner darüber klar werden, welche Unterstützung sie brauchen werden, wenn ihr Kind nach der Geburt medizinische Betreuung braucht.

10.3.5 Bonding

Frauen mit normalen Schwangerschaften bauen oft schon in der Schwangerschaft eine enge Beziehung zu ihrem Kind auf, sprechen mit ihm und treffen viele Vorbereitungen. Frauen mit Hochrisikoschwangerschaften treffen häufig noch keine Vorbereitungen, überlegen sich noch keine Namen und vermeiden es, ihren Bauch zu betrachten oder zu berühren. Sie distanzieren sich möglicherweise emotional von ihrem ungeborenen Kind aus Angst vor einem Verlust. Diese Frauen brauchen Zeit, um frei über ihre Gefühle für ihr Kind sprechen zu können, und sie sollten erfahren, daß es normal und nicht beschämend ist, ihrem Kind gegenüber ambivalente oder gar feindselige Gefühle zu hegen. Die Kursleiterin kann diesen Frauen zeigen, wie sie ihr Kind berühren können, indem sie über ihren Bauch streichen. Sie kann die Frauen ermutigen, darauf zu achten, wie ihr Kind im Bauch liegt und welchen Schlaf-Wach-Rhythmus er oder sie hat. Sollte das Kind sterben, kommt es dem Trauerprozeß der Mutter zugute, wenn sie ihrem Kind vorher eine eigene Identität zugestanden hat (Mander, 1994).

10.3.6 Säuglingsernährung

Das Bonding zwischen der Mutter und ihrem kleinen, kranken, frühgeborenen Kind kann sehr unterstützt werden, wenn die Mutter in der Lage ist, ihre eigene Muttermilch zur Verfügung zu stellen. In den Kursen für hospitalisierte Frauen sollte daher über das Abpumpen von Muttermilch gesprochen werden, über Magensondenernährung, Becherfütterung und über das Stillen von Frühgeborenen.

10.4 Eltern mit körperlichen Behinderungen

Nicht behinderte Menschen fühlen sich in der Gegenwart von Menschen mit körperlichen Behinderungen häufig unwohl. Sie haben Angst, ihnen zu nahe zu treten, sind sich unsicher, wieviel Hilfe sie anbieten sollen und in welchem Ausmaß diese Menschen ‹anders› behandelt werden wollen. Kursleiterinnen sollten sich mit ihren eigenen Vorurteilen zum Thema Behinderung auseinandergesetzt haben, bevor sie versuchen, einen Geburtsvorbereitungskurs für Eltern mit körperlichen Behinderungen anzubieten. Typische Klischees zu körperbehinderten Menschen können folgendermaßen aussehen:

- Körperbehinderte Menschen sind weniger intelligent als nicht behinderte Menschen
- Körperbehinderte Menschen sind von anderen abhängig
- Ein körperbehinderter Mensch ist ein kranker Mensch
- Alle körperbehinderten Frauen müssen ihr Kind per Kaiserschnitt gebären
- Das Kind einer körperbehinderten Frau ist ein Risikokind
- Körperbehinderte Menschen können keine richtigen Eltern sein
  (nach Campion, 1990)

Zutreffender ist wahrscheinlich, daß körperbehinderte Menschen, die sich für ein Kind entscheiden, diese Entscheidung viel bewußter getroffen haben, als die

Mehrheit nichtbehinderter werdender Eltern. Sie können es sich nicht leisten, vor den auf sie zukommenden Schwierigkeiten die Augen zu verschließen, sei es hinsichtlich der Betreuung des Kindes oder auch im Hinblick auf die Auseinandersetzung mit Anfeindungen und die Unterstützung ihres Kindes im Umgang mit diesen Anfeindungen.

Sobald die Kursleiterin weiß, daß eine körperbehinderte Frau an ihrem Kurs teilnimmt, sollte sie versuchen, vor Kursbeginn mit ihr Kontakt aufzunehmen, um abzusprechen, welche speziellen Einrichtungen sie benötigt, und um zu erfahren, an welchen Themen sie besonders interessiert ist. Körperbehinderte Menschen wollen genauso wie nichtkörperbehinderte Menschen vor allem unabhängig sein. Die Kursleiterin sollte diese Eltern daher fragen, welche Hilfe sie brauchen, an welchen praktischen Übungen sie teilnehmen können und was für sie nicht möglich ist.

Die meisten körperbehinderten Eltern ziehen einen Kurs gemeinsam mit nichtkörperbehinderten Eltern der Einzelgeburtsvorbereitung vor. Die Kursleiterin sollte versuchen, einerseits den Kurs so zu gestalten, daß er auch den körperbehinderten Eltern gerecht wird, aber sie andererseits nicht fortwährend als «besonderen Fall» zu behandeln.

Elaine Carty und Tali Conine haben im Mai 1993 in einem Schreiben an die *International Confederation of Midwives* die Ziele eines Geburtsvorbereitungskurses für körperbehinderte Menschen zusammengefaßt:

> *«Es wird davon ausgegangen, daß ein erfolgreiches Kursprogramm dazu führen kann, daß:*
>
> - *die Frauen gut informiert sind und die Kontrolle über eine wichtige Lebensentscheidung haben*
> - *die Frauen durch Inanspruchnahme von Hilfsmitteln, Verhaltensanpassung und Assistenz ihre Fähigkeiten maximiert haben, um ihre Kinder sicher und unabhängig betreuen zu können*
> - *das Selbstvertrauen der Frauen in ihre Fähigkeiten, Dinge tun zu können, die ‹normale› Frauen tun, gestärkt ist*
> - *schließlich die Frauen seltener medizinische und soziale Dienste zur Betreuung ihrer Kinder in Anspruch nehmen. (Carty und Conine, 1993)»*

Folgende Dinge wurden von körperbehinderten Eltern als hilfreich empfunden:

- Eine Führung durch das Krankenhaus, in dem das Kind zur Welt kommen soll, um mit der Umgebung vertraut zu werden und mit dem Betreuungspersonal über ihre Bedürfnisse sprechen zu können. Möglicherweise fällt es der Kursleiterin zu, einen solchen Termin mit dem Krankenhaus zu vereinbaren.

- Kontakt zu anderen Eltern mit der gleichen Behinderung

- Kennenlernen von OrganisatorInnen örtlicher Mutter-Kind-Gruppen – die Isolation nach der Geburt stellt für behinderte Eltern ein großes Problem dar

- Kontakt zu Organisationen, die mit Körperbehinderung und Elternsein Erfahrung haben. Forschungsarbeiten zeigen, daß körperbehinderte Frauen bei Fragen zur Betreuung des Kindes und zur Ausstattung mehr auf Laienmeinungen, als auf die von Gesundheitsexperten vertrauen.

- Individuelle Unterstützung vor und nach der Geburt beim Stillen. Für Kinder von Frauen, die sehr schlecht sehen oder motorische Probleme mit ihren Hände haben, kann Flaschenernährung problematisch sein

- Bilder von körperbehinderten Eltern mit ihren Kindern
  (McEwan Carty et al, 1990)

10.5 Taube Eltern

Wenn taube Eltern an einem Geburtsvorbereitungskurs für hörende Eltern teilnehmen, ist es wahrscheinlich, daß sie von einem/einer ÜbersetzerIn begleitet werden. Die Kursleiterin sollte immer daran denken, die Eltern direkt anzusprechen und nicht den/die ÜbersetzerIn ansehen. Wenn die Eltern nicht von einem/einer ÜbersetzerIn begleitet werden, sollte sich die Kursleiterin erkundigen, ob sie von den Lippen lesen können oder ob sie schriftlich kommunizieren wollen. Wenn die Eltern von den Lippen lesen können, ist es wichtig, daß die Kursleiterin sich ihnen beim Sprechen immer zuwendet, damit sie ihr Gesicht gut sehen können. Selbst jemand, der gut von den Lippen lesen kann, kann nur etwa 25 % von dem verstehen, was gesagt wird, und so sollte die Kursleiterin sich immer wieder versichern, daß die Eltern verstanden haben, was sie gesagt hat. Menschen, die von Geburt oder früher Kindheit an taub sind, haben möglicherweise eingeschränkte Lesefähigkeiten, was aber nichts mit ihrer Intelligenz zu tun haben muß. Die Handouts sollten dennoch klar und einfach formuliert sein. Beim Einsatz visueller Hilfsmittel sollte die Kursleiterin daran denken, daß taube Menschen nicht gleichzeitig ein Bild betrachten und von den Lippen ablesen oder einem/einer ÜbersetzerIn bei der Gebärdensprache zusehen können. Sie brauchen Zeit, um sich erst das Bild oder Anschauungsmaterial anzusehen und dann wieder die Kursleiterin oder den/die ÜbersetzerIn.

10.6 Blinde oder stark sehbehinderte Eltern

Blinde Menschen erfahren die Welt über ihr Gehör oder ihren Tastsinn. Die Kursleiterin sollte daher versuchen, ihre Informationen mit maximaler Klarheit zu präsentieren und die Unterrichtsmaterialien so aussuchen oder beschreiben, daß sie für die blinde Frau oder das blinde Paar tatsächlich von Nutzen sind. Eltern mit eingeschränktem Sehvermögen sind möglicherweise in der Lage, Poster oder Geschriebenes auf einem Flipchart zu lesen, wenn die Schrift groß genug ist und die Farben von Schrift und Untergrund einen maximalen Kontrast bilden (schwarz auf weiß). Der Geburtsmechanismus kann für eine blinde Frau durch Abtasten eines Modellbeckens deutlich werden und die Kursleiterin kann dabei ihre Hand durch die Beckenhöhle führen und ihr die wichtigen Punkte am Becken erklären. Mehr noch als sehende Eltern werden blinde Eltern das Wickeln, Anziehen und Baden eines Kindes an einer Puppe üben wollen, um Vertrauen in diese Fähigkeiten zu entwickeln.

10.7 Eltern im Rollstuhl oder mit Bewegungseinschränkungen

Geburtsvorbereitungskurse sollten an Orten stattfinden, die für alle Eltern gut zugänglich sind. Für RollstuhlfahrerInnen bedeutet das, daß der Raum zu ebener Erde liegt oder bequem mit einem Aufzug zu erreichen ist. Die Türen sollten breit genug und es sollten Behindertentoiletten vorhanden sein. Für eine Frau mit Arthritis oder einer anderen Behinderung, aufgrund derer sie nur schlecht laufen kann, können Treppenhäuser und schlecht beleuchtete Korridore ein Grund sein, von einer Teilnahme abzusehen. Die Sitzgelegenheiten sollten die richtige Höhe haben und ausreichend stabil sein, so daß Frauen mit Bewegungseinschränkungen sich gut hinsetzen und wieder aufstehen können.

Viele RollstuhlfahrerInnen betrachten ihre Rollstühle als einen zusätzlichen Teil ihres Körpers, daher sollte sich die Kursleiterin nicht auf einen Rollstuhl stützen oder ihn bewegen, ohne vorher um Erlaubnis zu bitten.

10.8 Zwillingseltern

Zwillingseltern werden sich in Geburtsvorbereitungskursen häufig finden. Die Sprache und die Bilder, die die Kursleiterin von Geburt und Elternsein vermittelt, sollte auch diese Eltern mit einschließen. Sollen sich die Eltern beispielsweise in einer Entspannungsübung das Leben mit dem Kind nach der Geburt vorstellen, sollte die Kursleiterin mit Bildern arbeiten, die sowohl Einlings-, als auch Zwillingseltern ansprechen.

Zwillingseltern bekommen aufgrund ihrer besonderen Situation zwar oft mehr Aufmerksamkeit, die sie möglicherweise auch genießen, es ist für sie aber oft schwierig, die für sie wichtige Information und Unterstützung zu bekommen. Ein realistisches Bild von der Geburt und dem Alltag mit Zwillingen ist für diese Eltern aber genauso wichtig wie für Einlingseltern. Die Zwillingsschwangerschaft ist ebenso ein physiologisches Ereignis wie die Einlingsschwangerschaft, dennoch ist bekannt, daß mit ihr ein höheres Risiko für Schwangerschaftskomplikationen, Interventionen während der Geburt (Einleitung, Periduralanästhesie, Kaiserschnitt), Niedergeschlagenheit und Krankheit nach der Geburt verbunden ist (Thorpe et al, 1991). In Geburtsvorbereitungskursen, an denen Zwillingseltern teilnehmen, sollten daher folgende Themen besonders ausführlich besprochen werden:

- Präeklampsie – Warnsignale

- Interventionen während der Geburt

- Früh- und Neugeborenenintensivstation

- Körperliche Regeneration nach der Geburt

- Psychische Gesundheit nach der Geburt

Die aktive Teilnahme an der Entscheidungsfindung während der Geburt und damit das Gefühl der Kontrolle über die eigene Geburt ist für viele Frauen sehr wichtig. Eine Zwillingsmutter macht sich über diesen Aspekt möglicherweise mehr Gedanken, als eine Frau, die ein Kind erwartet. Es kann sinnvoll sein, mit den Zwillingseltern ein individuelles Gespräch über den Geburtsverlauf bei Zwillingen zu führen. Wenn die Eltern schon vorab wissen, daß bei der Geburt mehr Personal anwesend sein wird und daß die Kinder möglicherweise zur Beobachtung auf die Säuglings- oder Intensivstation verlegt werden, können sie sich darauf einstellen und werden mit der Situation besser umgehen können.

Der Risiko des intrauterinen Fruchttods eines Zwillings gegen Ende der Schwangerschaft ist größer als bei Einlingen. Die meisten Zwillingseltern sind sich dessen sehr wohl bewußt, und die normalen Ängste, die eine Einlingsschwangerschaft überschatten können – «Wird unser Kind gesund sein? Wird unser Kind vor der Geburt sterben? Wie können wir unser Kind vor dem plötzlichen Kindstod schützen?» – werden bei Zwillingseltern ausgeprägter sein. Dies macht Verlust und Trauer zu einem gleichzeitig besonders wichtigen und besonders schwierigen Thema, das es anzusprechen gilt. Möglichkeiten der Unterstützung für Eltern, die einen Zwilling verloren haben, sind rar, da häufig angenommen wird, daß das lebende Kind den Tod des anderen «wett» macht. Der Verlust eines Zwillings ist aber nicht weniger ein Verlust, nur weil er oder sie ein Zwilling war. Wenn beide Kinder sterben, wird den Eltern vielleicht suggeriert, daß der Verlust nicht so schlimm ist, da mit der Schwangerschaft möglicherweise etwas nicht in Ordnung war. Die Kursleiterin sollte in der Lage sein, über das Sterben von Kindern und den notwendigen Trauerprozeß zu sprechen. Wenn diese Themen im Rahmen eines Geburtsvorbereitungskurses angesprochen werden, fällt es den Eltern möglicherweise leichter, sich an die Kursleiterin um Unterstützung zu wenden, wenn ihr Kind, sei es Einling oder Zwilling, tatsächlich sterben sollte.

Die Vorbereitung von Zwillingseltern auf das Leben mit den Zwillingen nach der Geburt ist ein wichtiges Anliegen der Geburtsvorbereitung. Dafür sollten in einem Kurs viele unterschiedliche Aktivitäten angeboten werden. Zwillingseltern werden weniger Zeit für das einzelne Kind haben als Eltern, die sich nur um ein Kind kümmern müssen. Sie sollten dies auch in ihren Überlegungen zur Entscheidung für die Ernährungsweise ihrer Kinder berücksichtigen. Stillen ermöglicht es der Mutter, beide Kinder gleichzeitig zu füttern und ermöglicht Nähe und Körperkontakt bei jeder Mahlzeit. Es gibt allerdings auch Nachteile: Die Mutter hat möglicherweise das Gefühl, daß ihr Leben nur noch aus dem Stillen ihrer Kinder besteht, daß sie sich ausgelaugt fühlt und daß die Gelegenheiten aus dem Haus zu kommen und sich mit anderen zu treffen, extrem selten werden, da es sich sehr schwierig gestalten kann, in der Öffentlichkeit zwei Kinder zu stillen. Die Kursleiterin könnte versuchen, ein Treffen zwischen werdenden Zwillingseltern und Eltern, deren Zwillinge bereits einige Monate alt sind, zu arrangieren. Diese können dann berichten, wie sie mit dem Füttern und den vielen kleinen Dingen des täglichen Lebens, die bei der Versorgung von zwei Kindern eine Rolle spielen, zurechtgekommen sind. Ein solches Treffen bietet dem werdenden Vater die seltene Gelegenheit mit einem anderen Mann über dessen Rolle seit der Geburt seiner Kinder zu sprechen. Er kann sich vorab Gedanken machen, wie er Familie und Beruf in einer Situation vereinbaren kann, in der seine Partnerin mit großer Wahrscheinlichkeit stark auf seine Unterstützung angewiesen sein wird. Hay et al (1990) haben herausgefunden, daß das Ausmaß an praktischer und emotionaler Unterstützung durch den Partner während des ersten Jahres nach der Geburt der Zwillinge einen signifikanten Einfluß auf die psychische Gesundheit der Mutter hat.

Eltern, die nur ein Kind erwarten, befinden sich in einer anderen Situation und können die Situation von Zwillingseltern mit mehr Abstand beurteilen. Das kann für die Zwillingseltern sehr hilfreich sein und macht einen gemeinsamen Geburtsvorbereitungskurs sinnvoll. Themen wie das Anerkennen der Individualität der einzelnen Zwillingskinder, die Namenswahl, ob Zwillinge gleich angezogen werden sollten und wie man sicherstellen kann, daß jedes Kind die gleiche Aufmerksamkeit bekommt, sind für alle werdenden Eltern spannend. Kleingruppenarbeit gibt Zwillingseltern den Raum und die Zeit, die in der Großgruppe besprochenen Inhalte auf ihre besondere Situation zu übertragen.

Eine Frau, die Zwillinge erwartet, wird sicher schon vor ihrer Teilnahme an dem Geburtsvorbereitungskurs sehr oft mit Bemerkungen im Sinne von «Besser-Du-als-ich» konfrontiert gewesen sein. Wenn Eltern nur oft genug erzählt wird, daß die Versorgung von Zwillingen ein Alptraum ist, werden sie es irgendwann glauben. Es ist daher wichtig, das richtige Maß zu finden zwischen der Vermittlung eines realistischen Bildes des anstrengenden Alltags, der auf die Zwillingseltern zukommen wird, und den besonderen Freuden, die das gemeinsame Aufwachsen von Zwillingen mit sich bringen kann. Es sollte deutlich werden, daß die Beziehung zwischen Eltern und Zwillingen anders ist als die zwischen Eltern und einem Kind:

> *«Andere Eltern haben vielleicht Zeit, mit ihren Kindern ein Buch anzuschauen oder mit ihnen spazieren zu gehen, aber ich hatte kaum Zeit, ihnen ein Lächeln zu schenken. Ich war froh, wenn eines ruhig war, da dies bedeutete, daß ich das andere in Ruhe wickeln konnte. Die meiste Zeit in diesen ersten Monaten hatte ich allerdings das Gefühl, daß ich einem ständigen Quengeln ausgesetzt war – was immer ich dem einen gab bedeutete, daß ich es dem anderen nicht gab. (McGrail, 1996, S. 4)»*

Zwillingseltern sollten in einem Geburtsvorbereitungskurs die Möglichkeit haben, Strategien zum Umgang mit ihrer Situation zu entwickeln und Quellen der Unterstützung für sich zu finden, die ihnen helfen, soviel Freude und Zufriedenheit wie möglich aus den ersten Monaten und Jahren des Elternseins zu schöpfen. Sie sollten von Selbsthilfegruppen für Mehrlingseltern erfahren und wie sie mit ihnen ggf. in Kontakt treten können.

10.9 Eltern mit Adoptivkindern

Adoption kann ein Ausweg aus der Kinderlosigkeit sein, stellt aber keine Lösung des Problems der Infertilität dar. Adoption bedeutet, anzuerkennen, daß die leiblichen Eltern des Kindes andere sind. Die Adoption eines Kindes stellt mit großer Wahrscheinlichkeit das Ende eines langen Kampfes der Frau oder des Paares um die Anerkennung als Adoptiveltern dar. Wenn die monate- oder vielleicht jahrelange Anspannung des Wartens auf ein Kind schließlich vorbei ist, kann das bei den Eltern ein starkes Gefühl der Leere hervorrufen. Für diese Eltern, deren «Schwangerschaft» nicht von neunmonatiger sondern von unbekannter Dauer war, kann der plötzliche Übergang zum Elternsein und die Versorgung eines Kindes einen großen Schock bedeuten.

Es gibt nach wie vor ein nicht unerhebliches Maß an Feindseligkeit oder sogar Ablehnung gegenüber Adoption. Adoptiveltern sehen sich möglicherweise Fragen gegenüber wie: ‹Seid ihr sicher, daß ihr das Kind von anderen lieben könnt?›

‹Woher wollt ihr wissen, was das Kind von seinen richtigen Eltern alles mitbekommen hat?› ‹Natürlich seid ihr nicht seine richtigen Eltern.› Die Minderwertigkeitsgefühle, die ein Paar wegen seiner Unfruchtbarkeit erlebt hat, können durch Zweifel anderer an ihrer Fähigkeit, Eltern zu sein und ihr Adoptivkind zu lieben, wieder aufleben oder verstärkt werden.

Eine wesentliche Aufgabe der Kursleiterin ist daher die Stärkung des Selbstvertrauens von Adoptiveltern. Sie brauchen möglicherweise sehr viel Unterstützung und Bestätigung, daß sie wie alle anderen Eltern in der Lage sind, ihr Kind zu lieben und die Fertigkeiten zu dessen Versorgung zu erlernen. Diese Unterstützung und Bestätigung sollte von entsprechenden praktischen Übungen begleitet werden – wie ein Kind gewickelt, gebadet, gefüttert und getröstet wird, wie die Eltern Krankheiten erkennen können und wie sie mit ihm oder ihr spielen können. Ebenso ist ein Gespräch über die notwendige Babyausstattung sinnvoll.

Die Kursleiterin sollte versuchen, dafür zu sorgen, daß jede ungewollte ungeschickte Bemerkung anderer TeilnehmerInnen durch ihren eigenen positiven Umgang mit der Situation von Adoptiveltern ausgeglichen wird. Normalerweise sind die TeilnehmerInnen eines Geburtsvorbereitungskurses allerdings extrem sensibel für die Bedürfnisse der anderen TeilnehmerInnen, und Adoptiveltern profitieren sehr von der Teilnahme an einem «normalen» Geburtsvorbereitungskurs. Wenn die Adoptiveltern nur nachgeburtliche Themen behandeln wollen, kann es sinnvoll sein, die Themen Wehen und Geburt mit den anderen Eltern in Abwesenheit der Adoptiveltern behandeln.

Auch mit Adoptiveltern sollte über Niedergeschlagenheit und Depression nach der Geburt gesprochen werden. Sie sind dafür mindestens genauso empfänglich wie «normale» Eltern, was häufig beschrieben wird als

> *«die Tendenz von Adoptiveltern, das Gefühl zu haben, perfekte Eltern sein zu müssen. Diese Tendenz hat verschiedene Ursachen. Der offensichtliche Grund ist der besondere Druck, gut für ein Kind zu sorgen, das von anderen auf die Welt gebracht wurde … Sie müssen, im Gegensatz zu biologischen Eltern, beweisen, daß sie gute Eltern sein werden. (Hartmann und Laird, 1990, S. 235)»*

Es ist wahrscheinlich, daß durch die Adoptionsstelle bereits Kontakt zu Gruppen zur Unterstützung von Adoptiveltern hergestellt worden ist, aber es kann für die Eltern ebenso hilfreich sein, wenn die Kursleiterin sie an eine Eltern-Kind-Gruppe oder an andere Selbsthilfegruppen verweist, wo sie sich über ihre Freuden, Sorgen und Schwierigkeiten im Alltag mit ihrem Kind mit leiblichen Eltern austauschen können.

Es läßt sich argumentieren, daß selbst die sehr frühe Trennung von der biologischen Mutter für das Kind sehr schlimm ist (Newton Verrier, 1994). Eine Adoption trennt das Kind von der Stimme, dem Geruch und der Berührung durch die Person, an die es in den neun Monaten der Schwangerschaft gewöhnt war. Sein oder ihr Bedürfnis nach Sicherheit ist ebenso groß wie das der Adoptiveltern. In dem Geburtsvorbereitungskurs kann darüber gesprochen werden, wie Kindern ein Gefühl der Sicherheit vermittelt werden kann, wie z. B. durch Hautkontakt, durch Tragen in einem Tragetuch oder durch Schlafen im Bett der Eltern, sofern sie beide Nichtraucher sind. Adoptiveltern sind häufig noch besorgter hinsichtlich der Entwicklung ihres Kindes als andere Eltern und sind daher möglicherweise sehr interessiert, etwas über die einzelnen Entwicklungsstufen zu erfahren und daß es große Unterschiede hinsichtlich des Alters gibt, in dem Kinder diese Stufen erreichen.

Eine Adoptivmutter hat möglicherweise das Gefühl, daß sie über das Stillen eine engere Bindung zu ihrem Kind herstellen kann. Es ist für eine Frau möglich, ein Kind zu stillen ohne jemals selbst schwanger gewesen zu sein, aber sie muß wissen, welcher Hingabe und welches Zeitaufwandes es bedarf, um die Laktation zu initiieren und aufrechtzuerhalten. Außerdem sollte sie wissen, daß es vielleicht nicht möglich sein wird, ihr Kind voll zu stillen. Die Kursleiterin sollte auf diese Thematik vorbereitet sein und sollte die Frau möglicherweise an eine Hebamme oder eine Stillberaterin der La Leche League verweisen, die über die entsprechende Erfahrung verfügt und sie im Idealfall mit einer Frau in Kontakt bringt, die es in einer gleichen Situation geschafft hat, ihr Kind erfolgreich zu stillen.

Auch wenn Adoptiveltern lange und frustrierende Jahre sehnsüchtig auf ein Kind gewartet haben, stellen sie häufig fest, genau wie andere Eltern, daß es Zeit braucht, um Liebe für ihr Kind zu empfinden. In Geburtsvorbereitungskursen kann über verschiedene Formen des Bonding gesprochen werden und wie man sich plötzlich in ein Kind verlieben kann – genauso wie manche Paare sich Hals über Kopf ineinander verlieben – oder auch nach und nach über Monate oder sogar Jahre. Adoptiveltern brauchen die Bestätigung, daß, egal welche Gefühle sie dem Kind gegenüber hegen oder bekommen haben, diese genauso in Ordnung sind, wie die jedes anderen. Wenn Adoptiveltern die «Erlaubnis» bekommen, alle Freuden und Unsicherheiten des Elternseins erleben zu dürfen, können sie leichter vertrauensvoll in die ganz besondere Rolle hineinwachsen, die sie sich ausgesucht haben: einem Kind die Möglichkeit zu geben, in einer liebevollen Familie aufzuwachsen, die es sonst vielleicht nicht gehabt hätte.

10.10 Sehr junge Eltern

Wie alle Minderheiten sind Teenagermütter oft Opfer von Klischees. Im Gegensatz zur allgemeinen Meinung sind diese Mütter nicht alle:

- unverheiratet

- ohne Unterstützung

- drogen-, medikamenten- oder alkoholabhängig

- emotional labil

- an einer Periduralanästhesie während der Geburt interessiert

- entschlossen, ihr Kind nicht zu stillen

- unfähig, Frauen und Mütter zu sein

Was jedoch dem Klischee entspricht, ist die Art und Weise, in der junge Mütter von anderen Erwachsenen behandelt werden. Jungen Schwangeren kann es passieren, daß ihnen keine Erklärungen zu ihrer Betreuung oder Behandlung gegeben werden. Es kann sein, daß ihnen das Gefühl gegeben wird, dumm zu sein oder sich für sich selbst schämen zu müssen und sie eine distanzierte oder sogar feindselige Behandlung erfahren.

Man kann sicher nicht davon ausgehen, daß alle jungen Mütter ungewollt schwanger geworden sind. Einige werden sich ganz bewußt für die Schwangerschaft entschieden haben und nicht alle betrachten eine Schwangerschaft im Teenageralter als etwas Unerwünschtes. Junge Mütter, die einen schwierigen familiären Hintergrund haben, können die Schwangerschaft als eine Möglichkeit sehen, selbst eine Familie zu gründen, in der sie den Halt und die Liebe finden und geben können, die sie bisher selbst nicht erfahren haben. In anderen Familien ist es einfach üblich, bereits früh Kinder zu bekommen. Junge Mütter werden von der Gesellschaft benachteiligt, indem ihnen die finanzielle und emotionale Unterstützung vorenthalten wird, die anderen Frauen, die in einem gesellschaftlich anerkannten Alter schwanger werden, geboten wird.

Das Ziel der Geburtsvorbereitung für junge Mütter sollte es sein, deren Selbstbewußtsein und Vertrauen in ihre eigenen Fähigkeiten zu stärken, um auf diesem Wege auch das Wohlergehen der Kinder zu sichern. Die Vorsitzende eines *Young Women's Christian Association ‹Pregnant Teen/Teen Mothers› programme* beschreibt die Haltung all derer, die sich um sehr junge Mütter kümmern wie folgt:

> *«Wir glauben, daß diese jungen Menschen bessere Eltern sein können, wenn sie mit sich selbst zufrieden sind. (Zitiert aus: Hudson und Ineichen, 1994, S.198)»*

Ein Geburtsvorbereitungskurs, in dem junge Schwangere unter sich sind, ist mit großer Wahrscheinlichkeit effektiver, da sie sich unter Gleichaltrigen sicherer fühlen. Das Konzept für einen solchen Kurs sollte möglicherweise Themen wie die Planung von Mahlzeiten unter ernährungsphysiologischen und finanziellen Gesichtspunkten und gesunde Lebensführung beinhalten, genauso wie das Setzen von Prioritäten beim Kauf der Babyausstattung und Kontaktaufnahme zu Organisationen und Institutionen, von denen die jungen Frauen Unterstützung erhalten können. Junge Schwangere benötigen möglicherweise Informationen und Hilfe bei der Suche nach einer Ausbildungsmöglichkeit, dem Einstieg in den Arbeitsmarkt oder dem Abschluß ihrer Schulausbildung nach der Geburt ihres Kindes.

Junge Schwangere brauchen weder Bevormundung noch «Ersatzeltern». Es spricht aber nichts dagegen, daß die Kursleiterin versucht, das Selbstvertrauen der jungen Schwangeren durch sensibles und fürsorgliches Eingehen auf ihre Bedürfnisse zu stärken, um ihnen so zu ermöglichen, ihre Rolle als Eltern zuversichtlich anzugehen. Einigen innovativen Programmen ist es gelungen, Unterstützung von lokaler Seite und von Stiftungen zu bekommen, um sehr junge Schwangere für die gesamte Zeit ihrer Schwangerschaft begleiten zu können (Nolan, 1996). Eine nachgeburtliche Betreuung für diese Frauen ist praktisch nicht vorhanden und stellt damit ein Gebiet dar, auf dem dringender Handlungsbedarf besteht.

10.11 Alleinstehende Mütter

Das Klischee für alleinstehende Mütter besagt, daß sie immer jung und arm sind, obwohl weder das eine noch das andere zutreffen muß. Es gibt viele Gründe für eine Frau, ohne Partner schwanger zu sein. Möglicherweise ist ihre kurz- oder langdauernde Beziehung aufgrund oder während der Schwangerschaft zerbrochen. Vielleicht hat sie sich ganz bewußt dafür entschieden, ihr Kind alleine großzuziehen und ist entweder durch In-Vitro-Fertilisation schwanger geworden oder bewußt von einem Mann, mit dem sie keine feste Bindung eingehen wollte. Der Vater des Kindes kann verstorben sein, oder sie ist unbeabsichtigt schwanger geworden und hat sich entschieden, das Kind zu behalten.

Alleinstehende Schwangere können sich in einem Paarkurs durchaus wohlfühlen. Sie können auf die Beiträge der Männer Wert legen und die Atmosphäre eines Paarkurses bevorzugen. Es kann aber genausogut sein, daß sie lieber an einem reinen Frauenkurs teilnehmen wollen. Wie die Frau sich auch entscheidet, die Kursleiterin sollte bei ihrer Wortwahl immer darauf achten, daß nicht jede Schwangere einen Partner hat oder während der Geburt von dem Vater ihres Kindes begleitet und unterstützt wird. Möglicherweise ist sich die Schwangere nicht bewußt, daß sie während der Geburt von ihrer Schwester, ihrer Mutter, einer Freundin oder einem Freund, der nicht der Vater ihres Kindes ist, begleitet werden kann. Die Kursleiterin sollte sich darüber Gedanken machen, wie sie reagieren will, wenn sie von einer alleinstehenden Frau darum gebeten wird, sie bei der Geburt zu begleiten – eine nicht ungewöhnliche Situation. Kann sie für die Frau wirklich rund um die Uhr auf Abruf zur Verfügung stehen? Wenn nicht, sollte sie die Bitte der Frau besser sofort ablehnen, um nicht das Risiko einzugehen, sie in der sensiblen Situation des Geburtsbeginns zurückweisen zu müssen.

Bei praktischen Übungen für die Geburt kann sich die Kursleiterin der Frau als Partnerin zur Verfügung stellen, die Frau sollte aber auch lernen, was sie tun kann, wenn sie auf sich selbst angewiesen ist.

Eine alleinstehende Frau braucht Zeit und Gelegenheit, sich zu überlegen, wer sie nach der Geburt ihres Kindes wie unterstützen kann. Wenn sie an einem Kurs teilnimmt, in dem es gelingt, Kontakte zu knüpfen, die den Kurs überdauern, wird sie wahrscheinlich Unterstützung in den TeilnehmerInnen des Kurses finden. In Gesprächen über die Zeit nach der Geburt sollten die besonderen Bedürfnisse von Frauen, die keinen Partner haben, mit dem sie die Freuden, Aufregungen und Ängste der ersten Monate nach der Geburt teilen können, zur Sprache kommen.

10.12 Lesbische Eltern

Da immer mehr gleichgeschlechtliche Paare Familien zu gründen versuchen, ist es wahrscheinlich, daß auch zunehmend lesbische Paare an Geburtsvorbereitungskursen teilnehmen. Ob diese Paare an Frauen- oder an Paarkursen teilnehmen und wieviel sie den TeilnehmerInnen über ihre Beziehung erzählen, ist allein ihre Entscheidung. Einige werden die nichtschwangere Partnerin als Begleiterin vorstellen, andere werden offen über ihre sexuelle Beziehung zueinander sprechen. Einige Eltern können unangenehm berührt sein und die offene und positive Einstellung der Kursleiterin ist die Voraussetzung für eine Integration dieser Paare in den Kurs. Fühlt die Kursleiterin sich hinsichtlich der Teilnahme eines lesbischen Paares unsicher, kann es hilfreich sein, sich zu vergegenwärtigen, daß es sich bei diesen Frauen zuallererst genauso um ein schwangeres Paar auf dem Weg zum Elternsein handelt. Sie wollen sich genau wie die anderen TeilnehmerInnen auf die Geburt und die Zeit danach vorbereiten. Wenn lesbische Paare bereits in der Schwangerschaft von Gruppen heterosexueller Eltern ausgeschlossen werden, kann die Integration zu einem Zeitpunkt, zu dem sie für das Kind von wesentlicher Bedeutung ist (z. B. wenn sie oder er in die Schule kommt), schwieriger werden.

Es gibt keinen Grund, die nach Geschlechtern getrennte Kleingruppenarbeit zu unterlassen. Die nichtschwangere Partnerin des lesbischen Paares kann selbst entscheiden, welcher Gruppe sie sich anschließt. Als Frau fällt es ihr wahrscheinlich leichter, über ihre Gefühle zu sprechen. Schließt sie sich der Männergruppe an, wenden diese sich möglicherweise eher der emotionalen Seite des zu besprechenden Themas zu als sie es sonst getan hätten. (Pattberg, 1997). Die Kursleiterin sollte bei ihrer Wortwahl darauf achten «Väter», «Männer» und «Papas» zu vermeiden und eher auf Begriffe wie «schwangere Frau» und «Partner» zurückgreifen.

Wenn bekannt wird, daß lesbische Paare in den Kursen einer bestimmten Kursleiterin gut angenommen und integriert werden, ist es wahrscheinlich, daß weitere zu ihr kommen werden. Sie kann dann versuchen, diese Paare miteinander in Kontakt zu bringen und den Aufbau eines Netzwerks initiieren. Der Kontakt zu anderen Paaren in einer vergleichbaren Situation, die den Übergang zum Elternsein erfolgreich gemeistert haben, kann für schwangere lesbische Paare sehr hilfreich sein.

10.13 Eltern, die ein zweites oder weiteres Kind erwarten

Frauen oder Paare, die ihr zweites oder ein weiteres Kind erwarten, können aufgrund ihrer Erfahrungen eine große Bereicherung für den Kurs darstellen. Die Bedürfnisse dieser Frauen oder Paare können sich aber in bestimmten Bereichen von denen, die ihr erstes Kind erwarten, unterscheiden. Geburtsvorbereitung für Eltern, die ihr zweites oder ein weiteres Kind erwarten, sollte sich auf zwei wichtige Bereiche konzentrieren:

1. Bestehende Erfahrungen mit Schwangerschaft, Geburt und der Zeit nach der Geburt

2. Integration eines zweiten oder weiteren Kindes in die Familie

Die Eltern müssen die Erfahrungen mit der ersten Geburt reflektiert und verarbeitet haben und, falls notwendig, dabei auch Hilfe bekommen haben, wenn sie vertrauensvoll und zuversichtlich in die zweite Geburt gehen sollen. Das gleiche gilt für die Entscheidung hinsichtlich der Ernährung des zweiten Kindes. Die Fragen, die nach der Entlassung aus dem Krankenhaus nach der Geburt des ersten Kindes unbeantwortet geblieben sind, gewinnen häufig erst wieder an Bedeutung, wenn die Frau ihr zweites Kind erwartet. Eine gute Geburtserfahrung gibt den Eltern Vertrauen in die Geburt des nächsten Kindes. Eine schlechte Geburtserfahrung kann das Vertrauen in die Fähigkeit, ein Kind zur Welt zu bringen, untergraben.

Erzählungen von Eltern, die ihr zweites oder ein weiteres Kind erwarten, über ihre Erfahrungen mit der Geburt und den ersten Wochen mit dem Neugeborenen, ist für Eltern, die ihr erstes Kind erwarten, von unschätzbarer Bedeutung, um einen Einblick in die auf sie zukommende Situation zu bekommen. Die Kursleiterin sollte aber vorher abklären, ob im Rahmen ihrer Kurskonzeption ausreichend Zeit für diese Gespräche zur Verfügung steht, und sie sollte versuchen abzuschätzen, in welchem Ausmaß die Eltern, die ihr erstes Kind erwarten, davon profitieren werden. Es ist möglicherweise sinnvoll, außerhalb des Kurses Gelegenheiten für solche Gespräche anzubieten.

Eltern, die ihr erstes Kind erwarten, beobachten oft sehr genau, wie andere Eltern mit ihren Kindern umgehen, sie erziehen und wie Kinder untereinander miteinander umgehen. Eine Kleingruppenarbeit bei der alle werdenden Eltern aufgefordert werden, sich Gedanken über die Integration eines weiteren Kindes in die Familie zu machen, kann sehr produktiv sein. Den Eltern, die ihr erstes Kind erwarten, wird die Möglichkeit gegeben, in die Zukunft zu blicken und von erfahreneren Eltern um Rat gefragt zu werden, kann als eine Wertschätzung der eigenen Person erlebt werden.

10.14 Eltern mit geistiger Behinderung

Das Stigma, das Eltern mit körperlichen Behinderungen anhaftet, gilt für Eltern mit geistiger Behinderung vielleicht sogar in noch stärkerem Maße. Es gibt eine sehr große Bandbreite von geistigen Behinderungen, und während sehr stark behinderte Menschen nur selten Kinder bekommen, können Menschen mit einer leichten oder moderaten Behinderung sich ganz bewußt für eine Schwangerschaft entscheiden oder schwanger werden, weil sie ein ganz normales und gesundes Sexualleben haben.

Idealerweise sollte die Geburtsvorbereitung bei Frauen mit geistiger Behinderung schon weit vor der Schwangerschaft beginnen. Es geht dabei nicht darum, diese Frauen zu überzeugen, keine Kinder zu bekommen, sondern ihnen die emotionalen und praktischen Implikationen des Elternseins verständlich zu machen. Wenn sie bereits an einem präkonzeptionellen Kurs teilgenommen haben, werden sie mit größerer Wahrscheinlichkeit Anzeichen einer Schwangerschaft erkennen und zur Schwangerenvorsorge gehen. Es kann gut sein, daß Frauen, die über Sexualität und Schwangerschaft nicht aufgeklärt wurden, nicht zur Vorsorge gehen, aus Angst, daß sie für ihre Schwangerschaft «bestraft» werden oder daß ihnen das Kind weggenommen wird.

Kursleiterinnen, die geistig behinderte Frauen in ihre Kurse aufnehmen, leisten damit einen großen Beitrag zur Stärkung des Selbstvertrauens dieser Frauen. Unabhängig davon, ob die Kursleiterin im Rahmen eines Kurses oder in der Einzelgeburtsvorbereitung mit ihnen arbeitet, sind bestimmte Methoden wahrscheinlich besonders geeignet:

«*Die Information sollte klar und visuell dargeboten werden – andere Frauen werden ebenso davon profitieren! Es kann hilfreich sein, den Kurs auf Tonband aufzunehmen, so daß die Frau das Band mit nach Hause nehmen und es sich nochmals anhören kann. Auf diese Weise gehen wichtige Informationen nicht verloren oder werden vergessen, und der Frau wird die Chance gegeben, Fragen zu stellen, wenn sie etwas nicht verstanden hat. Niemand mit geistiger Behinderung möchte aufgrund dieser Behinderung die Aufmerksamkeit auf sich ziehen, und die Beantwortung von scheinbar offensichtlichen oder wiederholten Fragen muß respektvoll und mit Wertschätzung der Frau geschehen und die gewünschte Information bieten.* (Dixon, 1996, S. 9)»

Manchmal wird Eltern mit geistiger Behinderung empfohlen, an Kursen für sehr junge Schwangere teilzunehmen. Dies ist sicher keine ideale Lösung. Beide Gruppen werden sich unterschätzt fühlen und die Methoden, die für sehr junge Eltern geeignet sind, sind dies nicht notwendigerweise auch für Eltern, deren geistige Behinderung es erfordert, daß die Information sehr ausführlich und mehrmals dargestellt wird und wiederholt sichergestellt wird, daß sie verstanden wurde.

Es ist bekannt, daß diejenigen, die aus einem stabilen und liebevollen Elternhaus kommen, mit dem Übergang zum eigenen Elternsein weniger Schwierigkeiten haben, als diejenigen, die einen solchen Hintergrund nicht haben. Viele Eltern mit geistiger Behinderung sind als Kinder in irgendeiner Form mißbraucht worden (MJ Campion, persönliche Mitteilung, 1996), und daher stellt ihre Vorbereitung auf ihr eigenes Elternsein eine besondere Herausforderung dar. Diese Menschen profitieren oft von einer engen Bindung zu einem oder zwei Betreuungspersonen, die sich um ihre Erziehung, Weiterbildung und klinische Betreuung kümmern, vorzugsweise in einer nicht bedrohlich wirkenden Umgebung außerhalb des Heims oder Krankenhauses. Dennoch ist der Kontakt zu anderen Eltern mit geistiger Behinderung oder anderen Elterngruppen der Gemeinde als ein unterstützendes Netzwerk von großer Bedeutung.

Eltern mit geistiger Behinderung haben ebenso das Bedürfnis nach einer Geburtsvorbereitung, die ihrem Lernstil angepasst ist, und nach Unterstützung in der Zeit nach der Geburt wie geistig nichtbehinderte Eltern. Entsprechende Kurse und eine kontinuierliche Betreuung vor, während und nach der Schwangerschaft schaffen eine gute Voraussetzung für einen gelungenen Übergang zum Elternsein. Es ist sicherlich vernünftiger, in die Weiterbildung und Unterstützung dieser Eltern zu investieren und ihnen zu ermöglichen, die Verantwortung für ihr Kind zu übernehmen, als für die enormen Ausgaben aufkommen zu müssen, wenn Probleme auftreten und das Kind zu einem späteren Zeitpunkt in Pflege genommen werden muß.

10.15 Schlußfolgerung

Die erste Schwierigkeit, die sich bei der Arbeit mit Eltern mit besonderen Bedürfnissen stellt, ist, diese Eltern zu erreichen und sie für eine Teilnahme an einem Geburtsvorbereitungskurs zu gewinnen. Die Abneigung, an einem Kurs teilzunehmen, kann in direktem Zusammenhang mit dem Maß an Vorurteilen stehen, denen sie im Gesundheits- und Sozialsystem bisher begegnet sind oder denen sie fürchten zu begegnen. Kursleiterinnen sollten ihre eigenen Vorurteile sehr genau überdacht und verstanden haben. Sie sollten sich bewußt sein, daß ihre Sprache, ihre Bilder, Lehrmittel und Unterrichtsmethoden ihr Bewußtsein für die Bedeutung, allen Eltern die gleichen Möglichkeiten zu geben, wiederspiegeln.

Die Debatte darüber, ob es besser ist, für Eltern mit besonderen Bedürfnissen spezielle Kurse anzubieten oder sie in «normale» Kurse zu integrieren, dauert an. Eine Integration in «normale» Kurse unterstreicht die Tatsache, daß die Gründung einer Familie für alle Eltern das Gleiche bedeutet, unabhängig von Rasse, Kultur, Religion, ökonomischem Status, physischen oder mentalen Fähigkeiten. Es gibt aber auch Gründe für das Anbieten spezieller Kurse, die es der Kursleiterin ermöglichen, Konzepte zu verfolgen, die auf bestimmte Elterngruppen zugeschnitten sind. Es ist möglicherweise leichter, Eltern zu einer Teilnahme an einem Kurs zu bewegen, wenn sie wissen, daß sie auf Menschen in der gleichen Situation treffen werden, von denen sie sich eher verstanden fühlen.

Es besteht kein Zweifel, daß es neuer Ideen und innovativer Konzepte bedarf, wenn mehr Eltern von Geburtsvorbereitung profitieren sollen. Die Entwicklung solcher Konzepte mag die Kursleiterin Zeit und Ressourcen kosten, aber die Auswirkungen in Form einer geringeren Rate postnataler Niedergeschlagenheit und Depression und zufriedenerer Eltern können beachtlich sein.

Zusammenfassung

1. Sozial benachteiligte Frauen nehmen normalerweise nicht an Geburtsvorbereitungskursen teil, obwohl sie ein höheres Risiko haben, ein frühgeborenes oder untergewichtiges Kind zu bekommen.

2. Geburtsvorbereitung will die Eltern nicht nur auf die Geburt und das Leben mit einem Kind vorbereiten, sondern will auch die Motivation zur Weiterbildung allgemein fördern.

3. Kursleiterinnen sollten ihre eigenen Vorurteile reflektieren und mit ihnen umgehen können, bevor sie für die Eltern effektive Kurse anbieten können, die in sensibler Form auf deren Bedürfnisse eingehen.

4. Kulturelle Sensibilität ist am einfachsten und besten zu erreichen, wenn die Kursleiterin selbst der entsprechenden Ethnie angehört.

5. Eine Stärkung des Selbstbewußtseins von Frauen und Paaren mit physischen, mentalen, psychologischen oder sozialen Schwierigkeiten gelingt am ehesten, wenn sie Vertrauen in ihre Fähigkeiten gewinnen, das tun zu können, was «normale» Frauen/Paare tun.

6. Die derzeit größte Herausforderung der Geburtsvorbereitung ist die gleiche Erreichbarkeit aller Eltern.

7. Eltern mit besonderen Bedürfnissen können von Kursen mit Menschen in der gleichen Situation wie sie profitieren, aber die Teilnahme an «normalen» Kursen integriert sie in das «normale» Elterndasein.

Literaturverzeichnis

Avery P; McKenzie I: (1987) Expanding the scope of childbirth education to meet the needs of hospitalized, high-risk clients. *Journal of Obstetric, Gynaecological ans Neonatal Nursing,* November/December: 418–20.

Campion MJ (1990): *The Baby Challenge: A Handbook on Pregnancy for Women with a Physical Disability.* London: Tavistock Routledge.

Carty E; Conine T: (1993) The childbearing and parenting program for women with disabilities/chronic illness. In: *Midwives: Hear the Heartbeat of the Future. Proceedings of the International Confederation of Midwives 23rd International Congress,* 9-14 May 1993, Vol. 1, pp. 373-4, Vancouver: ICM.

Chadwick J: (1994) Perinatal mortality and antenatal care. *Modern Midwife* 4 (9): 18.

Dixon K: (1996) Practical tips for supporting pregnant women with learning disabilities (1). *Disability, Pregnancy and Parenthood International,* Issue No. 15, October 1996.

Edwards J: (1995) Provision of antenatal classes for black and ethnic minority women in Preston. *MIDIRS Midwifery Digest* 5 (4): 412–3.

Hancock A (1994): How effective is antenatal education? *Modern Midwife* 4 (5): 13.

Hartman A; Laird J: (1990) Family treatment after adoption – common themes. In: Brodzinsky DM; Schechter MD (eds): *The Psychology of Adoption.* Oxford: Oxford University Press.

Hay DA; Gleeson C; Davies C: (1990) What information should the multiple births family receive before, during and after birth? *Acta Geneticae Medicae Gemellologiae* 39: 259–69.

Hudson F; Ineichen B (1994): *Taking it Lying Down: Sexualtiy and Teenage Motherhood.* London: Macmillan Education.

Jeffers D: (1992) Outreach childbirth education classes for low income families: a strategy for program development. *International Journal of Childbirth Education* 7 (3): 17–8.

Mander R: (1994) *Loss and Bereavement in Childbearing.* Oxford: Blackwell Scientific publications.

McEwan Carty E; Conine T; Hall L: (1990) Comprehensive health promotion for the pregnant women who is disabled. *Journal of Nurse-Midwifery* 35 (3): 134–6.

McGrail A: (1996) *Becoming a Family*. London: National Childbirth Trust in collaboration with HMSO.

Meikle S; Orleans M; Leff M; Shain R; Gibbs R: (1995) Women's reasons for not seeking prenatal care: racial and ethnic factors. *Birth* 22 (2): 81–6.

Montgomery K: (1991) Taking outreach a giant step further. *International Journal of Childbirth Education* 10: 10–11.

Newton Verrier N: (1994) *The Primal Wound: Understanding the Adopted Child*. Baltimore: Gateway Press.

Nolan M: (1996) Teenage Pregnancy: meeting the need – the Blenheim/Harding Trust. *Modern Midwife* November 1996: 22–24.

Pattberg R: (1997) Lesbian Parents. *International Journal of Childbirth Education* 12 (2): 20.

Pugh G; De'Ath E; Smith C: (1994) *Confident Parents, Confident Children: Policy and Practice in Parent Education and Support*. London: National Children's Bureau.

Redman S; Oak S; Booth P; Jensen J; Saxton A: (1991) Evaluation of an antenatal programme: characteristics of attenders, changes in knowledge and satisfaction of participants. *Australian and New Zealand Journal of Obstetrics and Gynaecology* 31 (4): 310–316.

Sturrock WA; Johnson J: (1990) The relationship between childbirth education classes and obstetric outcomes. *Birth* 17 (2): 82–85.

Thorpe K; Golding J; MacGillivray I et al: (1991) Comparison of prevalence of depression in mothers of twins and mothers of singletons. *British Medical Journal* 302: 875–878.

Walker J; Pollard E: (1995) Parent Education for Asian Mothers. *Modern Midwife* 5 (9): 22–23.

Young D: (1990) How can we ‹enrich‹ prenatal care? *Birth* 17 (1): 12–13.

11. Besondere Kursstrukturen

Themenübersicht

Kurse für:

- sehr große Gruppen

- sehr kleine Gruppen

- ausschließlich Eltern, die ihr erstes Kind erwarten

- Eltern, die eine Herausforderung für die Kursleiterin darstellen

Bedürfnisse erfüllen von:

- dominanten KursteilnehmerInnen

- ängstlichen KursteilnehmerInnen

- TeilnehmerInnen, die dem Kurs ablehnend gegenüberstehen

- TeilnehmerInnen, die über medizinische Erfahrung verfügen

11.1 Geburtsvorbereitungskurse für sehr große Gruppen

Ein guter Grund für einen Geburtsvorbereitungskurs mit einer sehr großen Anzahl von TeilnehmerInnen läßt sich nur schwer finden. In diesen Kursen lassen sich Inhalte praktisch nur in Form einer Vorlesung vermitteln. Es ist so gut wie nicht möglich, auf die individuellen Lernstile und Bedürfnisse so einzugehen, wie es für einen effektiven Kurs notwendig wäre. Die Realität sieht allerdings so aus, daß Kursleiterinnen sich aufgrund knapper Ressourcen gezwungen sehen, viele TeilnehmerInnen in ihre Kurse aufzunehmen und diese relativ unpersönliche Form der Wissensvermittlung zu wählen. Es wäre sicher gut, zu untersuchen, in welcher Form Eltern von einer solchen «Vorlesung» zum Thema ‹Schmerzlinderung› oder ‹Stillen› profitieren. Aber es läßt sich davon ausgehen, daß das Niveau eines so gestalteten Kurses für manche TeilnehmerInnen zu hoch, für andere zu niedrig ist und daß diese Kursform nicht dazu geeignet ist, den Eltern zu ermöglichen, die erhaltene Information auf ihre persönliche Situation zu übertragen. Es läßt sich beobachten, daß, auch wenn immer wieder darauf hingewiesen wird, nur Menschen mit großem Selbstvertrauen oder solche, die das Sprechen vor größeren Gruppen gewöhnt sind, in einer solchen Situation Fragen stellen. Diese Menschen haben normalerweise keine Schwierigkeiten, die von ihnen gewünschten Informationen zu erhalten.

Es ist notwendig, den verantwortlichen Stellen die Bedeutung von Geburtsvorbereitungskursen zu verdeutlichen. Sie sollten verstehen, daß es in großen Gruppen nicht möglich ist, den individuellen Bedürfnissen der einzelnen TeilnehmerInnen gerecht zu werden. Die Menschen, die an einem Geburtsvorbereitungskurs teilnehmen, befinden sich in einer Phase ihres Lebens, in der sie normalerweise offen für die Reflexion ihrer eigenen Person und ihres Lebensstils sind. Der Einfluß, den Geburtsvorbereitungskurse in dieser Zeit nehmen können, wird verringert, wenn es der Kursleiterin nicht möglich ist, mit den TeilnehmerInnen in einen persönlichen Dialog zu treten. Die Untersuchung von Quine und Kollegen zu Kommunikationsschwierigkeiten zwischen medizinischem Personal und ihren Klienten ist besonders interessant, wenn man die Ergebnisse unter dem Gesichtspunkt der Geburtsvorbereitungskurse für eine große Anzahl von TeilnehmerInnen betrachtet:

«*Die Verständnisschwierigkeiten der Patienten beruhen auf drei Problemen, die miteinander zusammenhängen: das Material, das ihnen präsentiert wird, ist für sie häufig zu schwer zu verstehen; Patienten fehlt oft das Wissen, um grundlegende anatomische oder physiologische Sachverhalte zu verstehen und sie verfügen oft nur über wenig medizinisches Wissen über ihren Körper; das vorhandene Wissen ist häufig so fehlerhaft, daß es ein richtiges Verstehen verhindert. (Quine et al, 1993, S. 112)*»

Wissensvermittlung ist von großer Bedeutung, sie macht aber wenig Sinn, wenn es keine Möglichkeit der Überprüfung gibt, ob die Informationen auch verstanden worden sind und umgesetzt werden können. Angesichts der knappen Ressourcen und des geringen Ansehens, das die Geburtsvorbereitung genießt, ist es allerdings wahrscheinlich, daß Kursleiterinnen weiterhin mit großen Gruppen werden arbeiten müssen. Daher ist es notwendig, zu überlegen, wie auch in einer solchen Situation die Inhalte bestmöglich vermittelt werden können. Jede große Gruppe besteht aus einzelnen Individuen. Diese Individualität gilt es anzuerkennen, und die Kursleiterin sollte versuchen, die Kontakte zwischen den Eltern zu fördern. Hierfür stehen ihr verschiedene Möglichkeiten zur Verfügung:

1. Bitten Sie zu Beginn der Sitzung jede/n TeilnehmerIn, sich einer anderen Person in der Gruppe vorzustellen. Diese Vorstellung fällt den TeilnehmerInnen meist leichter, wenn Sie einige Themen vorschlagen, über die sie sich kurz

unterhalten können. Mögliche Themen können z. B. der Geburtstermin, die Wahl des Geburtsortes, der bisherige Schwangerschaftsverlauf u. ä. sein.

2. Bitten Sie die TeilnehmerInnen in bestimmten Abständen immer wieder, sich mit der Person, die vor, hinter oder neben ihr/ihm sitzt, über das gerade Besprochene auszutauschen.

3. Versuchen Sie, die Inhalte so einfach wie möglich darzustellen und nur die wichtigsten Punkte zu vermitteln.

4. Setzen Sie zur Förderung des Verständnisses eine Vielzahl von Hilfsmitteln ein: Bilder, Overheadprojektor, Puppen, anatomische Modelle, den eigenen Körper, etc.

5. Wenn Ihr Vortrag länger dauert, fordern Sie die TeilnehmerInnen zwischendurch immer wieder auf, aufzustehen und sich zu strecken und zu lockern, um ihre Konzentrationsfähigkeit zu fördern.

6. Bitten Sie die TeilnehmerInnen im Anschluß an Ihren Vortrag, sich zu viert oder sechst zusammenzutun und alle Fragen zusammenzutragen, die sie gerne stellen möchten. Lassen Sie jede Gruppe nacheinander jeweils eine der Fragen stellen.

7. Bieten Sie den TeilnehmerInnen an, ihnen nach dem Kurs die Fragen zu beantworten, die sie Ihnen persönlich stellen möchten.

Penny Simkin, eine bekannte amerikanische Geburtsvorbereiterin, hält es für sinnvoll, bei großen Gruppen «Assistenten» einzusetzen (Simkin, 1984). Dies können entweder Kursleiterinnen in der Ausbildung sein oder auch Eltern, die vor kurzem ihr Kind bekommen haben. Sie haben die Aufgabe, die Eltern willkommen zu heißen, wenn sie eintreffen und bei der Organisation und Durchführung der Kleingruppenarbeit zu helfen. Simkin fordert die TeilnehmerInnen auf, telefonisch mit ihr Kontakt aufzunehmen, wenn es nach dem Kurs noch Dinge gibt, die sie mit ihr besprechen wollen. Sie meint, daß es durchaus möglich ist, auch für große Gruppen (bis zu 30 TeilnehmerInnen) gute Geburtsvorbereitungskurse anzubieten:

> *«Einen Kurs für eine große Zahl von TeilnehmerInnen zu geben, bedeutet, daß man seinen Unterrichtsstil ändern muß, daß man gute Assistenten braucht, daß man die Bildung von kleinen Gruppen von TeilnehmerInnen mit gleichen Interessen ermöglichen muß. Es bedeutet, daß man versuchen muß, eine warme und offene Atmosphäre zu schaffen, in der es den Eltern möglich ist, über Gefühle und Sorgen zu sprechen und daß man den Eltern deutlich macht, daß sie mit dafür verantwortlich sind, daß ihre Bedürfnisse wahrgenommen werden. (Simkin, 1984, S. 177)»*

11.2 Geburtsvorbereitungskurse für sehr kleine Gruppen

Manchmal sehen sich Kursleiterinnen in ihren Kursen einer sehr kleinen Gruppe von TeilnehmerInnen gegenüber. Dies ist nicht so einfach wie es vielleicht zuerst scheint. Die Intimität einer kleinen Gruppe läßt keine Anonymität zu, die in einer größeren Gruppe bis zu einem gewissen Grad möglich ist. Andererseits bietet sich der Kursleiterin die Chance, die TeilnehmerInnen gut kennenzulernen, und sie ist dadurch in der Lage, ihre Methoden genau auf die Bedürfnisse der Einzelnen abzustimmen. Es können sehr viele Inhalte in kurzer Zeit vermittelt werden. Die Inhalte und Gespräche können sehr gut auf die Wünsche der einzelnen TeilnehmerInnen ausgerichtet werden. Die praktischen Übungen zur Pflege und Versorgung des Kindes können tatsächlich von jeder/jedem einzelnen geübt werden, genauso wie sich alle den Geburtsmechanismus mit einem anatomischen Modell des Beckens und einer Puppe selbst veranschaulichen können.

In einer kleinen Gruppe haben die Einzelnen nicht so viele Wahlmöglichkeiten wie in einer größeren Gruppe hinsichtlich der Personen, die sie in ihr unterstützendes Netzwerk miteinbeziehen wollen. Zwei Paare müssen nicht notwendigerweise miteinander zurechtkommen, nur weil sie am gleichen Geburtsvorbereitungskurs teilnehmen. Die Eltern sollten sich daher während des Kurses darüber klar werden können, welche Anforderungen sie an diejenigen stellen, die sie unterstützen sollen. Ebenso sollten die Eltern wissen, an welche weiteren Gruppen sie sich nach der Geburt wenden können.

Die praktischen Übungen für Wehen und Geburt stellen in einer kleinen Gruppe vielleicht die größte Herausforderung dar. Die TeilnehmerInnen sind häufig sehr befangen, wenn es darum geht, verschiedene Positionen für die Geburt oder auch Massage- oder Atemtechniken auszuprobieren und sie sich von den anderen TeilnehmerInnen und der Kursleiterin beobachtet fühlen. Dennoch sollten diese Übungen unbedingt angeboten werden. Es gibt verschiedene Möglichkeiten, mit dieser Situation umzugehen:

1. Die Kursleiterin kann an den Übungen selbst teilnehmen.

2. Ihre Anleitungen sollten klar und eindeutig sein, damit die Eltern genau wissen, was sie während der Übung tun sollen.

3. Wenn der Raum groß genug ist, kann sich jede Frau mit ihrer Begleitperson einen Ort aussuchen, an dem sie sich von den anderen nicht beobachtet fühlt.

4. Gedämpftes Licht kann eine intimere Atmosphäre schaffen und die Eltern die Anwesenheit der anderen eher vergessen lassen.

5. Die Kursleiterin sollte während der Übungen mit den TeilnehmerInnen sprechen und ihnen ein konstruktives und ermutigendes Feedback geben.

11.3 Geburtsvorbereitungskurse für Eltern, die ihr erstes Kind erwarten

Wenn an einem Kurs ausschließlich Eltern teilnehmen, die ihr erstes Kind bekommen, wird häufig angenommen, daß man «ganz am Anfang» beginnen kann, weil man sich nicht mit traumatischen Vorerfahrungen auseinandersetzen muß, wie dies bei Eltern, die bereits ein oder mehrere Kinder haben, der Fall sein kann. Diese Annahme ist so gut wie immer falsch. Die Wahrscheinlichkeit, daß die TeilnehmerInnen keinerlei Vorerfahrungen mit den Themen der Geburtsvorbereitung haben, ist extrem gering. Unter den TeilnehmerInnen werden entweder Frauen sein, die bereits eine Fehlgeburt hatten, Frauen, die eine Sterilitätsbehandlung hinter sich haben oder Paare, die Geburtserfahrungen von Verwandten oder Freunden kennen. Möglicherweise werden ein oder zwei Frauen dabei sein, die bereits einen Spätabort hatten. Mit einer Gesprächsrunde in der ersten oder zweiten Sitzung, bei der jede/r TeilnehmerIn gebeten wird, den Satz «Wehen und Geburt sind …» zu beenden, läßt sich ein erster Eindruck gewinnen, über welche Erfahrungen die einzelnen bereits verfügen.

Es gibt eine ganze Reihe von Möglichkeiten, Eltern, die ihr erstes Kind erwarten, zur Reflexion ihrer bereits vorhandenen Erfahrungen mit Wehen, Geburt und Elternsein anzuregen und sie untereinander auszutauschen.

Was wissen Sie bereits über Wehen und Geburt?

Zielsetzung

- Bewußtmachen der eigenen Vorurteile hinsichtlich Wehen und Geburt

Lernziel

- Die TeilnehmerInnen werden in der Lage sein, zu sagen, welche Faktoren ihre Vorstellungen hinsichtlich Wehen und Geburt beeinflussen.

Die TeilnehmerInnen sollen sich in kleinen Gruppen zusammenfinden. Bitten Sie sie, alle positiven Dinge, die sie über Wehen und Geburt gehört haben, aufzuschreiben. Anschließend sollen sie eine Liste aller negativen Dinge erstellen. Lassen Sie sie wieder zur großen Gruppe zusammenkommen und bitten Sie um ein Feedback. Fragen, die Sie möglicherweise stellen können, sind:

- Wie kommt es, daß Wehen und Geburt im Fernsehen so oft als ein schreckliches Ereignis dargestellt werden? (Clement, 1977)

- Wie beeinflußt Sie das, was Sie über Wehen und Geburt gehört haben, nun da Sie selbst ein Kind bekommen werden?

- Wie kommen Sie mit den negativen Erzählungen anderer zurecht?

- Was glauben Sie, hätte denjenigen, die schlechte Erfahrungen gemacht haben, möglicherweise helfen können?

Anhand einer solchen Übung können die fehlerhaften Informationen der TeilnehmerInnen korrigiert werden. Ebenso lassen sich die Themen erkennen, die den Eltern Sorgen bereiten. Die Kursleiterin kann die Eltern dann im Erkennen und Entwickeln von Strategien, die während der Geburt hilfreich sein können, unterstützen.

Wenn die Berichte und Erfahrungen anderer Eltern mit Geburt und Elternsein im Rahmen eines Geburtsvorbereitungskurses strukturiert dargeboten werden, profitieren die TeilnehmerInnen davon möglicherweise mehr, als wenn sie sie lediglich privat erzählt bekommen. So können Geburtsberichte anderer Eltern (Kitzinger, 1971; Gaskin, 1990; Limburg und Smulders, 1992) während des Kurses vorgelesen werden, um den TeilnehmerInnen einen Eindruck der Bandbreite möglicher Geburtserfahrungen zu vermitteln. Eltern, die vor kurzem ihr Kind bekommen haben, können eingeladen werden, um von ihren Erfahrungen zu berichten. Ein solcher Besuch ist ein wichtiger Bestandteil eines Kurses mit ausschließlich Eltern, die ihr erstes Kind bekommen. Die Gegenwart eines Neugeborenen läßt das eigene Kind für die TeilnehmerInnen realer werden und regt die Schwangeren und ihre BegleiterInnen an, all die Fragen zu stellen, die sie zur Pflege, Versorgung und dem Leben mit einem Neugeborenen haben. Die Gasteltern sollten vorher eine Möglichkeit gehabt haben, über ihre Erfahrungen zu berichten (s. Kapitel 5).

11.4 Die Arbeit mit TeilnehmerInnen, die eine Herausforderung darstellen

Der Umgang einiger Menschen mit ihren Ängsten und Unsicherheiten kann die effektive Gestaltung eines Kurses manchmal schwierig machen. Dies wirkt sich besonders in Geburtsvorbereitungskursen mit einer geringen Anzahl von TeilnehmerInnen aus. Unabhängig von der Erfahrung, die eine Kursleiterin bereits hat, kann es für sie schwierig sein, mit bestimmten Menschen umzugehen. TeilnehmerInnen, die:

- jede Diskussion dominieren

- nichts sagen

- mit ihrem verbalen und non-verbalen Verhalten extreme Besorgnis signalisieren

- deutlich zeigen, daß sie an dem Kurs eigentlich nicht teilnehmen möchten

- nicht an praktischen Übungen teilnehmen möchten

- die Rolle des «Klassenclowns» annehmen

- alles untergraben, was die Kursleiterin sagt

- sehr erfahren sind und/oder aus dem geburtshilflichen Bereich kommen

stellen eine enorme Herausforderung dar, wenn es darum geht, qualitativ hochwertige Geburtsvorbereitungskurse anzubieten. Diese Menschen können eine Kursleiterin an ihre Grenzen bringen, stellen aber auch eine Möglichkeit für sie dar, an sich, ihrer Kurskonzeption und ihrer Art der Vermittlung der Inhalte zu arbeiten, um das Maximum für sich und die TeilnehmerInnen zu erreichen.

11.5 Der Umgang mit TeilnehmerInnen, die sehr viel reden

Die Kursleiterin sollte versuchen zu verstehen, warum die TeilnehmerInnen sich so verhalten, wie sie es tun. Möglicherweise ist die Person, die am meisten redet, diejenige, die sich die meisten Sorgen macht. Dies kann aus der Unsicherheit über die ungeschriebenen Regeln eines Geburtsvorbereitungskurses resultieren – «es war wie das Betreten einer Freimaurerloge von Frauen» beschrieb ein Mann seine Erfahrung mit der Teilnahme an einem Geburtsvorbereitungskurs (Schott, 1996). Die Besorgnis kann aber auch in der Angst vor der Geburt oder in einer Ambivalenz gegenüber der bevorstehenden Elternrolle begründet sein. Menschen, die überdurchschnittlich viel reden, sind es möglicherweise nicht gewohnt, daß man ihnen zuhört und sind selbst nicht in der Lage zuzuhören. Die Kursleiterin sollte versuchen, zu vermeiden, diese TeilnehmerInnen als «schwierig» abzustempeln und sie zu marginalisieren. Sie sollte viel eher Strategien einsetzen, um diesen Menschen das Zuhören zu erleichtern:

1. Sie kann versuchen herauszufinden, welches Thema ihnen besondere Sorgen bereitet und dieses dann entweder zum Inhalt einer Kleingruppenarbeit machen oder in der Pause mit ihnen darüber sprechen.

2. Sie kann bei der Aufteilung in Kleingruppen darauf achten, daß diese Personen mit TeilnehmerInnen in einer Gruppe sind, die sich klar und bestimmt ausdrücken können und sicherstellen, daß sie zu Wort kommen.

3. Sie kann für die Kleingruppenarbeit die Regel aufstellen, daß jede/r TeilnehmerIn eine bestimmte Redezeit haben soll.

4. Sie kann bei der Bitte um Rückmeldung aus den Kleingruppen gezielt eine andere Person zu einem Beitrag auffordern.

5. Sie kann während einer Diskussion eine Puppe in die Runde geben und die Regel aufstellen, daß immer nur der- oder diejenige sprechen soll, der/die die Puppe hält.

6. Sie kann die TeilnehmerInnen namentlich ansprechen und sie auffordern, etwas zu der Diskussion beizutragen.

7. Sie kann alle TeilnehmerInnen reihum bitten, etwas zu dem gerade behandelten Thema zu sagen.

8. Sie kann, wenn es absolut notwendig ist, die entsprechende Person direkt ansprechen: «Sie haben Ihre Meinung zu dem Thema dargestellt, Peter, nun möchte Leroy noch etwas dazu sagen.»

Häufig ist die Gruppe in der Lage, eine solche Situation selbst zu kontrollieren. Gesten wie Hochziehen der Augenbrauen, verschränkte Arme, abgewandte Blicke, Seufzen oder ein desinteressierter Gesichtsausdruck können der entsprechenden Person signalisieren, daß sie zuviel redet und sie oder ihn dazu bringen, sich etwas zurückzunehmen. Die Aufgabe der Kursleiterin ist es, dafür zu sorgen, daß die Bedürfnisse der einzelnen TeilnehmerInnen berücksichtigt werden. Das bedeutet, daß sie für alle zur Verfügung stehen sollte, unabhängig davon, wie schwierig sie es findet, mit dem Verhalten der oder des Einzelnen umzugehen. Sie sollte versuchen, eine warme und offene Atmosphäre zu schaffen und zu signalisieren, daß sie daran interessiert ist, daß sich alle TeilnehmerInnen wohl fühlen.

Sie sollte deutlich machen, daß sie jeder/jedem einzelnen zuhört und sie/ihn ernst nimmt. Dann erkennen die TeilnehmerInnen, die überdurchschnittlich viel reden, möglicherweise, daß sie nicht darum kämpfen müssen, wahrgenommen und akzeptiert zu werden und daß sie genauso behandelt werden, wie alle anderen TeilnehmerInnen des Kurses.

11.6 Der Umgang mit TeilnehmerInnen, die sehr wenig sagen

Die Bedürfnisse von TeilnehmerInnen einzuschätzen, die sehr wenig oder gar nichts sagen, kann fast noch schwieriger sein. Manche Menschen sind einfach von Natur aus zurückhaltend, hören aber dennoch aufmerksam zu, was häufig an ihrer Körpersprache zu erkennen ist. Sie folgen der Diskussion und sind in der Lage, das Gesagte für sich umzusetzen. Sie unterscheiden sich von denjenigen, die sehr still sind, weil sie Angst haben oder der Schwangerschaft, der Geburt und dem Elternsein und/oder dem Geburtsvorbereitungskurs sehr ambivalent gegenüberstehen. Besonders ängstliche Frauen sind häufig jene, die – aus psycho-therapeutischer Sicht – ihre Schwangerschaft überbewerten. Oft sind dies Frauen, die schon sehr lange versucht haben, schwanger zu werden, die ihr erstes Kind im Alter von Ende 30/Anfang 40 bekommen, die schon wiederholt eine Fehlgeburt, eine ektopische Schwangerschaft oder eine Totgeburt hatten oder bereits ein behindertes Kind zur Welt gebracht haben. Diese Frauen können ihre Schwangerschaft möglicherweise nicht entspannt und unbeschwert erleben, auch wenn sie normal verläuft und die kritischen ersten Wochen vorüber sind:

> «*Viele dieser Frauen haben das Bedürfnis, ihre Schwangerschaft kontinuierlich zu über-wachen. Sie haben das Gefühl, daß sie durch die ständige Kontrolle das Kind am Leben erhalten können und daß nur ein kurzer Augenblick der Unaufmerksamkeit zum Ver-schwinden des Kindes führt ... Für diese Frauen ist ein Abwarten ohne Unterstützung nicht auszuhalten und sie zeigen häufig hypochondrische Beschwerden, die einen Hilferuf dar-stellen.* (Raphael-Leff, 1993, S. 95)»

Die Besorgnis der TeilnehmerInnen kann auch andere Gründe haben. Frauen mit Mißbrauchserfahrungen kann der Mangel an Privatsphäre während der Geburt im Krankenhaus Angst machen – den Blicken fremder Menschen und Untersu-chungen ausgesetzt zu sein, die ihre Erfahrungen von Mißbrauch und Schmerz wieder lebendig werden lassen (Parrat, 1994). Frauen, die psychisch krank waren oder sind, können sich bereits durch den physiologischen Streß einer Schwanger-schaft in ihrer psychischen Gesundheit bedroht sehen. Frauen, die aus religiösen, kulturellen oder familiären Gründen unter Druck stehen, einen Jungen zur Welt bringen zu müssen (seltener ein Mädchen), tendieren ebenfalls dazu, besonders ängstlich zu sein.

Eine homogene Gruppe ist in der Regel sehr sensibel für die speziellen Bedürfnisse der Einzelnen. Sehr ängstliche TeilnehmerInnen stellen häufig fest, daß sie in der Gruppe Rückhalt finden, wenn sie die Möglichkeit bekommen, sich gegenseitig kennenzulernen und Vertrauen zu fassen. Möglicherweise muß die Kursleiterin besonders ängstlichen TeilnehmerInnen die Möglichkeit geben, außerhalb des Kurses mit ihr zu sprechen, sei es während der Pause oder telefonisch, um während des Kurses noch ausreichend Zeit für die anderen TeilnehmerInnen zu haben. Wenn sie den Eindruck hat, daß der übermäßigen Besorgnis eine physische oder psychiatrische Ursache zugrundeliegt, kann sie, nach Absprache mit der betroffenen Person, eine Hebamme oder einen Arzt konsultieren.

TeilnehmerInnen, die von sich aus sehr zurückhaltend sind und solche, die sich scheuen ihre Ängste und Besorgnis mitzuteilen, profitieren häufig von der Arbeit in kleinen Gruppen. Während es für sie vielleicht nicht möglich ist, vor einer Gruppe von 16 Menschen zu sprechen, können sie sich einer Gruppe von 4 Personen durchaus mitteilen. Wenn in einem Kurs viele TeilnehmerInnen sind, die sich nicht gerne vor der großen Gruppe äußern, dann sollte die Kleingruppenarbeit ein Hauptbestandteil des Geburtsvorbereitungskurses sein. Es kann dem Selbstvertrauen dieser TeilnehmerInnen sehr zuträglich sein, wenn die Kursleiterin in der großen Gruppe auf ihre Beiträge in den Kleingruppen Bezug nimmt (solange das dort Gesagte nicht vertraulich bleiben soll). Die TeilnehmerInnen sehen es in der Regel gern, wenn ihre Ideen von der Kursleiterin aufgegriffen werden und fühlen sich dadurch möglicherweise ermutigt, sie auch vor der großen Gruppe zu äußern.

11.7 TeilnehmerInnen, die dem Kurs ablehnend gegenüberstehen

Die meisten TeilnehmerInnen kommen freiwillig zu Geburtsvorbereitungskursen und sind offen für die Inhalte. Manchmal ist der werdende Vater aber überredet worden, an dem Kurs teilzunehmen. Und es kann vorkommen, wenn auch selten, daß die Begleitperson das Bedürfnis nach einem Geburtsvorbereitungskurs hat, während dies für die Schwangere nicht zutrifft. Die TeilnehmerInnen, die eigentlich nicht zu dem Kurs kommen wollten, können sich a) entscheiden, das Beste aus der Situation zu machen und abzuwarten, was der Kurs bringen wird oder b) die Teilnahme an jeder Diskussion und praktischen Übung verweigern oder den Kurs sogar absichtlich stören. Die ersteren sind leicht für den Kurs zu gewinnen, wenn der Kurs abwechslungsreich, gut strukturiert und auf die Bedürfnisse und

Wünsche der einzelnen gut abgestimmt ist. Bei den letzteren läßt sich möglicherweise durch eine der in diesem Kapitel bereits dargestellten Strategien eine Verhaltensänderung erreichen und Interesse an dem Kurs wecken. Jede/r hat allerdings das Recht, *nicht* an einem Geburtsvorbereitungskurs teilzunehmen und bei TeilnehmerInnen, die einen Kurs weiterhin unablässig stören, kann es sinnvoll und notwendig sein, ihnen anzubieten, den Kurs nicht weiter zu besuchen. Dies kann natürlich Folgen für die Person haben, mit der sie zu dem Kurs gekommen sind. Die Kursleiterin muß dann möglicherweise mit beiden sprechen und gemeinsam mit ihnen einen Weg finden, der beiden gerecht wird, was nicht immer leicht ist.

TeilnehmerInnen, die dem Kurs ablehnend gegenüber stehen, können ihre Unbehaglichkeit und ihre Unsicherheit verbergen, indem sie aus allem, was gesagt wird, einen Witz machen und indem sie jede Möglichkeit nutzen, vom Thema abzulenken. Nun sollten in Geburtsvorbereitungskursen auch Themen besprochen werden, die den TeilnehmerInnen Sorgen oder sogar Angst machen. Das natürliche Bedürfnis von Menschen, unangenehme Themen lieber zu meiden, kann dazu führen, daß sie auf die Ablenkung eingehen, um sich nicht weiter mit dem unangenehmen Thema auseinandersetzen zu müssen. Die Atmosphäre eines Kurses kann durch Vermeidung unangenehmer Themen sehr fröhlich und unbeschwert sein, die Vernachlässigung dieser Themen wird aber bei der Evaluation des Kurses so gut wie immer eher negativ beurteilt. Wenn der Kurs einen «Klassenclown» nicht aus eigener Kraft unter Kontrolle bringen kann, sollte die Kursleiterin eingreifen. Wenn eine Diskussion unterbrochen wurde, sollte sie versuchen, die Gruppe wieder zum Thema zurückzuführen und Strategien einsetzen, die bereits unter 11.5 beschrieben worden sind. Wenn all dies nicht zum Erfolg führt, muß sie möglicherweise mit der störenden Person unter vier Augen sprechen, ihr erklären, daß sie den Kurs stört und sie um Kooperation bitten. Dies bedarf einigen Mutes, und die Kursleiterin sollte sich mit der Unterstützung von Kolleginnen auf eine solche Situation vorbereiten und sie eventuell vorab sogar durchspielen.

11.8 TeilnehmerInnen, die über medizinische Erfahrung verfügen

Viele Kursleiterinnen sehen die Anwesenheit von TeilnehmerInnen aus dem medizinischen Bereich mit gemischten Gefühlen, weil sie befürchten, diese Menschen könnten den Kurs kritisieren, die Kursleiterin bloßstellen oder ihr Wissen zur Schau stellen. Nüchtern betrachtet ist dies extrem unwahrscheinlich. Selbst wenn die TeilnehmerInnen aus dem geburtshilflichen Bereich kommen, werden sie die gleichen Ängste und Sorgen haben (wenn nicht sogar noch mehr) wie alle anderen werdenden Eltern. Häufig bekommen sie sogar weniger Informationen und Unterstützung als «normale» Eltern, weil man von ihnen annimmt, daß sie über Schwangerschaft, Geburt und die Pflege und Versorgung Neugeborener Bescheid wissen. Möglicherweise sehnen sie sich danach, einfach als werdende Eltern behandelt zu werden, denen es erlaubt ist, ihre Ängste auszudrücken, ihre Fragen zu stellen und Teil eines Netzwerkes von Menschen in der gleichen Situation zu werden.

Häufig geben diese TeilnehmerInnen nicht zu erkennen, daß sie aus dem medizinischen Bereich stammen und entsprechendes Fachwissen haben; vielmehr genießen sie es, von den anderen als «Gleichgesinnte» behandelt zu werden. Einige Kursleiterinnen haben es in ihren Kursen zum Prinzip gemacht, daß keine/r ihren oder seinen Beruf nennt. So beugen sie dem Umstand vor, daß manche TeilnehmerInnen das Gefühl haben, daß ihr Beruf (und damit ihre Beiträge zum Kurs) geringer eingeschätzt wird als der von anderen. Außerdem vermeiden sie auf diese Weise die Erwartung, daß TeilnehmerInnen aus medizinischen Berufen die Leitung in der Gruppe übernehmen und in jedem Gespräch und jeder Übung eine zentrale Rolle einnehmen. Die Kursleiterin selbst ist möglicherweise auch besser in der Lage, die speziellen Bedürfnisse der Eltern zu erkennen und zu verstehen, wenn sie nichts über die Berufe der TeilnehmerInnen weiß.

Manchmal möchten TeilnehmerInnen, die aus einem medizinischen Beruf kommen, der Gruppe ihre Erfahrungen mitteilen. Für die anderen TeilnehmerInnen kann dies eine gute Gelegenheit sein, einen Einblick in die Situationen zu bekommen, mit denen Angehörige aus medizinischen Berufen in ihrem Alltag konfrontiert sind. Hat die Kursleiterin jedoch den Eindruck, daß diese Beiträge lediglich der Selbstdarstellung dienen, sollte sie versuchen, herauszufinden, warum diese Person das Bedürfnis hat, ihr Wissen so häufig hervorzuheben. Möglicherweise versucht er/sie die Gefühle und Ängste, die die Schwangerschaft und die bevorstehende Geburt bei ihm/ihr auslösen, auf diese Weise zu kontrollieren.

Möglicherweise sind Informationen zu Anatomie und Physiologie der Geburt für TeilnehmerInnen mit medizinischer Vorerfahrung nicht unbedingt notwendig. Die Reflexion ihrer Gefühle und Einstellungen hinsichtlich der auf sie zukommenden Aufgaben und Rollen, kann für sie aber ebenso wichtig sein wie für andere Eltern oder Begleitpersonen. Auch hier kann wieder eine Kleingruppenarbeit hilfreich sein, in der es nicht so sehr um die Vermittlung medizinischen Faktenwissens geht, sondern vielmehr um Selbsthilfestrategien und Gefühle. Dies kann für TeilnehmerInnen mit medizinischer Vorerfahrung eine Gelegenheit sein, sich mit den für sie wichtigen Themen auseinanderzusetzen.

11.9 Schlußfolgerung

Die Vielzahl unterschiedlicher Situationen, mit denen sich eine Kursleiterin auseinandersetzen muß, machen die Geburtsvorbereitung gleichzeitig schwierig und sehr spannend. Unabhängig davon, ob die Gruppe, mit der die Kursleiterin arbeitet, groß oder klein ist, ob sie nur aus Eltern besteht, die ihr erstes Kind erwarten oder auch Eltern mit einschließt, die bereits ein oder mehrere Kinder bekommen haben, ob sie ausschließlich aus TeilnehmerInnen mit medizinischer Vorerfahrung besteht oder nur aus solchen, die nichts über die Geburt eines Kindes wissen, das Prinzip der Arbeit mit den Gruppen bleibt immer gleich. Es geht darum, die Biographie der TeilnehmerInnen zu berücksichtigen, auf dem Wissen und den Erfahrungen, die diese Menschen bereits haben, aufzubauen und eine große Vielzahl an Methoden einzusetzen, um den verschiedenen Lernstilen der einzelnen gerecht zu werden. Weichen die TeilnehmerInnen in ihrem Verhalten von dem allgemein üblichen ab, so sollte die Kursleiterin versuchen, den Grund dafür herauszufinden. Hier gilt es, Wege zu finden, wie diese TeilnehmerInnen dennoch von dem Kurs profitieren können. Gelingt dies nicht, sollte die Kursleiterin dafür sorgen, daß wenigstens der Lernerfolg der anderen nicht gestört wird. Unterrichten ist wie das Lernen ein dynamischer Prozeß, und die Anwesenheit nichttypischer KursteilnehmerInnen ist immer auch eine Herausforderung an die Kursleiterin.

Zusammenfassung

1. Auch Eltern, die ihr erstes Kind erwarten, verfügen über Vorwissen (korrekt oder nicht) und Vorerfahrung (aus erster oder zweiter Hand) über Schwangerschaft, Geburt und Elternsein.

2. Sehr ängstliche TeilnehmerInnen können feststellen, daß sie in einem Geburtsvorbereitungskurs Rückhalt finden, wenn es der Kursleiterin gelingt, eine vertrauensvolle Atmosphäre zu schaffen.

3. TeilnehmerInnen, die den Kurs immer wieder herausfordern, drücken so möglicherweise nur ihre Ängste und Unsicherheit hinsichtlich ihres Elternwerdens aus.

Literaturverzeichnis

Clement S: (1997) Childbirth on Television. *British Journal of Midwifery* 5 (1): 37–40.

Gaskin IM: (1990) *Spiritual Midwifery.* Summertown, Tennessee: The Book Publishing Company.

Kitzinger S: (1971) *Giving Birth: The Parents' Emotions in Childbirth.* London: Gollancz.

Limburg A; Smulders B: (1992) *Women Giving Birth.* Berkeley, California: Celestial Arts Publishing.

Parratt J: (1994) The experience of childbirth for survivors of incest. *Midwifery* 10: 26–39.

Quine L; Rutter DR; Gowen S: (1993) Women's satisfaction with the quality of the birth experience: a prospective study of social and psychological predictors. *Journal of Reproductive and Infant Psychology* 11: 107–113.

Raphael-Leff J: (1993) *Psychological Processes of Childbearing.* London: Chapman and Hall.

Schott J: (1996) Speaking at ‹Changing Childbirth, Challenging Antenatal Education›, Natonal Childbirth Trust Conference, 23. November 1996, Bournemouth, UK.

Simkin P: (1984) Effective childbirth education: are small classes the only way? *Birth* 11: 176–177.

12. Evaluation

Themenübersicht

- Zielsetzungen
- Lernziele
- TeilnehmerInnenbeobachtung
- Gesamteindruck
- Rückmeldung der TeilnehmerInnen
- Rückmeldung einer Kollegin

KursleiterInnen machen sich am Anfang vor allem darüber Gedanken, welche Inhalte sie vermitteln möchten und wie sie dies in der zur Verfügung stehenden Zeit tun können. Sie überlegen, ob sie die ihnen gestellten Fragen werden beantworten können oder wie sie reagieren werden, wenn sie sich über einen Sachverhalt selbst nicht völlig im klaren sind. In Kursen für Erwachsene findet sich fast immer eine Person, die auf einem bestimmten Gebiet über mehr Fachwissen oder direktere Erfahrungen verfügt als die KursleiterIn selbst. Das muß kein Problem sein – das Wissen und die Vorerfahrungen der TeilnehmerInnen stellen einen Fundus dar, auf den die KursleiterIn sich immer wieder beziehen kann, so daß die ganze Gruppe davon profitieren kann. Auf vorhandenem Wissen aufbauen zu können ist für die TeilnehmerInnen sehr motivierend.

Wenn mit zunehmender Erfahrung die Beschäftigung mit den Inhalten langsam in den Hintergrund tritt, kann sich die Kursleiterin verstärkt der Beobachtung der TeilnehmerInnen und ihrer eigenen Person widmen.

«Sie können Ihre Arbeit mit den einzelnen TeilnehmerInnen ebenso beurteilen wie Ihre Gestaltung einer einzelnen Sitzung und die Gestaltung und den Erfolg des gesamten Kurses. (Daines et al, 1994, S. 86)»

Die Fähigkeit, sich selbst zu beobachten und einschätzen zu können, wie man von anderen wahrgenommen wird, ist eine wichtige Voraussetzung, um die eigene Kursgestaltung stetig zu verbessern. Eine Evaluation findet in drei Phasen statt:

1. Die Kursleiterin beobachtet ihr eigenes Handeln und die Reaktionen der TeilnehmerInnen.

2. Sie analysiert ihre Beobachtungen.

3. Sie entwickelt Strategien, um den Bedürfnissen der TeilnehmerInnen bei der nächsten Gelegenheit noch besser gerecht zu werden.

Genau wie die inhaltliche Kurskonzeption beginnt auch die Evaluation mit der Festlegung von Zielsetzungen und Lernzielen. Wenn die Kursleiterin sich nicht vorab überlegt, was die TeilnehmerInnen aus ihren Kursen mitnehmen sollen und dies in Form von Zielsetzungen und Lernzielen formuliert, wird sie keinen Maßstab haben, an dem sie die Effektivität ihrer Kurse beurteilen kann.

12.1 Zielsetzungen

Zielsetzungen sind so formuliert, daß die Ergebnisse nicht direkt an ihnen meßbar sind (s. Kap. 2). Sie drücken das Verständnis der Kursleiterin von Geburtsvorbereitung aus sowie ihre Motivation zur bestmöglichen Gestaltung ihrer Kurse. Sie zeigen, daß sie an den Wert der Vorbereitung auf die Geburt und das Elternsein glaubt und sich für deren Umsetzung einsetzt. Sie wird nie mit Sicherheit sagen können, ob sie ihre Zielsetzungen erreicht hat, da sie nicht wissen kann, ob sie:

- den TeilnehmerInnen das Vertrauen in die Fähigkeit der Frau, ein Kind gebären zu können, vermitteln konnte

- das Selbstvertrauen der Eltern fördern konnte, daß sie diejenigen sind, die am besten geeignet sind, Entscheidungen hinsichtlich ihrer Kinder zu treffen

- zur Verbesserung der psychischen Gesundheit nach der Geburt beitragen konnte

- die Eltern in die Lage versetzen konnte, aktiver an ihrer eigenen Betreuung teilzuhaben.

Dennoch stellen die Zielsetzungen die Grundlage eines Geburtsvorbereitungskurses dar. Es läßt sich zwar nicht statistisch berechnen, ob sie erreicht worden sind, aber es gibt andere Möglichkeiten, dies herauszufinden. Sie sollen in diesem Kapitel besprochen werden.

12.2 Lernziele

Wenn Kursleiterinnen gebeten werden, einen Kurs zu evaluieren, klingt das meistens so:

- ‹Ich denke, es ist ganz gut gelaufen.›

- ‹Alle hatten etwas zu lachen.›

- ‹Wir hatten viel Spaß.›

- ‹Die Gruppe hat einfach nicht richtig zusammengefunden.›

Diese Reaktionen kommen ‹aus dem Bauch› und sind völlig legitim. Jeder Kursleiterin steht es zu, gefühlsmäßig oder instinktiv zu beurteilen, ob es ihr gelungen ist, die Inhalte zu vermitteln oder nicht. Sie wird wahrscheinlich ‹vom Gefühl her› wissen, ob ein Kurs nicht gut gelaufen ist, die TeilnehmerInnen gelangweilt waren und nur wenig von dem Kurs profitiert haben, auch wenn sie nicht genau sagen kann, warum ihre Kurskonzeption und ihre Methoden nicht erfolgreich waren. Die Bedeutung solcher Reaktionen sollte nicht unterschätzt werden. Sie sollten allerdings nicht die einzige Form der Evaluation darstellen. Es sollte nach konkreteren Anhaltspunkten für den Erfolg oder Mißerfolg des Kurses gesucht werden. Die Kursleiterin sollte sich überlegen, was genau sie meint, wenn sie sagt, daß ein Kurs ‹ganz gut gelaufen› ist. Außerdem sollte sie sich fragen, ob sie meint, daß er für sie selbst gut gelaufen ist (indem sie alle beabsichtigten Inhalte vermittelt hat) oder für die Eltern und deren Begleitpersonen (indem Inhalte vermittelt wurden, die diese als hilfreich empfanden).

Anhand ausformulierter Lernziele (s. Kapitel 2) kann die Kursleiterin überprüfen, ob sie erreicht hat, was sie sich gemeinsam mit den TeilnehmerInnen vorgenommen hat. Sie kann z. B. überprüfen, ob die TeilnehmerInnen etwas über die Pflege und Versorgung eines Neugeborenen oder Selbsthilfestrategien während der Wehen gelernt haben, ob die Eltern und ihre BegleiterInnen das Wissen, das sie bereits zu einem bestimmten Thema hatten, konsolidieren und erweitern konnten und ob sie die Möglichkeit hatten, sich über ihre Hoffnungen, Gefühle und Erwartungen hinsichtlich Geburt und der ersten Zeit danach, klar zu werden. Das Erreichen von Lernzielen hängt davon ab, wie die Kursleiterin die Inhalte vermittelt. Wenn ein Lernziel nicht erreicht wurde, sollte sie sich fragen, ob es daran lag, daß die TeilnehmerInnen eigentlich an einem anderen Thema interessiert waren oder daß sie nicht in der Lage war, das Thema in einer bestimmten Form zu vermitteln. Möglicherweise hat sie nicht rechtzeitig in eine Diskussion eingegriffen und hat so Zeit für andere Methoden oder Inhalte verloren. Das Erreichen der gesetzten Lernziele sollte nach jeder Sitzung überprüft werden, um ggf. nicht erreichte Ziele in einer anderen Sitzung nachzuholen.

12.3 Beobachtung der TeilnehmerInnen

Jede Äußerung der TeilnehmerInnen kann der Kursleiterin einen Hinweis darauf geben, ob sie von ihrem Kurs profitieren oder nicht. Je erfahrener die Kursleiterin in der Beobachtung ihrer TeilnehmerInnen ist, umso besser wird sie in der Lage sein, ihre Kurskonzeption und ihre Methoden auf deren Bedürfnisse abzustimmen.

Die Körpersprache ist ein wichtiger Anhaltspunkt für die Beteiligung der Paare. Eine Mutter, die immer wieder ihre Sitzposition ändert, unruhig auf dem Stuhl hin- und herrutscht und sich den Rücken hält oder massiert, signalisiert, daß sie sich nicht wohl fühlt, daß sie Rückenschmerzen hat, daß das Kind vielleicht gerade ungünstig liegt und daß sie sich bewegen möchte. Es ist eine simple Tatsache, die aber oft übersehen wird, daß Schwangere (und eigentlich auch alle anderen) nur effektiv lernen können, wenn sie sich körperlich wohl fühlen. In der beschriebenen Situation ist es die Aufgabe der Kursleiterin, zu erkennen, daß die Frau sich nicht wohl fühlt. Sie sollte versuchen, dies zu ändern, indem sie der Gruppe durch eine praktische Übung oder Aufteilung in Kleingruppen Bewegung verschafft oder eine Pause vorschlägt. Es ist zwar nicht wissenschaftlich bewiesen, aber eigentlich selbstredend, daß eine Schwangere nicht von einem Kurs profitieren kann, wenn sie durch körperliche Beschwerden abgelenkt ist.

TeilnehmerInnen, die gähnen, sich die Bilder an den Wänden ansehen oder abwesend ins Leere blicken, signalisieren ebenfalls, daß sie nicht bei der Sache sind. Ein Vater (oder eine Mutter oder Begleitperson), der halb abgewandt von der Kursleiterin sitzt, sagt damit möglicherweise, daß ihn das behandelte Thema ängstigt oder es ihm zu intim ist oder er sich über seine Rolle in dem Kurs unsicher ist. Die Kursleiterin kann sich überlegen, wie sie diese Situation ändern kann.

Im Rahmen von praktischen Übungen läßt sich sehr gut erkennen, wie sich die Paare hinsichtlich der Schwangerschaft und der bevorstehenden Geburt fühlen. Ebenso geben diese Übungen Aufschluß darüber, wie wohl sich die Paare in ihrem eigenen Körper fühlen. Die Autorin konnte in einem ihrer eigenen Kurse beobachten, wie sieben von acht Paaren bereitwillig auf den Vorschlag eingingen, sich während einer Wehe auf den Partner zu stützen, während das achte Paar (ein Arzt und eine Krankenschwester) es sehr unangenehm fanden, in der Öffentlichkeit die Arme umeinander zu legen und eine Wehe zu simulieren. Diese Situation zeigt, daß eine flexible Gestaltung des Kurses notwendig ist und Methoden möglicherweise von einer Minute zur nächsten umgestellt werden müssen, um sicherzustellen, daß den individuellen Lernstilen der einzelnen TeilnehmerInnen tatsächlich entsprochen wird. In dem geschilderten Beispiel schlug die Autorin der Frau vor, sich gegen die Wand zu lehnen, während ihr Partner ihr den Rücken massiert. Dies ermöglichte es dem Paar, sich von dem Rest der Gruppe abzuwenden und so einen privaten Raum zu schaffen.

Die Beobachtung des Gesprächsverhaltens der TeilnehmerInnen ist ebenfalls wichtig. Gibt es TeilnehmerInnen, die andere davon abhalten, sich an Gesprächen zu beteiligen oder gibt es TeilnehmerInnen, die sich nie zu Wort melden? Die Kursleiterin sollte versuchen, herauszufinden, ob letztere zu befangen sind, um sich an Gesprächen zu beteiligen oder ob sie es bewußt nicht tun. Nicht jede/jeder genießt es, im Mittelpunkt zu stehen, manche Menschen behalten ihre Gedanken lieber für sich. Das ist aber nicht gleichbedeutend damit, daß sie weniger von dem Kurs profitieren als diejenigen, die sich häufiger zu Wort melden. Eine Mutter, die sich auf ihrem Stuhl nach vorne lehnt, den Redner/die Rednerin ansieht, nickt oder murmelnd zustimmt, ist deutlich an dem behandelten Thema interessiert, auch wenn sie selbst nicht direkt etwas zu dem Gespräch beiträgt.

Die Art der gestellten Fragen ist ebenfalls ein Anhaltspunkt für die Interessen der TeilnehmerInnen. Fragen nach Fakten können ein Zeichen für den Wunsch der oder des Fragenden sein, durch Vermittlung von Fachwissen das Vertrauen in die eigenen Fähigkeiten zu stärken. Wenn die TeilnehmerInnen allerdings nur nach Fakten fragen und ihren Gedanken nie freien Lauf lassen, kann es passieren daß emotionale oder ethische Aspekte, die bei Entscheidungen hinsichtlich der Gesundheit ebenfalls eine Rolle spielen, zu kurz kommen. Offene Fragen können den Wunsch widerspiegeln, sich mit bestimmten Gefühlen auseinanderzusetzen, unbekannte Situationen durchzuspielen oder sich in die Erfahrungen anderer hineinzuversetzen. Dies können Fragen sein wie:

- ‹Was wird mein Chef sagen, wenn ich in der Pause anfange, Milch abzupumpen?›

- ‹Wird die Hebamme uns in unseren Vorstellungen unterstützen, auch wenn sie selbst anderer Meinung ist?›

Bei einer ausgewogenen Kursleitung sollten im allgemeinen beide Arten von Fragen auftreten.

Der Verlauf der Diskussion kann der Kursleiterin Hinweise auf ihre eigene Rolle in der Gruppe geben. Sehen die TeilnehmerInnen sie als Leiterin, die alle Fragen beantworten kann und richten sich die Gesprächsbeiträge hauptsächlich an sie? Oder wenden die SprecherInnen sich an die ganze Gruppe, ohne das Bedürfnis nach Bestätigung durch die Kursleiterin, und sehen sie diese eher als Moderatorin an? Es kann hilfreich sein, sich ein Diagramm der stattfindenden Interaktionen zu erstellen (**Abb. 12-1** auf S. 274).

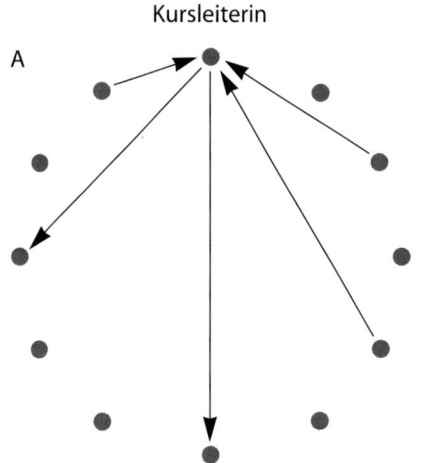

Auf die Kursleiterin zentrierte Diskussion   TeilnehmerInnenzentrierte Diskussion

Abbildung 12-1

Wenn sich die Gesprächsbeiträge hauptsächlich an die Kursleiterin richten, sollte sie sich fragen, ob sie die Selbständigkeit der TeilnehmerInnen wirklich effektiv fördert oder ob sie sich als Expertin zur zentralen Person macht und die Eltern ermutigt, auf alle Fragen die Antworten bei ihr zu suchen. In einer teilnehmerInnenzentrierten Diskussion richten sich die Beiträge an die ganze Gruppe, Probleme werden in der Gruppe gelöst und die Einzelnen sind in der Lage, sich gegenseitig zu unterstützen ohne gleich auf die Hilfe von ExpertInnen zurückzugreifen. Gespräche sind ein wichtiger Bestandteil eines Geburtsvorbereitungskurses. Nicht jedes Gespräch muß der Erarbeitung bestimmter Inhalte dienen. Es ist gut und wünschenswert, daß sich die TeilnehmerInnen auch privat miteinander unterhalten. Beides sollte allerdings in einem ausgewogenen Verhältnis zueinander stehen. Bei der Evaluation sollte überprüft werden, ob die TeilnehmerInnen sich über ihre Standpunkte und Gefühle klar werden konnten oder ob sie den Eindruck hatten, daß die Gespräche an der Oberfläche geblieben sind, sich auf sicherem Boden bewegt haben und schwierige Aspekte umgangen wurden. Wie bereits erwähnt, kann die Körpersprache einen Hinweis geben, wie stark die TeilnehmerInnen an einer Diskussion beteiligt sind: Konzentrierte Gesichtsausdrücke, fragende Blicke, zustimmendes Nicken, Kopfschütteln, Gesten – all dies weist darauf hin, daß die TeilnehmerInnen wirklich zuhören und das Gesagte in ihren eigenen Erfahrungsbereich integrieren.

Ein weiterer wichtiger Punkt ist zu überprüfen, was die TeilnehmerInnen innerhalb einer Sitzung tatsächlich mitbekommen haben. Wenn die Kursleiterin die Gruppe z. B. um eine Zusammenfassung der wichtigsten Aspekte zum Thema Wehenbeginn bittet, kann sie bei den Antworten darauf achten, wie sehr diese auf vorangegangenen Sitzungen aufbauen und ob Zusammenhänge zu anderen besprochenen Themen hergestellt werden. Auch in den praktischen Übungen läßt sich ersehen, ob die TeilnehmerInnen die bisher gelernten Fertigkeiten anwenden können.

12.4 Gesamteindruck

Neben der Beurteilung der einzelnen Aspekte ist auch die Einschätzung des Gesamteindrucks wichtig. Anhand der folgenden Fragen kann die Kursleiterin versuchen, ihr Gefühl hinsichtlich des Gesamteindrucks zu konkretisieren:

1. Wie war die Atmosphäre des Kurses? Waren die Eltern:

- interessiert
- gelangweilt
- aktiv
- gesprächig
- ruhig
- freundlich
- ablehnend
- verwirrt
- unruhig
- ängstlich
- engagiert?

2. Wie war das Tempo des Kurses? War es:

- langsam
- zäh
- lebhaft
- schnell
- gehetzt

- stimulierend

- von Wiederholungen geprägt?

Ein Blick auf die verschiedenen Methoden und Herangehensweisen, die die Kursleiterin im Wissen um die verschiedenen Lernstile der einzelnen TeilnehmerInnen eingesetzt hat, kann ebenfalls einen Hinweis darauf geben, wie sehr die TeilnehmerInnen von dem Kurs insgesamt profitiert haben:

3. Folgende Unterrichtsmethoden wurden eingesetzt:

- Vortrag

- Diskussion

- Demonstration

- Kleingruppenarbeit

- Praktische Übungen

- Rollenspiele

- Paararbeit

- Brainstorming

Die Kursleiterin sollte sich auch nach ihrer eigenen Vorbereitung fragen.

4. Wie gut war ich auf den Kurs vorbereitet?

- Gar nicht

- Unzureichend

- Ausreichend

- Gut

- Sehr gut

5. Welche visuellen Hilfsmittel habe ich eingesetzt?

- Habe ich sie so eingesetzt, daß jede/r sie sehen konnte?

- Wurde den TeilnehmerInnen das Thema dadurch verständlicher?

- Hätten sie effizienter eingesetzt werden können? Wie?

6. Wie sind die strukturellen Gegebenheiten des Kurses zu beurteilen hinsichtlich:

- Beleuchtung

- Heizung

- Sitzgelegenheiten

- Raum für praktische Übungen

- Sauberkeit

- Toiletten

- Erfrischungen

12.5 Rückmeldung der TeilnehmerInnen

Durch die eigene genaue und ehrliche Einschätzung des Kurses läßt sich die Effizienz eines Kurses sehr gut beurteilen. Zwei weitere Formen der Rückmeldung sind ebenfalls sehr hilfreich und wichtig. Eine davon ist die Beurteilung durch die TeilnehmerInnen.

Die Zeit der meisten Erwachsenen ist heutzutage knapp bemessen. Sie möchten sie nicht an einen langweiligen Geburtsvorbereitungskurs verschwenden, der ihren Bedürfnissen nicht gerecht wird. Häufig verleihen sie ihrer Unzufriedenheit schon dadurch Ausdruck, daß sie nicht mehr zu den Kursen erscheinen. Es ist für eine Kursleiterin sehr entmutigend, wenn sie die Zahl der TeilnehmerInnen von Woche zu Woche schwinden sieht. Wenn es ihr gelingt, ihre Gefühle in den Hintergrund treten zu lassen, sollte sie sich überlegen, ob möglicherweise ein externer Grund für die mangelhafte Beteiligung existiert (auch die besten Geburtsvorbereitungskurse sind an Feiertagen schlecht besucht!) oder ob sie tatsächlich ein Zeichen dafür ist, daß der Kurs den Bedürfnissen der TeilnehmerInnen nicht entspricht. Wenn das der Fall sein sollte, sollte die Kursleiterin mit Unterstützung der Eltern nach dem Grund suchen.

Der einfachste Weg, um Rückmeldungen von den TeilnehmerInnen zu erhalten (wenn auch nicht unbedingt der effektivste, da man auf eine direkte Frage nicht unbedingt eine direkte Antwort bekommt), ist, sie am Ende jeder Sitzung zu fragen, ob es ihnen gefallen hat:

- Konnten Sie von der heutigen Sitzung profitieren?

- Was hat Ihnen am besten gefallen?

- Was hat Ihnen nicht gefallen?

- Haben Sie noch Fragen zu dem, was wir heute gemacht haben?

Die TeilnehmerInnen können auch nach der Hälfte des Kurses die Gelegenheit zur Einschätzung des Kurses und für eventuelle Verbesserungsvorschläge bekommen. Dies kann entweder mündlich oder mit Hilfe eines kurzen Fragebogens geschehen. Die Kursleiterin kann dann anhand der Ergebnisse die zweite Hälfte des Kurses noch genauer auf die Bedürfnisse der TeilnehmerInnen abstimmen.

In einer von Vertrauen und gegenseitigem Respekt geprägten Atmosphäre werden die TeilnehmerInnen wahrscheinlich bereit sein, der Kursleiterin mündlich eine ehrliche Rückmeldung zu geben. Dennoch ist es oft so, daß die TeilnehmerInnen Schwierigkeiten haben, mündlich Kritik zu äußern und es kann notwendig sein, noch zusätzlich um ein schriftliches Feedback zu bitten. Die Gestaltung des Fragebogens ist wichtig, damit die Kursleiterin auch die Informationen bekommt, die sie benötigt, um ihre Kursgestaltung zu verbessern. Viele Kursleiterinnen geben am Ende ihrer Kurse Fragebögen aus und stellen bei der Auswertung fest, daß sie nur wenig nützliche Informationen erhalten. Es gibt einige wichtige Punkte, die bei der Gestaltung des Fragebogens beachtet werden sollten:

1. Der Fragebogen sollte nach Möglichkeit nicht länger als eine DIN-A4-Seite sein.

2. Es sollten nicht zwei Fragen in einer enthalten sein: z. B. «Wie hat Ihnen der Besuch der Stillberaterin und der Eltern mit dem Neugeborenen gefallen?» (Diese Frage ist schwierig zu beantworten, wenn der eine Besuch gefallen hat und der andere nicht.)
Empfehlenswert ist eine Mischung aus offenen und geschlossenen Fragen. Ein Fragebogen mit ausschließlich geschlossenen Fragen gibt den Eltern nicht die Möglichkeit einer ausführlichen Antwort. Andererseits nimmt ein Fragebogen mit ausschließlich offenen Fragen viel Zeit zum Ausfüllen in Anspruch. Dazu wird nicht jede/r bereit sein.

3. Es kann hilfreich sein, den Fragebogen vorab von einer Kollegin durchsehen zu lassen, um zu sehen, ob die Fragen verständlich sind.

4. Ein weiterer wichtiger Aspekt ist der Zeitpunkt, zu dem der Fragebogen ausgeteilt und wieder eingesammelt wird. Die Kursleiterin kann ihn während der letzten Sitzung austeilen, den Eltern 10 Minuten zum Ausfüllen geben und ihn anschließend wieder einsammeln. Dies garantiert einen Rücklauf von 100 %. Wenn der Fragebogen erst nach der Geburt des Kindes ausgefüllt werden soll, um rückblickend einschätzen zu können, wie sehr die Eltern von dem Geburtsvorbereitungskurs profitiert haben, können sie gebeten werden, den Fragebogen entweder auf der Wochenstation abzugeben oder ihn ihrer Hebamme zu geben. Wenn sie gebeten werden, ihn mit der Post an die Kursleiterin zurückzusenden, wird der Rücklauf wahrscheinlich sehr gering sein.

5. Jede/r einzelne TeilnehmerIn sollte einen Fragebogen ausfüllen. Ein Fragebogen pro Elternpaar wird der Kursleiterin nicht sagen können, ob ihr Kurs
sowohl den Bedürfnissen der Frauen als auch denen der Männer gerecht
geworden ist.

Der Fragebogen selbst sollte ebenfalls evaluiert werden. Wenn die Kursleiterin
durch den Fragebogen hilfreiche Informationen erhält, wie sie ihren Kurs verbessern kann, dann erfüllt er seinen Zweck. Ist dies nicht der Fall, muß die Gestaltung
des Fragebogens überarbeitet werden. Es ist sinnvoll verschiedene Fragebögen
auszuprobieren, um festzustellen, welcher sich am besten eignet.

Fragebogen

Bitte füllen Sie den folgenden Fragebogen aus und geben ihn anschließend

....

1. Während dieses Geburtsvorbereitungskurses habe ich (Zutreffendes bitte einkreisen)

   sehr viel   einiges   genug   ein bisschen   nichts gelernt

2. Insgesamt war der Kurs

   exzellent   sehr gut   gut   angemessen   schlecht

3. Ich hätte gerne (bitte Zutreffendes ankreuzen)

   weniger Vorträge ☐   weniger praktische Übungen ☐
   weniger Gruppendiskussionen ☐

   mehr Vorträge ☐   mehr praktische Übungen ☐
   mehr Gruppendiskussionen ☐

   das Verhältnis zwischen den einzelnen Methoden war gut ☐

4. Am hilfreichsten war für mich:

5. Am wenigsten gefallen hat mir

6. Für zukünftige Kurse würde ich vorschlagen

7. Weitere Bemerkungen:

Fragebogen

Bitte füllen Sie den Fragebogen aus und geben Sie ihn an ....
vor dem Ende des Kurses zurück.

1. Wie hilfreich war dieser Geburtsvorbereitungskurs hinsichtlich (bitte
   kreuzen Sie die Zahl, die ihrer Einschätzung am nächsten kommt, an):

	Sehr hilfreich			*Gar nicht hilfreich*
der Informationen zu Wehen und Geburt	1 2 3 4 5
der praktischen Übungen für die Geburt	1 2 3 4 5
des Selbstvertrauens in der Kommunikation mit dem medizinischen Personal	1 2 3 4 5
der Informationen zum Kaiserschnitt	1 2 3 4 5
der Informationen zu Möglichkeiten der Schmerzlinderung während der Geburt	1 2 3 4 5
der Informationen zum Stillen	1 2 3 4 5
der Gespräche zu Veränderungen in meinem Leben nach der Geburt des Kindes	1 2 3 4 5
der praktischen Übungen zur Pflege und Versorgung des Kindes	1 2 3 4 5
der Informationen zu Sex und Verhütung nach der Geburt	1 2 3 4 5
des Kennenlernens von anderen Eltern, die ein Kind bekommen	1 2 3 4 5
des Austauschs von Ideen mit anderen Menschen	1 2 3 4 5

1. Gibt es Themen, die Sie gerne behandelt hätten, die in diesem Kurs nicht zur
   Sprache kamen?

2. Haben Sie noch weitere Anmerkungen?

Die Auswertung von Fragebögen ist fast immer deprimierend. Sehr oft werden nur die negativen Kommentare registriert und den positiven Aussagen wird nur wenig Bedeutung beigemessen oder sie werden ganz ignoriert. Die meisten Menschen reagieren auf Kritik empfindlich. Man sollte sich aber verdeutlichen, daß die TeilnehmerInnen bereit waren, sich über den Kurs Gedanken zu machen und sich die Zeit zu nehmen, den Fragebogen auszufüllen. Daher sollte den positiven Bemerkungen genauso viel Wert beigemessen werden wie den weniger positiven. Die Fragebögen sind ein Mittel zur Verbesserung eines Kurses und es ist genauso wichtig, herauszufinden, was den TeilnehmerInnen gefallen hat, um darauf aufzubauen, wie festzustellen, was ihnen nicht gefallen hat.

In der Regel finden sich unter den Fragebögen ein oder zwei mit sehr extremen Ansichten, sei es, daß sie den ganzen Kurs von Anfang bis Ende negativ beurteilen oder daß sie ihn in den allerhöchsten Tönen loben. Ersteres kann sich auf das Selbstvertrauen der Kursleiterin fatal auswirken. Zweiteres ist zwar sehr schmeichelhaft, letztlich aber nicht sehr hilfreich. Beide Einschätzungen sollten nicht ignoriert werden, aber Fragebögen, in denen sowohl positive als auch negative Aspekte zur Sprache kommen, sind für die Evaluation eines Kurses wahrscheinlich effektiver. Bei der Auswertung der Fragebögen sollte auf wiederkehrende Aussagen geachtet werden. Wird beispielsweise von mehreren TeilnehmerInnen erwähnt wird, daß sie nicht viel über die Pflege und Versorgung des Kindes erfahren haben oder daß mögliche Interventionen während der Geburt nicht ausreichend behandelt wurden, dann sollte die Kursleiterin sich nochmals vergegenwärtigen, wie sie mit diesen Themen in Rahmen des Kurses umgegangen ist. Zur Verbesserung ihrer Kurskonzeption und ihrer Methoden kann sie Kolleginnen um Hilfe bitten.

Es ist nicht einfach, sich von sehr kritischen Fragebögen nicht entmutigen zu lassen. Aussagen, die die Kursleiterin selbst als sehr negativ empfindet, können von einer anderen Person als nicht annähernd so negativ gesehen werden. Zur objektiveren Beurteilung der Aussagen sollte die Kursleiterin daher die Fragebögen zusammen mit einer anderen Person auswerten.

Nach der Reflexion der Ergebnisse kann eine Liste mit Strategien für zukünftige Kurse erstellt werden. Diese Strategien sollten sehr präzise formuliert sein, damit sich die Kursleiterin ganz klar darüber ist, was genau sie verändern will, um ihre Kurse effektiver zu gestalten. Zum Beispiel:

1. Vor dem nächsten Kurs sollte ich:

- mit einer Kollegin darüber sprechen, wie ich mehr Bewegung in den Kurs integrieren kann

- Bücher und Artikel über den Übergang zum Elternsein lesen

2. Während des nächsten Kurses sollte ich

- sicherstellen, daß die Kurse pünktlich beginnen und enden

- von Anfang an Entspannungsübungen in die Kurse integrieren und die Entspannungstechniken von Kurs zu Kurs weiterentwickeln, damit die Eltern verstehen, wie sie sie während der Geburt einsetzen können

- neue Unterrichtsmethoden ausprobieren, um den Eltern das Thema Interventionen während der Geburt (besonders Kaiserschnitt und Einleitung) näherzubringen

- dafür sorgen, daß deutlich mehr Gespräche zum Thema Pflege und Versorgung des Kindes stattfinden.

12.6 Rückmeldung von Kolleginnen

Die Einschätzung einer anderen Kursleiterin kann für die Verbesserung der eigenen Fähigkeiten sehr hilfreich sein. Es ist wichtig, daß die Kollegin, die den Kurs beobachten soll, selbst eine erfahrene Kursleiterin ist. Die Kursleiterin sollte eine Kollegin auswählen, der sie vertraut und von der sie erwarten kann, daß sie eine ehrliche Einschätzung und eine konstruktive Rückmeldung bekommt. Eine qualitativ gute Rückmeldung stellt nicht nur heraus, was verbessert werden sollte, sondern betont ebenso, was gut gewesen ist und worauf aufgebaut werden kann. Ein rein negatives Feedback stellt keine Motivation zur Verbesserung dar, es demoralisiert lediglich. Ein konstruktives Feedback ermutigt die Kursleiterin, Pläne für die Zukunft zu entwerfen und motiviert sie, an sich und ihren Fertigkeiten zu arbeiten. Eine sensible Beobachterin versteht die Nervosität, die eine Person empfindet, die weiß, daß sie beobachtet wird und wird versuchen, dafür zu sorgen, daß die beobachtete Person sich wohl fühlt.

Idealerweise sollte sich die Kursleiterin mit der Kollegin vor dem Kurs treffen, um ihr etwas über die TeilnehmerInnen zu berichten. Sie sollte ihr die Themen, die bereits behandelt worden sind und die für den zu beobachtenden Kurs geplanten Themen, schildern. Außerdem sollte besprochen werden:

- wo die Beobachterin sitzen soll

- ob sie an Übungen und Gesprächen teilnehmen soll

- ob sie sich während der Kurses Notizen macht

- ob sie gebeten werden soll, dem Kurs von ihren eigenen Erfahrungen als Mutter oder als Kursleiterin zu berichten

- zu welchen speziellen Aspekten die Kursleiterin sich Rückmeldung wünscht

- wann die Rückmeldung gegeben werden soll

- ob die Rückmeldung mündlich oder schriftlich erfolgen soll, oder beides

Rückmeldung kann für folgende Bereiche gegeben werden:

1. Die Art, in der die Kursleiterin eine entspannte Atmosphäre zu schaffen versucht

2. Ihre Fähigkeit, Diskussionen einzuleiten

3. Ihre Fähigkeit, praktische Übungen zu vermitteln

4. Ihre Fähigkeit, Informationen klar und verständlich zu vermitteln

5. Ihre Sprache – sensibel? Angemessenes Sprachniveau? Berücksichtigt sie die Individualität der TeilnehmerInnen?

6. Die von ihr eingesetzten visuellen Hilfsmittel – gut ausgesucht? Effektiv eingesetzt?

7. Die Kurskonzeption – logisch? Flexibel? Ausgewogenes Verhältnis zwischen Informationsvermittlung und Informationsaustausch/Diskussion/praktischen Übungen?

8. Die Art, wie sie den TeilnehmerInnen zuhört und auf deren Beiträge antwortet

9. Das Bild, das sie von Wehen und Geburt vermittelt

10. Ihre Fähigkeit, das Vertrauen der Frauen in ihre Fähigkeit, ein Kind zu gebären, zu stärken

11. Das Bild, das sie von der ersten Zeit nach der Geburt vermittelt

12. Ihre Fähigkeit, das Vertrauen der Eltern in ihre Fähigkeit, ein Kind großzuziehen, zu stärken

13. Die Art, in der sie die Eltern ermutigt, sich Informationen zu beschaffen, so daß sie informiert entscheiden können

Die Beobachterin sollte zuerst die Dinge beschreiben, die gut waren, dann die Dinge, die verbessert werden könnten und wie diese Dinge verbessert werden könnten. Abschließend sollte sie nochmals die Dinge hervorheben, die gut gewesen sind. Die Rückmeldung kann der Kursleiterin das Gefühl geben, daß sie noch viel zu lernen hat, aber sie sollte auch klare Vorstellungen davon bekommen, welchen Weg sie einschlagen kann und vor allem sollte sie durch die Rückmeldung nicht demotiviert werden.

12.7 Schlußfolgerung

Im folgenden wird ein Auszug aus einer Rückmeldung einer geschulten Beobachterin zitiert. Diese Rückmeldung gibt einen sehr guten Einblick, ist konstruktiv in ihrer Herangehensweise und gibt der beobachteten Person das Gefühl, daß die Arbeit, die sie tut, einen Wert hat:

«*Sie haben eine Reihe unterschiedlicher Methoden eingesetzt, um den Eltern Informationen zu vermitteln und ihr Wissen zu konsolidieren. Die Eltern hatten die Gelegenheit, sich untereinander sowohl in der großen Gruppe, als auch in Kleingruppen auszutauschen. Sie haben Gedankengänge aus vorangehenden Kursen weiterentwickelt und eine sehr lebhafte Diskussion zur Rolle der Begleitpersonen während der Geburt initiiert. Durch das Rollenspiel hatten die Eltern die Möglichkeit, sich in die Situation anderer Menschen ihres sozialen Netzwerkes zu versetzen. Es war hilfreich, um den Eltern verständlich zu machen, wie die Geburt eines Kindes die Beziehungen innerhalb und außerhalb der Familie beeinflußt. Zahlreiche praktische Übungen (Entspannung, Massage, Positionen in der Eröffnungsperiode, kurze Auflockerungsübungen) wechselten sich mit Diskussionen ab.*

Einige Eltern neigten dazu, die Diskussionen zu dominieren und drei TeilnehmerInnen haben sich gar nicht geäußert. Es wäre möglicherweise hilfreich, gezielt zusammengestellte Kleingruppen zu bilden, um die einen zu veranlassen, mehr zuzuhören und den anderen, die Schwierigkeiten haben, vor der großen Gruppe zu sprechen, ihre Ansicht aber gerne äußern würden, die Gelegenheit zum Sprechen zu geben.

Die Eltern sahen sich in der Lage, ihre Ansichten gegenseitig in Frage zu stellen. Sie hatten nicht das Gefühl, sich einer bestimmten Meinung anpassen zu müssen. Sie konnten ihren Standpunkt darlegen, der als solcher von der Gruppe akzeptiert wurde.

Sie haben den Eltern während der ganzen Sitzung aufmerksam zugehört und ihnen durch Ihre Reaktionen ermöglicht, sich ihrer Gefühle bewußt zu werden und sie zu reflektieren.

Sie sollten besonders darauf achten, jeden Aspekt der Geburt und der Zeit danach auch aus der Sicht der Teilnehmerin mit eingeschränkter Bewegungsfähigkeit zu betrachten. Ebenso sollten Sie sicherstellen, daß die eingesetzten visuellen Hilfsmittel von allen TeilnehmerInnen gesehen werden können. Dinge wie das anatomische Beckenmodell oder die Elektrode zur direkten Ableitung der kindlichen Herztöne sollten herumgereicht werden, so daß jede/r sich mit ihnen durch Berührung vertraut machen kann.

Die Inhalte des Kurses sind zu Beginn des Kurses in Zusammenarbeit mit den TeilnehmerInnen festgelegt worden. Als deutlich wurde, daß die Zeit nicht ausreichen würde, haben Sie die TeilnehmerInnen gebeten, von den verbleibenden

Themen die zu nennen, die sie vorrangig behandeln möchten. Die Rückmeldung am Ende der Sitzung war sehr positiv und viele TeilnehmerInnen bemerkten, wie sehr sie sich darauf freuen würden, sich am nächsten Donnerstag wiederzusehen.»

Zusammenfassung

1. Die Evaluation beginnt mit der Festlegung von Zielsetzungen und Lernzielen.

2. Die Körpersprache der TeilnehmerInnen gibt wichtige Hinweise auf ihre Beteiligung an dem Kurs.

3. Die Art der gestellten Fragen gibt der Kursleiterin Aufschluß darüber, wieviel von dem Besprochenen verstanden wurde.

4. Rückmeldung hinsichtlich der Qualität der Kurse kann sowohl von den TeilnehmerInnen selbst als auch von einer Kollegin, die an dem Kurs beobachtend teilnimmt, gegeben werden.

Literaturverzeichnis

Daines J; Daines C; Graham B: (1994) *Adult Learning, Adult Teaching.* Nottingham: University of Nottingham, Department of Adult Education.

Anhang

Anhang I: Nützliche Adressen

Arbeitsgemeinschaft Allergiekrankes Kind (AAK)
Hauptstr. 29
35745 Herborn
Tel.: 0 27 72/9 28 70

Arbeitsgemeinschaft Freier Stillgruppen (AFS)
Geschäftsstelle
Gertraudgasse 4
97070 Würzburg
Tel.: 09 31/57 34 93
Fax: 09 31/57 34 94
www.stillen.org

Arbeitsgemeinschaft Gestose-Frauen e. V.
Kappelnerstr. 67 a
47661 Issum
Tel.: 0 28 35/26 28
Fax: 0 28 35/29 45
www.gestose-frauen.de

Arbeitskreis neue Erziehung e. V.
www.arbeitskreis-neue-erziehung.de

Bundesverband Deutscher Laktationsberaterinnen (BDL)
Saarbrückener Straße 157
38116 Braunschweig
Tel.: 05 31/2 50 69 90

«Das frühgeborene Kind» e. V.
Dachorganisation der Elterninitiativen und Fördervereine für Frühgeborene
und kranke Neugeborene
Bundesverband
Von-der-Tann-Straße 7
69126 Heidelberg
Tel.: 06 22 1/3 23 45
Fax: 06 22 1/37 39 91
www.medizin-forum.de/fruehchen/

Deutscher Kinderschutzbund
www.dksb.de

Deutsche Liga für das Kind
www.liga.kind.de

Gesellschaft für Geburtsvorbereitung (GfG)
Dellestr. 5
40672 Düsseldorf
Tel.: 02 21/25 26 07
Fax: 02 21/20 29 19
E-Mail: *gfg@gfg-bv.de*
www.gfg-bv.de

Initiative REGENBOGEN
«Glücklose Schwangerschaft» e. V.
Burgstr. 6
73614 Schorndorf
Tel.: 0 71 81/2 12 75

Kinder mit Regulationsstörungen
www.stillen.de/gaimh/vfriess.html

Mehrlingselterninitiative Gießen e. V.
«Doppelt und Dreifach»
1. Vorsitzender:
R. Bechthold
Bachstr. 59
35614 Asslar
www.doppelt-und-dreifach.de

NAKOS
Nationale Kontaktstelle zur Anregung und Unterstützung von Selbsthilfegruppen
Albert-Achilles-Str. 65
10709 Berlin
Tel.: 0 30/8 91 40 19
Geben Auskunft über alle deutschen Selbsthilfegruppen

Pro Familia
Deutsche Gesellschaft für Familienplanung, Sexualpädagogik
und Sexualberatung e. V.
Bundesverband
Stresemannallee 3
60596 Frankfurt am Main
http://www.profamilia.de

PEKiP® e. V.
Heltorfer Straße 71
47269 Duisburg
Tel.: 02 03/71 23 30
http://home.t-online.de/home/pekip

Plötzlicher Kindstod
www.under-the-rainbow.de

«Schreibabys»
www.kompost-verlag.de

Stillgruppen
La Leche Liga Deutschland
Postfach 96
81214 München

Verband Alleinerziehender Mütter und Väter
Zentrale
Von-Groote-Platz 20
53173 Bonn

Anhang II:
Bezugsquellen für Unterrichtsmaterialien

ACE Graphics
PO Box 173, Sevenoaks, Kent TN 14 5ZT
Tel.: 0044 1959 524622
Katalog enthält Bücher, Informationsbroschüren, Videos, Kassetten, Poster,
Beckenmodelle, Puppen, Brustmodelle

Adam Rouilly Ltd.
Crown Quay Lane, Sittingbourne, Kent, ME 10 3JG
Tel.: 0044 1795 471378
Katalog enthält Puppen, Beckenmodelle, Poster

E & S Products Ltd
A2 Dominion Way, Rustington, West Sussex BN 16 3HQ
Tel.: 0044 1903 773340
Katalog enthält Modell des Kindes in utero, Poster, Beckenmodelle,
Beckenbodenmodelle, Puppen

MIDIRS (Midwives Information and Resource Service)
9 Elmsdale Road, Bristol BS8 1SL
Tel.: 0044 117 9251791
Bestellannahme und Informationsservice: 0044 800 501009
Katalog enthält Bücher, Poster, Videos

National Childbirth Trust Maternity Sales
239 Shawbridge Street, Glasgow G43 1 QN
Tel.: 0044 141 6360600
Katalog enthält Bücher, Informationsbroschüren, Poster, Beckenmodelle,
Videos, Kassetten

Anhang III: Weiterführende Literatur

Black TM; Faulkner A: (1988) *Ante-Natal Group Skills Training.* Chichester: Willey.

Brayshaw E; Wright P: (1994) *Teaching Physical Skills for the Childbearing Year.* Hale: Books for Midwives Press.

Nichols FH; Humenick SS: (1988) *Childbirth Education: Practice, Research and Theory.* London: WB Saunders.

Payne R: (1995) *Relaxation Techniques: A Practical Handbook for the Health Care Professional.* New York: Churchill Livingstone.

Priest J; Schott J: (1991) *Leading Antenatal Classes: A Practical Guide.* Oxford: Butterworth-Heinemann.

Pugh G; De'Ath E; Smith C: (1994) *Confident Parents, Confident Children: Policy and Practice in Parent Education and Support.* London: National Children's Bureau.

Robertson A: (1993) *Preparing for Birth: Background Notes for Prenatal Classes,* 2nd edn. Camperdown, NSW: ACE Graphics.

Robertson A: (1994) *Empowering Women – Teaching Active Birth in the 90s.* Camperdown, NSW. ACE Graphics.

Wilberg GM: (1992) *Preparing for Birth and Parenthood.* Oxford.

Wilson P: (1990) *Antenatal Teaching.* London: Faber.

Sachwortverzeichnis

Anzeigen

Penny Simkin / Ruth Ancheta

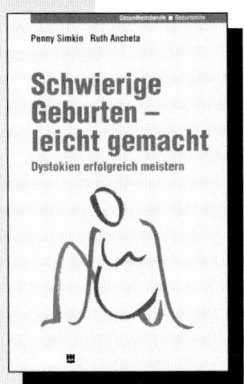

Schwierige Geburten – leicht gemacht

Dystokien erfolgreich bewältigen

2001. 272 Seiten, 235 Abb., 12 Tab., Kt
DM 58.– / Fr. 50.– / öS 423.– / € 29.65
(ISBN 3-456-83529-9)

Nicht immer muss eine schwierig verlaufende Geburt mit einem Kaiserschnitt enden. Die Autorinnen, erfahrene Hebammen, geben viele einfach umzusetzende Tipps, die dazu beitragen Dystokien bzw. protrahierte Geburtsverläufe anzuregen und das Baby auf natürlichem Weg zu entbinden. Dabei berücksichtigen sie nicht nur physiologische Aspekte, die den Geburtsverlauf verzögern können, sondern beziehen auch psychologische Faktoren ein. Die angemessene und individuelle Begleitung und Betreuung der Gebärenden ist das Ziel aller Maßnahmen. Zahlreiche Abbildungen veranschaulichen den Inhalt dieses praxisorientierten Handbuches.

Pia Dittrich

Freie Hebamme

Ein Wegweiser in die Selbständigkeit

2001. Etwa 112 Seiten, Kt etwa DM 39.80 / Fr. 35.90 / öS 291.– / € 20.35
(ISBN 3-456-83301-6)

Eine selbständige Tätigkeit als freie Hebamme bietet eine interessante berufliche Alternative zum abhängigen Dienstverhältnis in einer Klinik. Neben ausgezeichneten fachlichen Kompetenzen setzt eine freiberufliche Tätigkeit eine ganze Reihe administrativer, betriebswirtschaftlicher und organisatorischer Kenntnisse voraus. Diese sind unerlässlich, wenn der Traum von der Selbständigkeit nicht zum Albtraum werden soll.

Die Preisangaben in öS gelten für Österreich als «unverbindliche Preisempfehlung».

 Verlag Hans Huber http://Verlag.HansHuber.com
Bern Göttingen Toronto Seattle

Susan M. Tucker (Hrsg.)

Pflegestandards in der Gynäkologie und Geburtshilfe

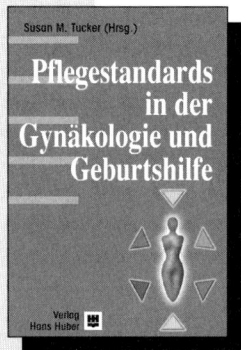

2000. 208 Seiten, 45 Abb., 5 Tab., Kt DM 49.80 / Fr. 44.80 / öS 364.– / € 25.46 (ISBN 3-456-83330-X)

Pflegestandards sind ein zentrales Element des pflegerischen Qualitätsmanagements. Die in diesem amerikanischen Standardwerk beschriebenen, pflegeprozessorientierten Standards sind ein wichtiges Instrument zur Beschreibung pflegerischer Prozessqualität. Ausgehend von den häufigsten gynäkologischen Erkrankungen und geburtshilflichen Komplikationen stellt Tucker, orientiert am Pflegeprozess, die wichtigsten Pflegeassessments-, -diagnosen, -ziele, -maßnahmen und Evaluationskriterien im Rahmen dieser Erkrankungen und Komplikationen dar. Ausführlich wird auf die Themen Patientenschulung und Entlassungsplanung eingegangen.

Enkin / Keirse / Renfrew / Neilson

Effektive Betreuung während Schwangerschaft und Geburt

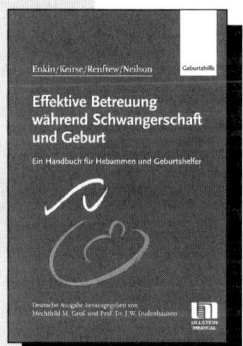

1998. 496 Seiten, Gb DM 98.– / Fr. 89.– / öS 715.– / € 50.11 (ISBN 3-456-83273-7)

Enkin/Keirse gilt als die «Hebammen- und Geburtshelferbibel» im englischsprachigen Raum. Über 7000 Studien zur effektiven, auf Forschungsergebnissen basierenden Geburtshilfe wurden für dieses Werk ausgewertet, aufbereitet und in einer verständlichen Form dargestellt. Kurzum ein Standardwerk für Hebammen und Geburtshelfer.

Die Preisangaben in öS gelten für Österreich als «unverbindliche Preisempfehlung».

Verlag Hans Huber http://Verlag.HansHuber.com
Bern Göttingen Toronto Seattle